D1746284

Thieme

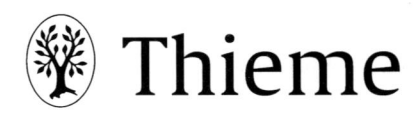

Praktische Phlebologie

Empfehlungen zur differenzierten
Diagnostik und Therapie
phlebologischer Krankheitsbilder

Herausgegeben von
Eberhard Rabe
Horst E. Gerlach

Mit Beiträgen von

H. E. Gerlach
R. Kaufmann
C. Langer
M. Ludwig
M. Marshall
F. Pannier
H. Partsch
E. Rabe
J. Weber

2., vollständig überarbeitete Auflage

174 Abbildungen
 69 Tabellen

Georg Thieme Verlag
Stuttgart · New York

Bibliographische Information Der Deutschen Bibliothek

Die Deutsche Bibliothek verzeichnet diese Publikation in der Deutschen Nationalbibliographie; detaillierte bibliographische Daten sind im Internet über
http://dnb.ddb.de abrufbar

1. Auflage 2000

Wichtiger Hinweis: Wie jede Wissenschaft ist die Medizin ständigen Entwicklungen unterworfen. Forschung und klinische Erfahrung erweitern unsere Erkenntnisse, insbesondere was Behandlung und medikamentöse Therapie anbelangt. Soweit in diesem Werk eine Dosierung oder eine Applikation erwähnt wird, darf der Leser zwar darauf vertrauen, dass Autoren, Herausgeber und Verlag große Sorgfalt darauf verwandt haben, dass diese Angabe **dem Wissensstand bei Fertigstellung des Werkes** entspricht.

Für Angaben über Dosierungsanweisungen und Applikationsformen kann vom Verlag jedoch keine Gewähr übernommen werden. **Jeder Benutzer ist angehalten,** durch sorgfältige Prüfung der Beipackzettel der verwendeten Präparate und gegebenenfalls nach Konsultation eines Spezialisten festzustellen, ob die dort gegebene Empfehlung für Dosierungen oder die Beachtung von Kontraindikationen gegenüber der Angabe in diesem Buch abweicht. Eine solche Prüfung ist besonders wichtig bei selten verwendeten Präparaten oder solchen, die neu auf den Markt gebracht worden sind. **Jede Dosierung oder Applikation erfolgt auf eigene Gefahr des Benutzers.** Autoren und Verlag appellieren an jeden Benutzer, ihm etwa auffallende Ungenauigkeiten dem Verlag mitzuteilen.

© 2006 Georg Thieme Verlag
Rüdigerstraße 14
D-70469 Stuttgart
Telefon: + 49/ 0711/ 8931–0
Unsere Homepage: http://www.thieme.de

Printed in Germany

Zeichnungen: Werner Grosser, Ilshofen;
 Barbara Gay, Stuttgart
Umschlaggestaltung: Thieme Verlagsgruppe
Satz: primustype Hurler, Notzingen, gesetzt in Textline
Druck: Appl, Wemding

ISBN 3-13-119232-1   1 2 3 4 5 6

Geschützte Warennamen (Warenzeichen) werden **nicht** besonders kenntlich gemacht. Aus dem Fehlen eines solchen Hinweises kann also nicht geschlossen werden, dass es sich um einen freien Warennamen handele.

Das Werk, einschließlich aller seiner Teile, ist urheberrechtlich geschützt. Jede Verwertung außerhalb der engen Grenzen des Urheberrechtsgesetzes ist ohne Zustimmung des Verlages unzulässig und strafbar. Das gilt insbesondere für Vervielfältigungen, Übersetzungen, Mikroverfilmungen und die Einspeicherung und Verarbeitung in elektronischen Systemen.

Vorwort der 2. Auflage

Seit der 1. Auflage dieses Buches im Frühjahr 2000 hat es zahlreiche Veränderungen in der Phlebologie gegeben. Dies betrifft insbesondere die Therapie der Varikose. Hier konnte durch die Einführung der Schaumsklerosierung die Effektivität der Verödungsbehandlung deutlich gesteigert werden. Auch die endovenösen Verfahren wie die endovenöse Lasertherapie haben einen zunehmenden Stellenwert in der Behandlung der Stammvarikose erhalten. In der Therapie der tiefen Beinvenenthrombose hat sich die ambulante Behandlung mit niedermolekularen Heparinen durchsetzen können, was sich auch in der aktuellen Leitlinie niederschlägt.

Aus diesen Gründen wurde eine gründliche Überarbeitung des Buches in der 2. Auflage notwendig.

Unser besonderer Dank gilt wiederum den Koautoren Roland Kaufmann, Christine Langer, Malte Ludwig, Markward Marshall, Felizitas Pannier, Hugo Partsch, Jürgen Weber, die diese rasche und effektive Überarbeitung möglich gemacht haben.

Im Sommer 2005

Eberhard Rabe
Horst E. Gerlach

Vorwort der 1. Auflage

Akute und chronische Venenkrankheiten gehören zu den häufigsten Krankheitsbildern in der deutschen Bevölkerung. Trotz dieser Ausprägung hat die Phlebologie bisher wenig Eingang in die medizinische Ausbildung gefunden.

Wegen des interdisziplinären Charakters der venösen Krankheitsbilder werden Venenpatienten in zahlreichen Fachdisziplinen behandelt. Hierzu zählen in erster Linie die Dermatologie, die Chirurgie, die Innere Medizin und die Allgemeinmedizin. Seit 1992 gibt es als fachübergreifende Zusatzbezeichnung den Begriff des Phlebologen, der den speziell weitergebildeten Venenspezialisten kennzeichnet.

Das vorliegende Buch wendet sich an alle an der Phlebologie interessierten Studenten und Ärzte. Sein Ziel ist es, praktisch orientierte Empfehlungen zur differenzierten Diagnostik und Therapie akuter und chronischer phlebologischer Krankheitsbilder zu geben. Dabei haben sich alle Autoren bemüht, nicht nur die aktuellen Entwicklungen der letzten Jahre zu berücksichtigen, sondern auch auf Fehlermöglichkeiten bei den einzelnen Verfahren aufmerksam zu machen. Die zum Zeitpunkt der Drucklegung existierenden phlebologischen Leitlinien wurden dabei berücksichtigt.

Unser besonderer Dank gilt unseren international renommierten Koautoren Roland Kaufmann, Christine Langer, Malte Ludwig, Markward Marshall, Hugo Partsch und Jürgen Weber für ihr Engagement, ohne das das vorliegende Buch nicht möglich gewesen wäre. Das Spektrum ihrer Tätigkeitsbereiche, Dermatologie, Chirurgie, Innere Medizin und Radiologie verdeutlicht noch einmal eindrücklich den interdisziplinären Charakter der Phlebologie.

Wir würden uns freuen, wenn dieses Buch einen kleinen Beitrag zur Verbesserung der Patientenversorgung im phlebologischen Bereich leisten würde.

Im Frühjahr 2000

Eberhard Rabe
Horst E. Gerlach

Anschriften

Dr. med. Horst E. Gerlach
T 6, 25
68161 Mannheim

Prof. Dr. med. Roland Kaufmann
Klinikum der J. W. Goethe-Universität
Zentrum der Dermatologie und Venerologie
Theodor-Stern-Kai 7
60590 Frankfurt

Dr. med. Christine Langer
Schwerpunktpraxis
Gefäßchirurgie
Frankfurter Str. 33
35392 Gießen

Prof. Dr. med. Malte Ludwig
Interne Klinik Dr. Argirov
Abt. Angiologie und Phlebologie
Münchner Str. 23–29
82335 Berg

Prof. Dr. med. Dr. med. habil. Markward Marshall
Tegernseer Str. 101
83700 Rottach-Weissach

Dr. med. Felizitas Pannier
Klinik und Poliklinik für Dermatologie
Rhein. Friedrich-Wilhelm-Universität Bonn
Sigmund-Freud-Str. 25
53105 Bonn

Prof. Dr. med. Hugo Partsch
Martinstr. 1
1180 Wien
Österreich

Prof. Dr. med. Eberhard Rabe
Klinik und Poliklinik für Dermatologie
Rhein. Friedrich-Wilhelm-Universität Bonn
Sigmund-Freud-Str. 25
53105 Bonn

Prof. Dr. med. Jürgen Weber
Klinik Dr. Guth
Jürgensallee 46–48
22609 Hamburg

Inhaltsverzeichnis

1 Epidemiologie und sozialmedizinische Bedeutung der Venenerkrankungen 1

    Tiefe Thrombose und Lungenembolie 1
    Chronische Venenkrankheiten 1

2 Gefäßsysteme der unteren Extremitäten 3

2.1 Anatomie 3
    Einführung 3
    Tiefes Venensystem 3
    Oberflächliches Venensystem 4
    Vv. perforantes 5
    Gefäßversorgung der Haut 6
    Lymphgefäßsystem 6

2.2 Physiologie und Pathophysiologie 7
    Atemabhängige diaphragmale Transportmechanismen 7
    Muskelpumpen 7
    Gelenkpumpe 8
    Filtration und Rückresorption 9

3 Diagnostik 10

3.1 Anamnese und klinische Untersuchung 10
    Anamnese 10
    Klinische Untersuchung 11

3.2 Doppler- und Duplexsonographie der Venen .. 12
    Indikationen im Überblick 12
    Venenklappeninsuffizienz 12
    Tiefe Beinvenenthrombose 21
    Oberflächliche Thrombophlebitis 24

3.3 Extremitätenphlebographie 26
    Definition 26
    Indikationen 26
    Kontraindikationen 26
    Verschiedene phlebographische Untersuchungsverfahren 27
    Invasivität und Komplikationen 28
    Dokumentation 28
    Probleme und Fehlermöglichkeiten 28
    Aussagefähigkeit und Stellenwert 29

3.4 Photoplethysmographie 38
    Definition 38
    Indikation 38
    Kontraindikationen 38
    Durchführung 38
    Dokumentation 38
    Beurteilung 39
    Fehlermöglichkeiten 40
    Aussagefähigkeit und Stellenwert 40

3.5 Venenverschlussplethysmographie 41
    Definition 41
    Indikationen 41
    Kontraindikation 41
    Durchführung 41
    Dokumentation 42
    Beurteilung 42
    Fehlermöglichkeiten 43
    Aussagefähigkeit und Stellenwert 44

3.6 Phlebodynamometrie 45
    Definition 45
    Indikationen 45
    Kontraindikationen 45
    Durchführung 45
    Dokumentation 46
    Beurteilung 46
    Fehlermöglichkeiten 47
    Aussagefähigkeit und Stellenwert 47

3.7 Differenzialdiagnostische Bewertung verschiedener diagnostischer Methoden 48

4 Therapie ... 49

- 4.1 Allgemeine physikalische Therapie ... 49
  - Bedeutung und Rolle physikalischer Maßnahmen ... 49
  - Hydro- und Balneotherapie ... 49
  - Allgemeine Bewegungstherapie ... 50
  - Sport und Venenerkrankungen ... 51
- 4.2 Kompressionstherapie ... 52
  - Methoden ... 52
  - Indikationen ... 52
  - Kontraindikationen, Risiken ... 53
  - Durchführung, Fehlermöglichkeiten ... 54
  - Ergebnisse ... 60
- 4.3 Medikamentöse Therapie ... 60
  - Indikationen und Substanzen ... 60
  - Antikoagulanzien ... 61
  - Fibrinolytika ... 63
  - Venentonisierende Substanzen ... 64
  - Ödemprotektiva ... 65
  - Diuretika ... 65
  - Rheologika ... 66
- 4.4 Leitlinie Sklerosierungsbehandlung der Varikose (Deutsche Gesellschaft für Phlebologie, DPG) ... 67
  - Definition ... 67
  - Indikationen ... 67
  - Kontraindikationen ... 67
  - Komplikationen und Risiken ... 68
  - Fehlbehandlung ... 68
  - Diagnostik vor Sklerotherapie ... 68
  - Durchführung der Sklerosierungsbehandlung von Varizen ... 68
  - Besondere Techniken der Sklerosierungstherapie ... 69
  - Effektivität ... 70
  - Verfahren zur Konsensbildung ... 70
- 4.5 Operative Therapie ... 72
  - Definition und Zielsetzung ... 72
  - Indikationen ... 73
  - Kontraindikationen ... 74
  - Operationsverfahren ... 74
  - Komplikationen ... 76
  - Perioperatives Management ... 76
  - Evidenzbasierte Medizin ... 76
- 4.6 Lasertherapie ... 77
  - Definition und Prinzip der Methode ... 77
  - Kontraindikationen und Risiken ... 80
  - Durchführung und Ergebnisse ... 80
- 4.7 Endovenöse Lasertherapie der Stammvarikose ... 83
  - Definition und Wirkprinzip ... 83
  - Indikationen ... 83
  - Kontraindikationen ... 84
  - Durchführung ... 84
  - Komplikationen ... 85
  - Ergebnisse ... 85

5 Phlebologische Krankheitsbilder ... 87

- 5.1 Tiefe Beinvenenthrombose ... 87
  - Definition ... 87
  - Epidemiologie ... 87
  - Ätiologie ... 87
  - Pathophysiologie ... 88
  - Anamnese und klinisches Bild ... 88
  - Differenzialdiagnose ... 89
  - Diagnostik ... 89
  - Therapie ... 92
  - Prophylaxe ... 96
- 5.2 Oberflächliche Thrombose ... 98
  - Definition ... 98
  - Epidemiologie ... 98
  - Ätiologie ... 98
  - Pathophysiologie ... 99
  - Anamnese und klinisches Bild ... 99
  - Diagnostik ... 99
  - Therapie ... 100
- 5.3 Varikose ... 101
  - Definition ... 101
  - Epidemiologie ... 101
  - Ätiologie, Genetik ... 101
  - Pathophysiologie ... 102
  - Anamnese und klinisches Bild ... 103
  - Diagnostik ... 108
  - Therapie ... 109
  - Prognose ... 112
- 5.4 Chronische venöse Insuffizienz (CVI) ... 113
  - Definition ... 113
  - Epidemiologie ... 113
  - Ätiologie ... 113
  - Pathophysiologie ... 113
  - Anamnese und klinisches Bild ... 115
  - Klassifikationen ... 116
  - Diagnostik ... 118
  - Therapie ... 119
  - Überwachung und Kontrollmaßnahmen ... 122
  - Prognose ... 122

5.5 Angeborene Gefäßmissbildungen – diagnostisches Konzept und interventionelle Therapie . 123
Definitionen und Klassifikationen 123
Diagnostik 123
Therapie 133

6 Begutachtung von Venenerkrankungen 142

Diagnostik 142
Wichtige Grundbegriffe 142
Besonderheiten der Begutachtung
von Venenkrankheiten 143
Arbeitsunfähigkeit, Berufsunfähigkeit
und Erwerbsunfähigkeit infolge
von Venenerkrankungen 147
Minderung der Erwerbsfähigkeit (MdE) beziehungsweise Grad der Behinderung (GdB) 148

7 Häufige Fragen in der Sprechstunde 149

Diagnostik und Therapie
bei tiefer Beinvenenthrombose 149
Oberflächliche Venenentzündung 149
Therapie der Varikose 150
Therapie und Lebensführung bei CVI 150
Physikalische und medikamentöse Therapie
von Venenleiden 151

Sachverzeichnis 152

1 Epidemiologie und sozialmedizinische Bedeutung der Venenerkrankungen

E. Rabe

Akute und chronische Venenkrankheiten gehören zu den häufigsten Krankheitsbildern in der deutschen Bevölkerung. Die dadurch bedingten Krankheitskosten sind als sehr hoch anzusehen.

Tiefe Thrombose und Lungenembolie

Nach neueren epidemiologischen Erkenntnissen liegt die Inzidenz einer tiefen Thrombose um 1,6/1000/Jahr mit einer Häufigkeit von nichttödlichen symptomatischen Lungenembolien von 0,2 Promille. Tödliche Lungenembolien werden mit einer Häufigkeit von 0,5 Promille angegeben, wobei hier Patienten mit einer vorher nicht diagnostizierten Thrombose eingeschlossen sind. Die Zahl von Patienten, die während eines Jahres an einer Lungenembolie versterben, wird in Deutschland auf 30–40 000 geschätzt (2). Die Zahl der nicht erkannten und asymptomatischen Lungenembolien wird um ein Vielfaches höher vermutet.

Als chronische Folge einer tiefen Beinvenenthrombose kann sich eine chronische venöse Insuffizienz entwickeln.

Chronische Venenkrankheiten

Sehr viel häufiger als akute Venenkrankheiten können chronische Venenkrankheiten wie Varikose und chronische venöse Insuffizienz beobachtet werden.

> Zahlreiche epidemiologische Studien konnten bestätigen, dass chronische Venenkrankheiten unterschiedlichen Schweregrades bei 50–80 % der deutschen Bevölkerung auftreten (4).

In der Bonner Venenstudie zur Frage der Häufigkeit und Ausprägung von chronischen Venenkrankheiten in der städtischen und ländlichen deutschen Wohnbevölkerung wurden 3072 Probanden im Alter von 18–79 Jahren untersucht. Die Studie fand mit Unterstützung des Bundesministeriums für Gesundheit statt.

Für Gefäßkrankheiten typische Beinbeschwerden innerhalb der letzten 4 Wochen gab insgesamt jeder zweite der Probanden (56,4 %) an. Bei der Beurteilung der klinischen Ausprägung gemäß der CEAP-Klassifikation (Tab. 1.1) hatten lediglich 9,6 % der Probanden keinerlei Venenveränderungen aufzuweisen. Bei 59 % bestanden isolierte Teleangiektasien oder retikuläre Venen, bei 14,3 % Varizen (C 2–CEAP-Klassifikation) ohne weitere Zeichen einer chronischen venösen Insuffizienz. Bei 13,4 % lag zum Untersuchungszeitpunkt ein eindrückbares prätibiales Ödem im Rahmen von Venenveränderungen vor. Eine ausgeprägte chronische venöse Insuffizienz mit Hautveränderungen (C 4) hatten 2,9 % der Durchschnittsbevölkerung und ein abgeheiltes oder ein florides Unterschenkelgeschwür 0,7 % (3).

Mit den chronischen Venenkrankheiten gehen erhebliche Krankheitskosten einher. Dinkel hat 1980 und 1990 auf der Basis von Statistiken der Leistungserbringer und Leistungsfinanzierer des Gesundheitswesens die volkswirtschaftlichen Krankheitskosten für die Diagnose Phlebitis und Thrombophlebitis sowie Varizen der unteren Extremitäten in den alten Bundesländern erhoben (1). Bereits 1980 beliefen sich die Krankheitskosten in den alten Bundesländern auf 1,3 Milliarden DM. Sie stiegen bis 1990 auf 2,0 Milliarden DM an. Im Jahre 2002 lagen nach Angaben des statistischen Bundesamtes die Kosten für Krankheiten der Venen, der Lymphgefäße und der

Tabelle 1.1 Häufigkeit der klinischen Stadien nach CEAP-Klassifikation

	Gesamt n (%)	Männer n (%)	Frauen n (%)
C 0: keine Zeichen einer venösen Veränderung	294 (9,6)	184 (13,6)	110 (6,4)
C 1: isolierte Teleangieektasien, retikuläre Venen	1814 (59,0)	789 (58,4)	1025 (59,5)
C 2: Varikose	439 (14,3)	167 (12,4)	272 (15,8)
C 3: eindrückbares prätibiales Ödem	412 (13,4)	156 (11,6)	256 (14,9)
C 4: Hautveränderungen	88 (2,9)	42 (3,1)	46 (2,7)
C 5: geheiltes venöses Unterschenkelgeschwür	19 (0,6)	8 (0,6)	11 (0,6)
C 6: aktives Unterschenkelgeschwür	3 (0,1)	2 (0,1)	1 (0,1)

Lymphknoten (I80–I89, ICD 10) bereits bei 2,723 Milliarden Euro.

In die Gesamtkosten gingen an direkten Kosten die Ausgaben für ambulante ärztliche und pflegerische Versorgung, medikamentöse Behandlung, stationäre Behandlung und Kuren sowie als indirekte Kosten Ausgaben für temporäre Arbeitsunfähigkeit und Frühberentung ein. Die Zahlen belegen eindeutig, dass es sich bei den Venenkrankheiten nicht um geringfügige Gesundheitsstörungen, sondern um eine weit verbreitete Krankheitsgruppe mit großer sozioökonomischer Bedeutung handelt.

Literatur

1. Dinkel R. Venenerkrankungen – ein kostenintensives Krankheitsgeschehen. Phlebol. 1997; 26: 164–8.
2. Partsch H, Blättler W. Leitlinien zur Thromboembolieprophylaxe. Phlebol. 1996; 25: 261–6.
3. Rabe E, Pannier-Fischer F, Bromen K, Schuldt K, Stang A, Poncar C, Wittenhorst M, Bock E, Weber S, Jöckel KH. Bonner Venenstudie der Deutschen Gesellschaft für Phlebologie – Epidemiologische Untersuchung zur Häufigkeit von chronischen Venenkrankheiten in der städtischen und ländlichen Wohnbevölkerung. Phlebol. 2003; 32: 1–14.
4. Wienert V, Viller H. Epidemiologie der Venenerkrankungen. Stuttgart: Schattauer; 1992.

2 Gefäßsysteme der unteren Extremitäten

2.1 Anatomie
E. Rabe

Einführung

Zu den Organen des Kreislaufs gehören das Blut- und das Lymphgefäßsystem, die beide mesodermalen Ursprungs sind. Bei den Blutgefäßen unterscheidet man Arterien und Venen sowie das dazwischen geschaltete kapilläre Gefäßnetz.

■ Aufbau der Blutgefäße

Sowohl Arterien als auch Venen haben einen dreischichtigen Wandaufbau. Sie bestehen aus der Tunica interna, die auch Intima genannt wird, der Tunica media, die die Muskelschicht bildet, und der Tunica externa oder Adventitia, über die das Gefäß im Bindegewebe verankert ist. Die Muskelschicht ist im Arteriensystem deutlich dicker ausgeprägt als im Venensystem. In Abhängigkeit vom hydrostatischen Druck variiert die Muskelschicht in den Venen stark. So ist die Tunica media bei den Venen der unteren Extremitäten deutlich kräftiger als im Bereich der oberen Extremitäten und in den Stammvenen stärker als in den Seitenästen (6).

Die Endothelzelle als innerste Auskleidung der Gefäße stellt keine passive Begrenzung zwischen intravaskulärem und extravaskulärem Raum dar, sondern ist die zentrale Schaltstelle für eine Vielzahl von Funktionen. Sie reguliert sowohl Koagulation als auch Fibrinolyse und Plättchenaggregation, nimmt aktiven Einfluss auf den Durchtritt der Leukozyten durch die Gefäßwand bei Entzündungsprozessen und hat Einfluss auf den Gefäßtonus, das Gefäßwachstum und die Gefäßpermeabilität. Über Zytokine kommuniziert sie mit den zellulären Blutbestandteilen wie den Leukozyten. Dabei bindet sie über Adhäsionsmoleküle Leukozyten und Lymphozyten an ihre Oberfläche.

Die Beinvenen sind mit Taschenklappen als Bestandteil der Intima besetzt, die von proximal nach distal an Anzahl zunehmen und die Aufgabe haben, das Blut herzwärts zu richten und einen Reflux nach distal zu verhindern (6).

■ Einteilung der Venensysteme

Im Bereich der unteren Extremitäten unterscheidet man prinzipiell ein tiefes subfaszial gelegenes Venensystem, ein oberflächliches suprafaszial gelegenes Venensystem und transfasziale Venen, die die beiden erstgenannten Systeme miteinander verbinden. Darüber hinaus spielen für die venösen Krankheitsbilder die Venennetze der Haut und das Lymphgefäßsystem eine besondere Rolle.

Tiefes Venensystem

■ Fuß und Unterschenkel

Die tiefen subfaszialen Venen der unteren Extremitäten sind arterienbegleitend und drainieren ca. 90 % des venösen Blutes aus den Beinen herzwärts. Die Nomenklatur der tiefen Beinvenen richtet sich nach der entsprechenden Leitarterie. Im Bereich des Fußes sind die tiefen und die oberflächlichen Venen eng miteinander verbunden. Hier werden die venösen Fußsohlenpolster beim Auftreten auf die Fußsohle nicht nur nach proximal über die tiefen, sondern auch in die oberflächlichen Venen hinein entleert. Im Unterschenkelbereich unterscheidet man drei Venenpaare: die Vv. tibiales anteriores, die Vv. tibiales posteriores und die Vv. peroneae, die parallel zu den entsprechenden Arterien verlaufen (Abb. 2.**1 a, b**).

■ Knie und Oberschenkel

In der Knieregion vereinigen sich diese drei Venenpaare zur V. poplitea, die sich im Oberschenkelbereich als V. femoralis superficialis fortsetzt (6). Die Vereinigung der Unterschenkelvenen zur V. poplitea kann oberhalb oder unterhalb des Kniegelenkspaltes erfolgen. Auch Doppelanlagen der V. poplitea kommen vor. Die V. femoralis superficialis ist in 32 % der Fälle doppelt oder mehrfach geteilt angelegt (3). Im Kniekehlenbereich münden die Gastroknemiusvenen in die V. poplitea und im proximalen Oberschenkelbereich die V. profunda femoris aus der Oberschenkelmuskulatur in die V. femoralis superficialis ein (Abb. 2.**1 a, b**).

> In der Kniekehlenregion und im Bereich des Leistenbandes münden die wichtigsten oberflächlichen Venen, die V. saphena magna und die V. saphena parva, in die tiefen Venen ein.

Oberhalb des Leistenbandes setzt sich die V. femoralis in die V. iliaca externa und nach Einmündung der V. iliaca interna im Beckenbereich in die V. iliaca communis fort, die

2 Gefäßsysteme der unteren Extremitäten

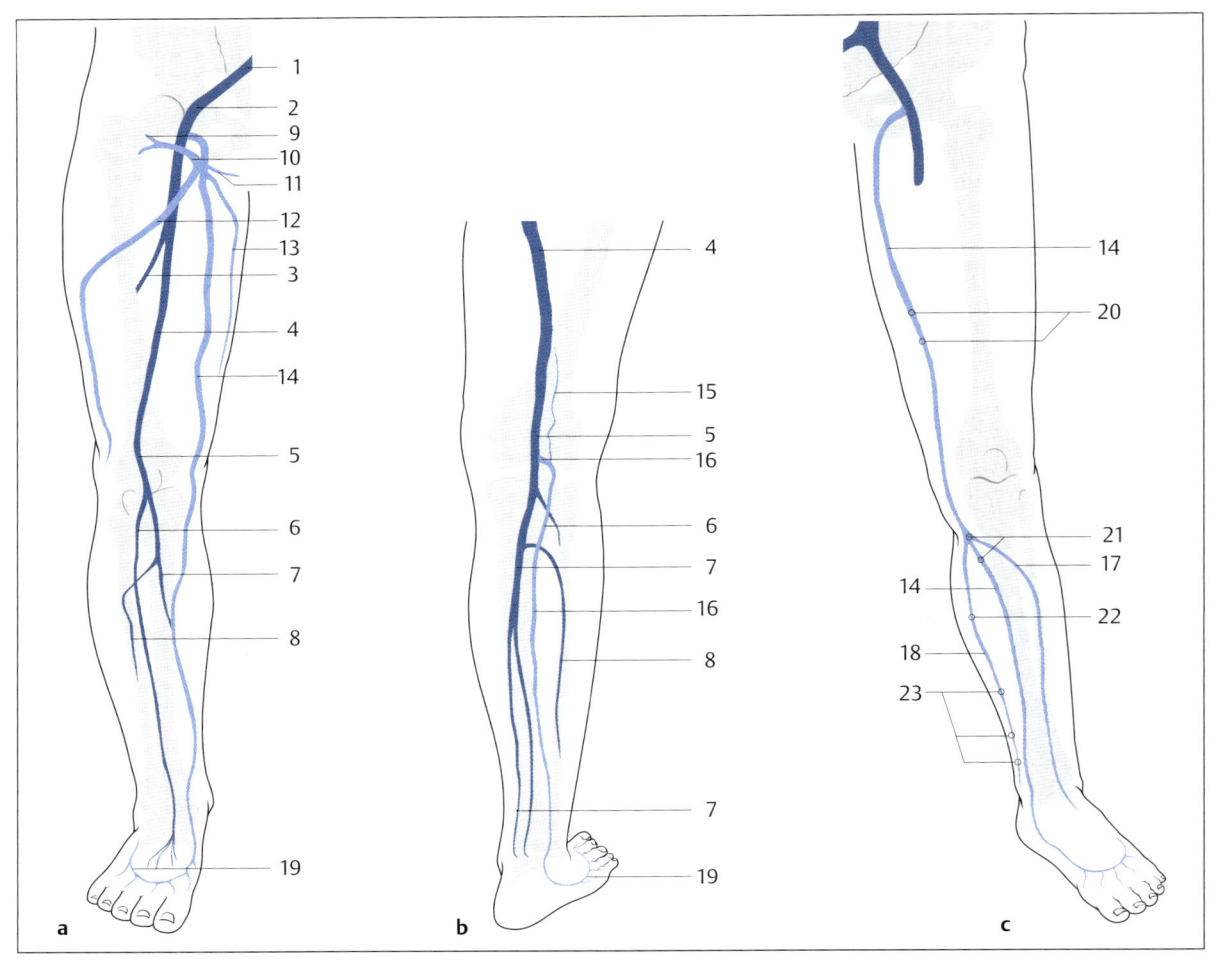

Abb. 2.**1a–c** Anatomie des Venensystems.
a Tiefe und oberflächliche Venen des Beines von vorne.
b Tiefe und oberflächliche Venen des Beines von hinten.
c Perforanten.
Tiefe Venen:
1 V. iliaca communis
2 V. iliaca externa
3 V. profunda femoris
4 V. femoralis superficialis
5 V. poplitea
6 Vv. tibiales anteriores
7 Vv. tibiales posteriores
8 Vv. peronaeae.
Oberflächliche Venen:
9 V. epigastrica superficialis
10 V. circumflexa ilium superficialis
11 V. pudendea externa
12 V. saphena accessoria lateralis
13 V. saphena accessoria medialis
14 V. saphena magna
15 V. femoropoplitea
16 Krosse der V. saphena parva
17 V. arcuata cruris anterior
18 V. arcuata cruris posterior
19 Arcus venosus dorsalis.
Perforanten:
20 Dodd-Gruppe
21 Boyd-Gruppe
22 Sherman-Gruppe
23 Cockett-Gruppe.

nach ihrem Zusammenfluss mit der Gegenseite zur V. cava inferior das Blut zum rechten Herzen leitet.

Oberflächliches Venensystem

Im Gegensatz zu den subfaszialen Venen sind die oberflächlichen Venen nicht arterienbegleitend und in einer sehr viel größeren Variabilität netzförmig angeordnet (2, 4).

Die wichtigsten oberflächlichen Venen sind die V. saphena magna und die V. saphena parva, die auch als Stammvenen bezeichnet werden (Abb. 2.1).

Definitionsgemäß liegen die Stammvenen dabei in einer Duplikatur der Muskelfaszie intrafaszial. Oberhalb davon, im subkutanen Fettgewebe, liegen die Seitenäste.

2.1 Anatomie

■ V. saphena magna

Die V. saphena magna beginnt vor dem Innenknöchel und zieht an der Medialseite des Unterschenkels, der Innenseite des Knies sowie der Innenseite des Oberschenkels bis zum Leistenbereich, wo sie mit der sog. Krosse in die V. femoralis communis mündet.

Die wichtigsten Seitenäste der V. saphena magna sind im Unterschenkel die V. arcuata cruris anterior, die auch als vordere Bogenvene bezeichnet wird, und die V. arcuata cruris posterior, die hintere Bogenvene genannt wird. Im Oberschenkel münden die V. saphena accessoria lateralis und medialis im Krossenbereich in die V. saphena magna ein. Weitere Seitenäste der V. saphena magna im Bereich der Krosse sind die V. epigastrica superficialis, die V. circumflexa ilium superficialis und die V. pudenda externa. Die hier einmündenden Seitenäste werden auch als Venenstern bezeichnet (Abb. 2.**2**).

■ V. saphena parva

Die V. saphena parva beginnt hinter dem Außenknöchel, zieht von dort zur Wade und mündet in der Kniekehlengegend in die V. poplitea ein. Ab dem Übergang vom unteren zum mittleren Drittel der Wade liegt die V. saphena parva meist unter der Muskelfaszie. Die exakte Mündungshöhe der V. saphena parva in die V. poplitea liegt in der Mehrzahl der Fälle wenige Zentimeter oberhalb des Kniegelenkspaltes, ist aber sehr variabel. Eine gemeinsame Mündung mit den Gastroknemiusvenen ist möglich. Im Einmündungsbereich tritt in der Regel von proximal auch die V. femoropoplitea als vom Oberschenkel kommender Ast in die V. saphena parva ein. Die V. femoropoplitea hat nach proximal Verbindung zur V. femoralis superficialis oder zum V.-profunda-femoris-System. Ihre Verbindung zur V. saphena accessoria medialis oder direkt zur V. saphena magna wird als Giacomini-Anastomose bezeichnet (6).

Neben den gut definierten Stammvenen und ihren Seitenästen gibt es eine Vielzahl von netzförmigen suprafaszialen kleineren Venen, die das Blut aus der Haut und dem Unterhautfettgewebe sammeln und in die größeren suprafaszialen Venen drainieren. Das oberflächliche und das tiefe Venensystem sind über die Muskelfaszie durchziehende Verbindungsvenen, die sog. Vv. perforantes, miteinander verbunden.

Vv. perforantes

Definitionsgemäß verbindet eine V. perforans eine supra- und eine subfasziale Vene miteinander. Dabei perforiert sie die Muskelfaszie durch eine Faszienlücke. Durch diese Faszienlücke ziehen zusätzlich eine kleine Arterie, die ein umschriebenes Hautareal versorgt, ein Nerv sowie häufig Lymphgefäße (6).

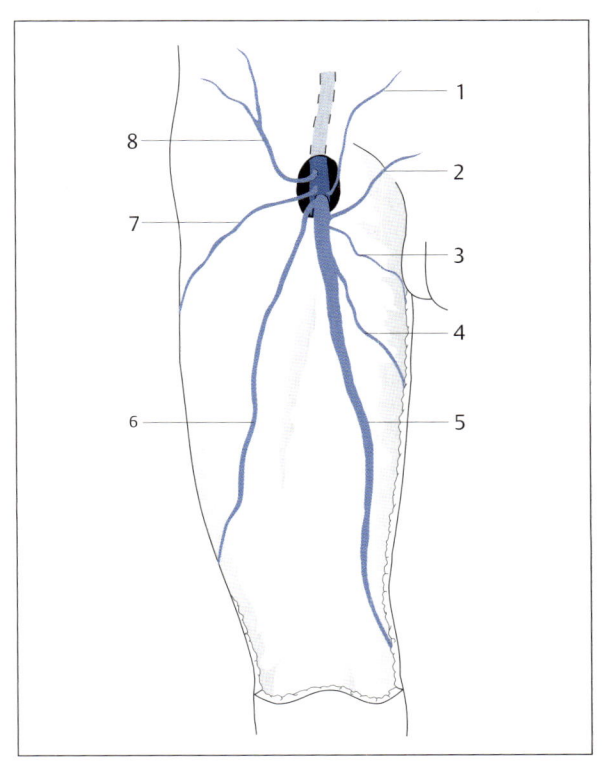

Abb. 2.**2** Seitenäste im Mündungsbereich der V. saphena magna.
1 V. epigastrica superficialis
2 V. pudenda externa
3 V. circumflexa femoris medialis superficialis
4 V. saphena accessoria medialis
5 V. saphena magna
6 V. saphena accessoria lateralis
7 V. circumflexa femoris lateralis superficialis
8 V. circumflexa ilium superficialis.

> Die Perforanten sind sehr variabel, meist jedoch paarig angelegt und im Beinbereich klappentragend. Die Klappen leiten den Blutstrom aus der Oberfläche in das tiefe Venensystem. Lediglich im Fußbereich finden sich keine Venenklappen in den Perforanten (6).

Vv. communicantes. Unter einer V. communicans wird definitionsgemäß eine Verbindungsvene verstanden, die zwei Venen entweder innerhalb des oberflächlichen oder des tiefen Venensystems miteinander verbindet, ohne dabei die Muskelfaszie zu perforieren. Ein Beispiel hierfür ist die Verbindungsvene zwischen der V. saphena magna und der V. saphena parva im Bereich des Unterschenkels.

■ Perforanten mit klinischer Bedeutung

Pro Bein existieren ca. 150 Vv. perforantes (7), von denen jedoch nur einige von größerer klinischer Bedeutung sind (Abb. 2.**1 c**).

Ventrale Perforanten. Von ventral gesehen gehören hierzu die Cockett-Perforanten, die am medialen distalen Unterschenkel die V. arcuata cruris posterior mit den Vv. tibiales posteriores verbinden. Die Cockett-Perforanten sind in drei Gruppen angeordnet, wobei auch hier eine große Variabilität besteht. So gehen sie häufig nicht direkt aus der V. arcuata cruris posterior, sondern aus Verbindungsvenen zur V. saphena magna ab.

Weiter proximal folgt die sog. 24-cm-Perforante (Sherman-Perforante), die ebenfalls die hintere Bogenvene mit den Vv. tibiales posteriores verbindet. Etwa zwei Hand breit unterhalb des Knies findet sich die nach Boyd benannte Perforante zwischen der V. saphena magna und den Vv. tibiales posteriores. Im Oberschenkelbereich folgen im Hunter-Kanal die Hunter-Perforante zwischen V. saphena magna und V. femoralis superficialis, etwas weiter proximal die Dodd-Perforanten ebenfalls zwischen V. saphena magna und V. femoralis superficialis.

Dorsale Perforanten. Von dorsal gesehen befindet sich im Bereich des distalen lateralen Unterschenkels die sog. Bassi- oder laterale Perforante, die die oberflächlichen Äste mit den Vv. peroneae verbindet. Etwa in Wadenmitte verläuft die nach May benannte Perforante, die eine Verbindung zwischen Muskelvenen und der V. saphena parva darstellt und im Kniekehlenbereich die sog. Kniekehlenperforante, die oberflächliche Äste mit der V. poplitea verbindet. Am lateralen proximalen Oberschenkel verläuft die von Hach beschriebene Profunda-Perforante, die einen oberflächlichen Venenast mit den zur V. profunda femoris gehörenden Muskelvenen des Oberschenkels verbindet. Zahlreiche am Fußrandbereich gelegene Perforanten sind nicht klappentragend und sorgen für eine Verbindung der tiefer gelegenen Fußvenen mit den oberflächlichen Venennetzen.

Direkte und indirekte Perforanten. Prinzipiell unterscheidet man direkte und indirekte Perforanten. Die direkte V. perforans verbindet auf direktem Weg eine tiefe mit einer oberflächlichen Vene wie beispielsweise die Dodd-Perforante zwischen V. saphena magna und V. femoralis superficialis. Bei der indirekten Perforante sind Muskelvenen zwischengeschaltet wie beispielsweise bei der May-Perforante in Wadenmitte.

Gefäßversorgung der Haut

Arterielle Versorgung. Die arterielle Blutversorgung der Haut erfolgt über eigene Hautarterien und über Endäste von Muskelarterien. Diese bilden ein weitmaschiges Gefäßnetz unterhalb des Coriums in einer Tiefe von ca. 2–2,4 mm, das sog. kutane Arteriennetz. Von hier aufsteigende Kandelaberarterien münden in das suprapapilläre Arteriennetz ein, von wo aus Arteriolen zu papillären Kapillarschlingen ziehen (5).

Kapillaren. Die Kapillare hat auf der arteriellen Seite etwa einen Durchmesser von 7–13 μm und auf der venösen Seite von ca. 13–20 μm. Somit beträgt der Volumenanteil des venösen Schenkels etwa das 1,5fache der arteriellen Seite. Das Kapillargebiet unterliegt starken Temperatureinflüssen. Bei Raumtemperatur sind etwa 75 % der Kapillaren perfundiert (5).

Venöse Versorgung. Aus den Kapillaren fließt das Blut anschließend in einen engmaschigen subpapillären Venenplexus, der parallel zur Hautoberfläche angeordnet ist. Der subpapilläre Venenplexus liegt in einer Tiefe von etwa 0,4 mm unter der Hautoberfläche. Von hier aus erfolgt der weitere Abfluss in das kutane Venennetz, in dem die einzelnen Venen häufig ein größeres Volumen als die Arterien besitzen und oft paarig angeordnet sind. Über kleine Sammelvenen, die in der oberflächlichen Subkutis zum suprafaszialen Venennetz ziehen, fließt das Blut aus der Haut des Beines zu den Hauptstämmen der Vv. saphenae.

Lymphgefäßsystem

Während das Blutgefäßsystem ein geschlossenes Röhrensystem bildet, das sämtliche Organe und Gewebe des Körpers versorgt, ist das Lymphgefäßsystem, das sich im Laufe der Ontogenese aus dem Venensystem entwickelt hat, im Seitenschluss zum Venensystem angeordnet (1, 8).

> Lymphgefäße haben die Aufgabe, den eiweißreichen Anteil des im Kapillarbereich filtrierten Volumens, das aufgrund seiner Molekülgröße nicht wieder im venösen Schenkel rückresorbiert werden kann, abzutransportieren.

Die durch den großen Milchgang in die V. subclavia einströmende Lymphmenge beträgt beim ruhenden gesunden Menschen im Laufe von 24 h etwa 2 l, aus dem Truncus lymphaticus dexter kommen zusätzlich einige hundert Milliliter hinzu.

Die initialen Lymphgefäße mit einem Durchmesser von 10–30 μm bilden ein polygonales Netz in der suprapapillären Schicht der Haut und sind den Blutgefäßen eng benachbart. Die initialen Lymphgefäße sind klappenlos. Von hier erfolgt der Abfluss in ein tieferes, im Stratum reticulare gelegenes dreidimensionales Lymphgefäßnetz aus klappenhaltigen Präkollektoren, die die Lymphe durch das Corium und die Subkutis in die präfaszialen Kollektoren leiten. Die Präkollektoren mehrerer Hautareale münden meist in einem gemeinsamen Stamm in die oberflächlichen Kollektoren ein. Das wichtigste Kollektorensystem ist das ventromediale Lymphgefäßbündel an der Innenseite des Beines parallel zur V. saphena magna bis zu den Leistenlymphknoten. Von hier aus fließt die Lymphe über parailiakale und paraaortale Lymphgefäße bis zum Ductus thoracicus und mündet in die linke V. subclavia ein (1, 8).

Literatur

1. Földi M, Klüken N, Collard M. Praxis der Lymphgefäß- und Venenerkrankungen. Stuttgart: Gustav Fischer; 1974.
2. Gisel A. Anatomie des Venensystems, Teil 1–3. Vasomed. 1992; 4: 496–9, 570–2, 647–50.
3. Kluckert TH, Weber J. Varianten des Oberschenkel-Leitlinien-Systems: Vielfalt mit klinischer Relevanz. Vasomed. 1995; 9: 356–68.
4. Kubik S. Anatomie des Lymphgefäßsystems. In: Földi M, Kubik S, Hrsg. Lehrbuch der Lymphologie. 3. Aufl. Stuttgart: Gustav Fischer; 1993: 1–184.
5. Schäfer K, Lang J. Gefäßsystem der Haut. Phlebol Proktol. 1981; 10: 1–7.
6. Staubesand J. Zur systemischen, funktionellen und praktischen Anatomie der Venen des Beines. In: Schneider W, Walker J, Hrsg. Die chronische Venen-Insuffizienz in Theorie und Praxis. München: Wolf; 1984: 9–140.
7. Van Limbourgh J. Anatomie der Vv. communicantes. Zbl Phlebol. 1965; 4: 268–71.
8. Weissleder H, Schuchhardt CH. Anatomie des Lymphgefäßsystems der Extremitäten. In: Weissleder H, Schuchhardt CH, Hrsg. Erkrankungen des Lymphgefäßsystems. Bonn: Kagerer Kommunikation; 1996: 15–22.

2.2 Physiologie und Pathophysiologie

E. Rabe

Nach Gauer befinden sich ca. 85 % des gesamten Blutvolumens im kapazitiven Niederdrucksystem, zu dem neben dem Lungenkreislauf auch die peripheren Venen gehören und nur 15 % im arteriellen Schenkel (4).

> Die Hauptaufgabe der Venen besteht im Rücktransport des venösen Blutes zum rechten Herzen. Daneben kommt dem Niederdrucksystem eine wichtige Aufgabe als Blut- und Flüssigkeitsspeicher, in der Widerstandsregulation und in der Thermoregulation zu.

Der venöse Rückfluss des Blutes aus den Beinen zum Herzen hat zum einen seinen Motor in der Druckdifferenz zwischen dem rechten und linken Herzen und zum anderen in einem komplexen System von Saug- und Pumpmechanismen.

Die im Thorax entstehenden venösen Druck- und Strömungsveränderungen durch Verschiebungen der Ventilebene des Herzens wirken sich vorwiegend in den herznahen Abschnitten der V. cava aus (11).

Atemabhängige diaphragmale Transportmechanismen

Am liegenden Menschen und in Ruhe spielen diaphragmale Transportmechanismen, die atemabhängig sind, eine wesentliche Rolle. Bei der Inspiration sinkt mit der Senkung des Zwerchfells der Druck im Thoraxbereich, während der abdominelle Druck ansteigt. Zum einen kommt es dabei zu einem beschleunigten Abstrom des Blutes aus dem Abdomen herzwärts, zum anderen tritt mit der Druckerhöhung in den abdominellen Venen ein Schluss der letzten Venenklappen der unteren Extremitäten ein, der einen Reflux des Blutes in die Beine verhindert. Durch den Druckanstieg im Abdomen kommt es aber auch zu einem Sistieren der Blutströmung aus den Beinen ins Abdomen.

Bei der Exspiration erfolgt mit Zwerchfellhebung eine Druckerhöhung im Thorax und eine Drucksenkung im Abdomen. Die Femoralvenenklappen öffnen sich und das Blut fließt aus den Beinvenen wieder herzwärts ab.

Im Liegen und in Ruhe reichen diese Mechanismen aus, um eine suffiziente Strömung im venösen Gefäßsystem aufrechtzuerhalten. In stehender Körperhaltung sind bedingt durch den hydrostatischen Druck zusätzliche Mechanismen erforderlich. Es sind dies die Muskel- und Gelenkpumpen der unteren Extremitäten.

Während im Liegen der Druck im Venensystem der Extremitäten bei ca. 10 mmHg liegt, steigt er in stehender Position beim Menschen im Unterschenkelbereich auf Druckwerte von 90–100 mmHg an (1).

Ob die Gelenkpumpen oder die Muskelpumpen den größeren Anteil an der Beschleunigung des venösen Rückflusses haben, wird kontrovers diskutiert.

Muskelpumpen

Das in einem röhrenförmigen Bindegewebesystem eingelagerte tiefe Venensystem ist über Faserzüge mit der umgebenden Muskulatur verbunden (11).

Kontrahiert sich der Muskel, so werden die tiefen Venen komprimiert und das darin befindliche Blut wird nach proximal beschleunigt. Intakte Venenklappen verhindern einen nach distal gerichteten Reflux (Abb. 2.**3**). Bei der Muskelkontraktion steigt der Druck im tiefen Venensystem über den in den oberflächlichen Venen an. Die Klappen in den Vv. perforantes schließen und verhindern einen Reflux des Blutes in das oberflächliche Venensystem hinein (12).

In der Muskelentspannungsphase entfalten sich die tiefen Venen wieder und es entsteht ein Sogeffekt, der venöses Blut aus der Peripherie in den betroffenen Venenabschnitt saugt. Die proximal gelegenen Venenklappen schließen und verhindern einen Reflux von proximal in den dilatierten Bereich hinein (Abb. 2.**4**). Die Klappen in den Perforanten öffnen sich, da der Druck im tiefen Venensystem unter den der oberflächlichen Venen abfällt und ermöglichen auch den Einstrom von venösem Blut aus den oberflächlichen Venen in die tiefen Venen hinein. Am effektivsten arbeitet dabei die Wadenmuskelpumpe. Erwähnt seien aber auch die Oberschenkelmuskelpumpe und die Fußsohlenmuskelpumpe (7).

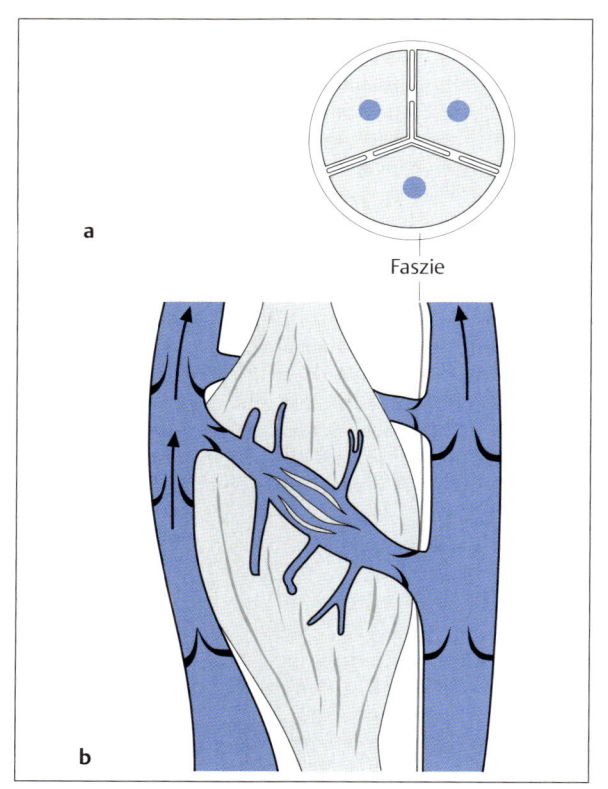

Abb. 2.**3 a, b** Schematische Darstellung der Muskelvenenpumpe bei Kontraktion der Muskeln (Systole). Ausdrücken des Blutes herzwärts.
a Querschnitt durch Muskel, intramuskuläre Muskelvenen und intermuskuläre Leitvenen.
b Längsschnitt, zusätzlich mit transfaszialen (perforierenden) Venen auf den verschiedenen Ebenen.

Abb. 2.**4 a, b** Schematische Darstellung der Muskelvenenpumpe bei Erschlaffung der Muskeln (Diastole). Füllung der entsprechenden Venensegmente von distal.
a Querschnitt entsprechend Abb. 2.**3**.
b Längsschnitt entsprechend Abb. 2.**3**.

Gelenkpumpe

Auch ohne aktive Beteiligung der Muskulatur führt die passive Bewegung im Sprunggelenkbereich zu einer Beschleunigung der venösen Strömung (3, 10). Die subfaszialen Venen sind hier dreidimensional aufgehängt und verändern ihren Querschnitt bei der Sprunggelenkbewegung (6, 12). Im Gelenkbereich ist die maximale Querschnittsvergrößerung der Venen besonders ausgeprägt. Das Wechselspiel zwischen Plantarflexion und Dorsalextension führt damit auch zu einer wechselseitigen Erweiterung und Verengung des Venenlumens in der Gelenkregion. Hiermit ist eine Beschleunigung der herzwärts gerichteten Blutströmung verbunden, die besonders bei der Dorsalextension ausgeprägt ist.

> Die beiden wichtigsten Pumpensysteme Wadenmuskelpumpe und Sprunggelenkpumpe können nicht isoliert betrachtet werden, sondern bilden eine funktionelle Einheit. Die gut funktionierende Wadenmuskelpumpe setzt die Bewegung im Sprunggelenk und damit die Betätigung der Sprunggelenkpumpe voraus.

Die Aufgabe der Gelenk- und Muskelpumpen ist die Beschleunigung der venösen Strömung und dadurch die Verminderung des venösen Druckes im Bereich der unteren Extremitäten in aufrechter Körperhaltung. Unter physiologischen Bedingungen kommt es durch die Arbeit dieser Pumpmechanismen zu einer Druckreduktion von 80–100 mmHg im Stehen, auf Werte zwischen 30–40 mmHg beim Gehen. Voraussetzung hierfür ist die Funktionsfähigkeit der Venenklappen (5).

Kommt es im Rahmen venöser Krankheitsbilder zu einer Insuffizienz der Venenklappen oder auch zum Verschluss einzelner Venenabschnitte, so resultiert hieraus eine Wirkungseinschränkung der Pumpmechanismen und eine geringere Druckminderung im Venensystem bei Bewegung, die auch als ambulatorische venöse Hypertonie bezeichnet wird (9). Einen ähnlichen Effekt hat auch die Bewegungseinschränkung im oberen Sprunggelenk, die die Wirksamkeit der Pumpmechanismen einschränkt. Je nach Schwere des Krankheitsbildes sinkt der venöse Druck im Knöchelbereich dann nur noch auf Werte ab, die deutlich höher liegen als 30–40 mmHg oder es erfolgt gar keine Druckreduktion. Die ambulatorische venöse Hypertonie ist der Ausgangspunkt für die Veränderungen in der Mikrozirkulation, die zum klinischen Bild der chronischen venösen Insuffizienz führen (9).

Filtration und Rückresorption

Eine wichtige Aufgabe des Blutkreislaufes ist der kapilläre Flüssigkeitsaustausch, der die Ernährung des Gewebes gewährleistet.

Am transkapillären Austausch von Flüssigkeit und gelösten Substanzen sind sowohl Interzellularspalten als auch Vesikel und Kapillarfenestrationen beteiligt. Neben der Filtration von Flüssigkeiten spielen auch die Diffusion von gelösten Substanzen und aktive Austauschprozesse von Makromolekülen eine Rolle (9). Im Bereich der Kapillaren kommt es auf der arteriellen Seite zur Filtration vom Gefäß in das Intersititium hinein und auf der venösen Seite zu einer Rückresorption aus dem Interstitium ins Gefäß. Die dabei mitwirkenden Kräfte werden durch die Starling-Gleichung beschrieben:

$$F = K_F[(P_K - P_G) - (P_P - P_{OG})]$$

F = Filtrat
K_F = Kapillarpermeabilitätsfaktor
P_K = hydrostatischer Druck in der Kapillare
P_G = mechanischer Gewebedruck
P_P = kolloidosmotischer Druck des Plasmas
P_{OG} = onkotischer Druck des Gewebes

Störungen des Gleichgewichts. Durch Änderungen in diesem Gleichgewicht können Ödeme auftreten. So führen die Erhöhung der Kapillarpermeabilität beim Diabetes mellitus und bei der Entzündung, der Abfall des Gewebedruckes beim Lipödem, der Abfall des kolloidosmotischen Druckes im Plasma bei der Dysproteinämie und der Anstieg des onkotischen Gewebedruckes beim Lymphödem zur Flüssigkeitsansammlung im Gewebe. Für die Entstehung venöser Ödeme ist die Veränderung der hydrostatischen Druckdifferenz von Bedeutung (1, 8). Normalerweise beträgt der Kapillardruck im arteriellen Schenkel ca. 35 mmHg und im venösen Schenkel etwa 20 mmHg.

> Bei der ambulatorischen venösen Hypertonie bleibt der venöse Druck bei Bewegung hoch und es kommt zu einem Ungleichgewicht mit verminderter Rückresorption aus dem Interstitium in die Kapillaren hinein und damit zum venösen Ödem.

Bei der chronischen venösen Insuffizienz ist auch die Durchlässigkeit der arteriellen Kapillaren erhöht, sodass größere Eiweißmoleküle in das Interstitium gelangen. Diese können nicht über den venösen Schenkel der Kapillaren rückresorbiert werden, sondern werden als lymphpflichtige Last über das Lymphsystem abtransportiert. Das Lymphgefäßsystem ist in der Lage, kompensatorisch nicht rückresorbierte Flüssigkeit aus dem Interstitium abzutransportieren. Ist seine kompensatorische Reserve jedoch erschöpft, so kommt es zum manifesten Ödem im Sinne einer dynamischen Insuffizienz des Lymphgefäßsystems (2).

Bei der chronischen venösen Insuffizienz kommt es im Laufe der Zeit aber auch zu organischen Veränderungen an den Lymphgefäßen, sodass eine organische Insuffizienz hinzukommt. Bei bestehender organischer Lymphgefäßschädigung und gleichzeitig erhöhter lymphpflichtiger Last durch erhöhte Filtration oder verminderte Rückresorption spricht man von einer Sicherheitsventilinsuffizienz (2).

Literatur

1. Barbey K. Physiologie der peripheren Venen. In: Schneider W, Walter J, Hrsg. Kompendium der Phlebologie. Die chronische Veneninsuffizienz in Theorie und Praxis. München: Wolf; 1984: 141–208.
2. Földi M. Lymphangische Störungen als Bestandteil und Differentialdiagnose der chronisch-venösen Insuffizienz sowie der Therapie. In: Schneider W, Walter J, Hrsg. Kompendium der Phlebologie. Die chronische Veneninsuffizienz in Theorie und Praxis. München: Wolf; 1984: 313–40.
3. Gallenkemper G, Rabe E, Kreysel HW. Passive Photoplysmographie (p-PPG). Phlebol. 1997; 26: 47–52.
4. Gauer OH. Kreislauf des Blutes. In: Gauer OH, Kramer K, Jung R, Hrsg. Physiologie des Menschen, Band 3, Herz und Kreislauf. München: Urban & Schwarzenberg; 1972: 81–326.
5. Kriessmann A. Periphere Phlebodynamometrie. Grundlagen. Technik. Leistungsbreite. VASA. 1975; 4,Suppl.: 1–35.
6. Kubik S. Anatomie der Beinvenen. In: Wuppermann T, Hrsg. Varizen, Ulcus cruris und Thrombose. 5. Aufl. Berlin: Springer; 1986: 1–54.
7. Netzer CO. Die Wadenmuskelpumpe. Neue Auffassungen zur Physio-Pathologie des venösen Abflusses. Münch Med Wschr. 1971; 113: 1001–6.
8. Partsch H. Zur Pathogenese des venösen Ulcus cruris. Hautarzt. 1985; 36: 196–202.
9. Partsch H. Periphere Hämodynamik. In: Partsch H, Hrsg. Phlebologiekurs. Zyma Venoruton Service; 1989: 36–54.
10. Salfeld K. Die Bedeutung der Sprunggelenkspumpe für den Rücktransport des venösen Blutes. Z Hautkr. 1987; 62: 135–45.
11. Schmeller W. Das arthrogene Stauungssyndrom. Berlin: Diesbach; 1990.
12. Staubesand J. Zur systemischen, funktionellen und praktischen Anatomie der Venen des Beines. In: Schneider W, Walter J, Hrsg. Kompendium der Phlebologie. Die chronische Veneninsuffizienz in Theorie und Praxis. München: Wolf; 1984: 9–140.

3 Diagnostik

3.1 Anamnese und klinische Untersuchung

H. E. Gerlach

Anamnese

Die umfassende Anamneseerhebung ist bei phlebologischen Krankheitsbildern von wesentlicher Bedeutung. Dies gilt auch schon bei der eher wenig gravierend erscheinenden Fragestellung einer beginnenden Varikose. Denn gleichwohl können sich bei Untersuchungswunsch wegen „Krampfadern" auch wesentliche andere Krankheitsursachen finden, die sich hinter dem leicht verständlichen Kausalierungswunsch des Patienten bezüglich somatischer, äußerlich erkennbarer Veränderungen verbergen. Dies trifft sowohl auf organische Erkrankungen, z. B. aus dem orthopädischen Bereich, als auch auf psychische Probleme zu.

Selbstverständlich ist die umfassende Anamnese bei Verdacht auf eine frische Thrombose oder ein postthrombotisches Zustandsbild unbedingt erforderlich.

■ Spezifische Anamnese

Gesprächsbeginn: Grundsätzlich sollte nach dem Anlass gefragt werden, der *jetzt* zur Untersuchung führt.
- So genannte „Wie-Fragen":
  - Wie lange bestehen diese Beschwerden schon?
  - Wie lange bestehen evtl. schon geringere Beschwerden?
  - Wie lange ist der äußere Zustand der Beine unverändert?
  - Wie lange sieht man überhaupt schon Varizen oder andere Hautveränderungen?
  - Wie oft treten die Beschwerden auf?
  - Wie lange halten die Beschwerden jeweils an?
- So genannte „Wo- und Wann-Fragen":
  - Wo am Bein werden die Beschwerden verspürt? (Häufig ist es sinnvoll, sich bei der Untersuchung noch einmal genau die Stellen zeigen zu lassen!)
  - Wann treten die Beschwerden auf? Schon morgens vor dem oder beim Aufstehen, im Verlauf des Vormittags, nachmittags, gegen Abend, bei Bewegung, beim Sitzen, beim Liegen?
- Fragen nach der Art der Beschwerden:
  - Ziehen, Reißen, Kribbeln?
  - Krämpfe?
  - Spannungs- oder gar Berstungsgefühl?
  - Reifenförmige Einschnürung?
  - Nachweisbare Ödeme (Ausdehnung, Zeitpunkt, Rückbildung über Nacht, nur morgens bestehend)?
- Familienanamnese:
  - Varizen?
  - Varizen mit Komplikationen wie Ulcus cruris oder Varikothrombose?
  - Hatte jemand eine Thrombose oder eine Lungenembolie?
  - Musste jemand aufgrund einer der genannten Erkrankungen behandelt werden?
- Berufsanamnese:
  - Besondere Berufsbelastung mit ruhigem Stehen?
  - Fixierte Zwangshaltung im Sitzen?
  - Heben schwerer Gegenstände?

■ Allgemeine Anamnese

Nach der spezifischen Anamnese sollte auch bei scheinbar noch so geringfügigem Anlass stets gefragt werden nach:
- wesentlichen allgemeinen Vorerkrankungen,
- aktuellen Erkrankungen,
- aktueller Medikation und evtl. Veränderung im angegebenen Beschwerdezeitraum, insbesondere Diuretika- und Hormoneinnahmen, aber auch Vasodilatanzien wie Nifedipin,
- bekannten orthopädischen Erkrankungen, insbesondere Rückenbeschwerden (grundsätzlich separate Frage),
- Anzahl von Schwangerschaften bei Frauen und ob erstmals in diesem Zusammenhang Varizen zu sehen waren.

> Da die umfassende Anamnese bei phlebologischen Erkrankungen sehr wichtig ist, sollten stets eine spezifische und eine allgemeine Anamnese erhoben werden. Die Anamnese darf ohne die folgende Untersuchung nicht zu vorschnellen Kategorisierungen der Beschwerden, evtl. aber zu einer besonders intensivierten Untersuchungsrichtung führen. Gegebenenfalls muss die Anamnese entsprechend dem Untersuchungsbefund ergänzt werden.

Klinische Untersuchung

Die umfassende körperliche Untersuchung ist Voraussetzung für eine phlebologische Gesamtbeurteilung. Die technischen Untersuchungen, die ergänzend erhoben werden, lassen sich nur zusammen mit dem klinischen Status abschließend bewerten. Nur aus dieser Zusammenschau ergibt sich ein medizinisch begründbarer Zeitplan für notwendige Behandlungsmaßnamen.

Dabei reicht es nicht, die Patienten bei der Untersuchung der unteren Extremitäten nur die Hosenbeine hochziehen oder den Rock anheben zu lassen. Man sollte immer darauf bestehen, die notwendige Untersuchungsregion vollständig entkleidet anzusehen. Dazu gehört insbesondere bei Thromboseverdacht in der Anamnese auch die Inspektion der Bauchdecke und der Leistenregion.

> Die Untersuchung besteht aus einem Untersuchungsteil, der am stehenden und einem, der am liegenden Patienten vorgenommen wird. Bei der Untersuchung im Stehen werden zuerst auch scheinbar nicht direkt dem Anlass dienende Befunde erhoben.

Im Nachfolgenden werden tabellarisch die wichtigsten Untersuchungsparameter aufgelistet. Tabelle 3.1 fasst zusammen, worauf bei der Untersuchung im Stehen und im Liegen geachtet werden muss.

Tabelle 3.2 stellt die Untersuchungsparameter dar, die beim Verdacht auf eine Venenerkrankung besonders berücksichtigt werden müssen.

Die klinischen Funktionstests, wie Trendelenburg- oder Perthes-Test, haben keine besondere Bedeutung mehr, da die Funktionalität und insbesondere Lokalisation z. B. von Refluxen im Zeitalter gut verfügbarer, nichtinvasiver Messmethoden besser geprüft werden kann. Insbesondere ist mit diesen Tests eine ausreichende Beurteilung der Funktionsfähigkeit der tiefen Venen nicht möglich.

Auch bei Thromboseverdacht sind die klinischen Zeichen, wie Homans, Payr, Sigg sowie Lowenberg-Test (Feststellung des schmerzauslösenden Manschettendruckes an der Wade), wenig relevant. Bei bisher mobilen Patienten ist die Sensitivität zwar hoch, die Spezifität aber niedrig. Genau umgekehrt verhält es sich bei immobilisierten bzw. bettlägerigen Patienten, bei denen die Sensitivität niedrig, die Spezifität jedoch hoch ist (1).

Tabelle 3.1 Wichtigste Untersuchungsparameter bei der körperlichen Untersuchung am liegenden und am stehenden Patienten

Untersuchung im Stehen	
Gesamthabitus	
Gewicht	
Beinstatik	
Fußform	
Gewebesituation	• unauffällig • sehr erschlafft • adipös mit und ohne Lipodystrophie – Lokalisation der Lipodystrophie
Varizenbefund	• anatomische Zuordnung der Varizen • größere Äste: Stärke des Hervortretens und Hauttemperatur • Beziehung zu Hautveränderungen • Tasten von Faszienlücken am medialen Unterschenkel als Hinweis auf eine Perforansinsuffizienz. Die Treffsicherheit wird hierbei allerdings nur mit etwa 35 % angegeben • DD meist prätibiale Faszienhernien. Durch Anspannung der entsprechenden Muskelgruppen kann nachgewiesen werden, dass es sich bei den entsprechenden Vorwölbungen nicht um Varizen handelt
Untersuchung im Liegen	
Hautveränderungen	
Kleinkalibrige Veränderungen	• sind im anderen Licht von oben besser sichtbar
Thrombosediagnostik	• mit den verschiedenen Handgriffen nach Homann, Payr etc.
Arterieller Status	• bei gut tastbaren Fußpulsen besteht keine Indikation zu weiteren Messungen, sofern die Anamnese nicht belastungsabhängige Beschwerden ergab, • bei tastbaren Fußpulsen ist der periphere Druck immer ausreichend für eine Kompressionsbehandlung

Literatur

1. Wuppermann T, Hrsg. Varizen, Ulcus cruris und Thrombose. 5. Aufl. Berlin: Springer; 1986.

Tabelle 3.2 Besondere Aspekte der körperlichen Untersuchung bei Verdacht auf eine Venenerkrankung

Hautsituation	
normal	
Ekzeme	• Lokalisation mit und ohne Varikose
Hyperpigmentierungen	• wo, wie groß, Verteilung
Atrophie, Dystropien	
Ulkus	• Lokalisation, Größe, Form, Tiefe, Hautdefekt, Ulkusgrund, Randwall, Umgebung
Temperaturdifferenzen	• lokal oder allgemein
Analyse der Ödemformen	
Lipödem	• Ausdehnung, Lokalisation, Differenzierung zur Lipodystrophie
Lymphödem	• Ausdehnung, Stemmer-Zeichen, aszendierend/deszendierend
„Normales Ödem", hydrostatisch	• Untersuchungszeitpunkt festhalten, Umfänge im Seitenvergleich messen, zumindest Maximum an Fessel und Waden, evtl. auch über dem Knöchel
Orthopädische Aspekte	
Beweglichkeit der Knie- und Sprunggelenke	
Druckempfindlichkeit von Muskelansätzen	• insbesondere der Adduktoren am Knie, Faszie am lateralen Oberschenkel, „Pseudoischialgie", Ausstrahlungen aus dem Glutäalbereich
Prüfung der Eigenreflexe	
Prüfung der Sensibilität und Tiefensensibilität	

3.2 Doppler- und Duplexsonographie der Venen

M. Ludwig

Indikationen im Überblick

Indikationen zur Doppler- und Duplexsonographie bei Venenerkrankungen sind:
➤ Lokalisation und Bestimmung des Ausmaßes einer Venenklappeninsuffizienz bei Varikose oder chronischer Veneninsuffizienz,
➤ Differenzierung zwischen primärer und sekundärer Venenklappeninsuffizienz,
➤ Lokalisation und Beurteilung der Ausdehnung tiefer Beinvenenthrombosen,
➤ Ausschluss des Befalls tiefer Leitvenen bei oberflächlicher Thrombophlebitis,
➤ Darstellung venöser Angiome.

cw-Dopplersonographie. Die Domäne der cw-Dopplersonographie unter Zuhilfenahme der Bleistiftsonde ist die Diagnostik bei Venenklappeninsuffizienzen mit dem Ziel der Refluxbestimmung. Mangels ausreichender Treffsicherheit sollte diese Methode zum Ausschluss oder Nachweis tiefer Beinvenenthrombosen nicht eingesetzt werden.

Zweidimensionale Ultraschallverfahren (Kompressionssonographie). Diese sind dagegen hervorragend zum Aufsuchen, zur Darstellung und zum Nachweis von Venenthrombosen geeignet.

Duplexsonographie. Die Kombination von Dopplertechnik und zweidimensionalem Ultraschallverfahren in Duplexsonographiegeräten ermöglicht dem Untersucher sowohl die zuverlässige Beurteilung von Venenklappeninsuffizienzen und deren Ausdehnung als auch die Lokalisation von Thrombosen mit Bestimmung der oberen und unteren Thrombusgrenze.

Farbduplexsonographie. Der Einsatz der farbkodierten Duplexsonographie verbessert die diagnostische Treffsicherheit der Schwarz-Weiß-Duplexmethode vor allem im Unterschenkelvenenbereich und beim Auffinden von venösen Hämangiomen. Die sonographischen Untersuchungszeiten können durch Anwendung dieses Verfahrens verkürzt werden.

Venenklappeninsuffizienz

■ **cw-Dopplerstiftsonde**

Apparative Voraussetzungen

Zur Dopplerdiagnostik von Venenklappeninsuffizienzen können sog. Taschendopplergeräte oder bidirektionale Dopplergeräte verwandt werden.

Taschendopplergeräte. Einfache Geräte dieser Art ermöglichen die alleinige akustische Wiedergabe venöser Dopplersignale ohne Angabe ihrer Strömungsrichtung. Moderne Modelle erlauben mit Hilfe integrierter LCD-Displays die zusätzliche Beurteilung der Blutströmungsrichtung, die in der Venendiagnostik von grundlegender Bedeutung ist, da hierdurch eine Refluxdiagnostik gelingt.

Bidirektionale Dopplergeräte. Voraussetzung für die bildliche Darstellung venöser Dopplerströmungskurven ist die Verwendung eines bidirektionalen Dopplergeräts mit Kammdrucker oder Videoprinter (Abb. 3.1).

Die Dopplerkurve kann mit diesen Geräten als Analogkurve oder als Frequenzanalysekurve am Monitor, als Videoprintbild oder auf dem Papierausdruck dargestellt werden.

Schallsonden. Sowohl die Taschendoppler- als auch die bidirektionalen Dopplergeräte sind üblicherweise mit zwei Schallsonden der Trägerfrequenz 4–5 MHz und 8–10 MHz ausgerüstet.

Dopplerstiftsonden mit der Trägerfrequenz von 4–5 MHz werden verwandt zur Untersuchung der:
➤ A. und V. femoralis,
➤ A. und V. poplitea,
➤ A. und V. subclavia,
➤ A. und V. axillaris.

Dopplerstiftsonden mit Frequenzen zwischen 8 und 10 MHz sollten eingesetzt werden zur Untersuchung der:
➤ V. saphena magna,
➤ V. saphena parva,
➤ Vv. perforantes,
➤ Unterschenkelvenen,
➤ Aa. und Vv. radiales und ulnares.

Zur Untersuchung von Venen ist am bidirektionalen Dopplergerät die Einstellung eines niedrigen Bereichs der Dopplerfrequenzverschiebung empfehlenswert. Das Wandfilter sollte so tief wie möglich, z. B. auf 50 Hz, eingestellt werden, damit tieffrequente venöse Refluxe nicht durch das Hochpassfilter bei der Kurvenregistrierung verloren gehen. Generell erfordern Ultraschalluntersuchungen zur Ankoppelung der Dopplerultraschallsonde an die Haut die Verwendung von Ultraschallgel.

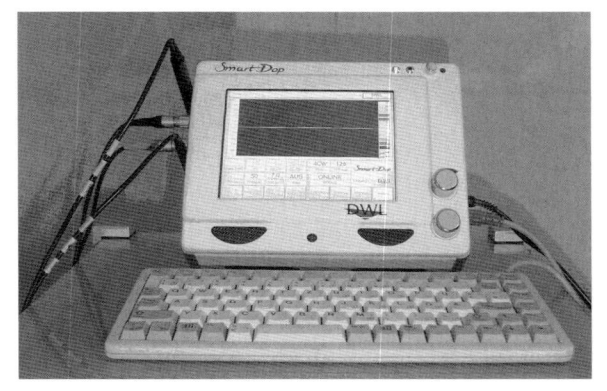

Abb. 3.1 Bidirektionales Dopplergerät mit einer 4- und einer 8-MHz-Bleistiftsonde zur Untersuchung tief liegender und oberflächennaher Venen und Arterien.

Untersuchungsbedingungen

Die Venenklappendiagnostik mittels Dopplersonde sollte im Stehen erfolgen, da in dieser Position die Venenlumina gut mit Blut gefüllt und nicht kollabiert sind. Da der Venentonus temperaturabhängig ist, sollte der Untersuchungsraum gut und konstant temperiert sein. Die vorherige Aufklärung des Patienten über geplante Untersuchungsmanöver garantiert den ungestörten Ablauf der Venendoppleruntersuchung mit einwandfreier Kurvenregistrierung.

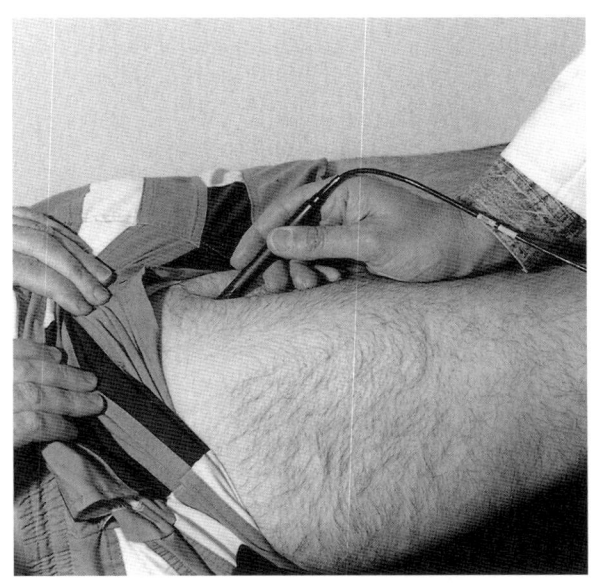

Abb. 3.2 Sondenführung zur Untersuchung der V. femoralis.

Durchführung

Die Dopplersonographie peripherer Venen erfolgt systematisch von proximal nach distal, wobei im ersten Untersuchungsgang am liegenden Patienten die Dopplersignale der tiefen Venen, im zweiten Untersuchungsgang am stehenden Patienten die Dopplersignale der oberflächlichen Venen abgeleitet werden. Im Anschluss an diese Untersuchung werden insuffiziente Vv. perforantes aufgesucht. Hierzu versucht der Untersucher, mit dem Daumen die untere Extremität des stehenden Patienten auf das eventuelle Vorliegen von Faszienlücken, in denen sich insuffiziente Perforantes befinden könnten, zu palpieren.

V. femoralis communis. Im Bereich der unteren Extremität wird die 4-MHz-cw-Dopplerstiftsonde unter Verwendung von Ultraschallgel zunächst in einem Winkel von 40–60° in der Leistenregion auf die V. femoralis, die medial des Arteriensignals zu finden ist, aufgesetzt. Bewegungsartefakte können durch das Auflegen der sondenführenden Hand am Patienten vermieden werden (Abb. 3.2). Es ist darauf zu achten, dass der Auflagedruck der Sonde so niedrig wie möglich ist. Zunächst werden die spontanen venösen Dopplersignale registriert.

Valsalva-Test und manuelle Bauchwandkompression. Dann erfolgt die Ableitung des Dopplerströmungssignals

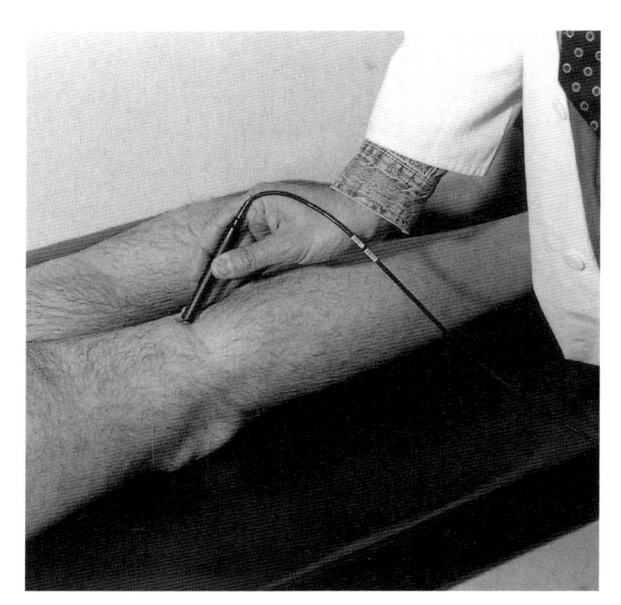

Abb. 3.**3** Sondenposition zur Untersuchung der V. poplitea in der Kniekehle.

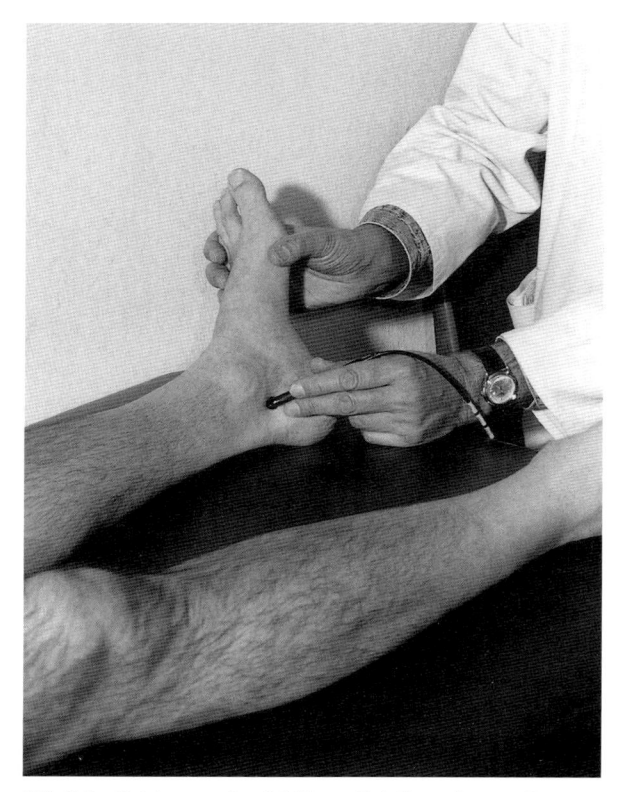

Abb. 3.**4** Platzierung der 8-MHz-cw-Beistiftsonde zur Untersuchung der Vv. tibiales posteriores.

in der V. femoralis, während das Valsalva-Manöver durchgeführt wird. Hierbei ist darauf zu achten, dass der Patient so presst, dass keine Luft aus Mund oder Nase entweichen kann. Als Alternative zum Valsalva-Test kann auch die Refluxüberprüfung über die manuelle Bauchwandkompression erfolgen. Hierzu legt der Untersucher die flache Hand auf den Bauch des Patienten auf und drückt langsam die Bauchdecke in Richtung der Wirbelsäule. Ruckartige Ausführungen des Valsalva-Tests oder der manuellen Bauchkompression sind unbedingt zu vermeiden, da dies zu einer Verfälschung der Refluxdiagnostik führt.

V. poplitea. Nach Einstellung der V. femoralis erfolgt mit der 4-MHz-cw-Bleistiftsonde die Untersuchung der V. poplitea im Bereich der Kniekehle (Abb. 3.**3**). Hier dient die A. poplitea als Leitstruktur. Zur optimalen Registrierung des V.-poplitea-Signals sollte sich der Patient in Bauchlage befinden, wobei die Sprunggelenke durch eine Nackenrolle unterstützt werden. Da die spontane Blutströmung in der V. poplitea sowohl im Stehen als auch im Liegen üblicherweise langsam ist, lässt sich im Bereich dieser Vene nur schwer eine spontane Dopplerströmung ableiten. Zur Doppleruntersuchung dieser Vene sollten daher Strömungen mit Hilfe des manuellen Kompressions-/Dekompressionstests induziert werden.

Manuelle Kompressions-/Dekompressionsteste im Bereich der V. poplitea. Diese Tests können proximal und distal des Ableitortes erfolgen. In einem Abstand von etwa 10–15 cm vom Ableitort entfernt wird mit der freien Hand die Beinmuskulatur proximal oder distal kräftig und nicht ruckartig komprimiert (Kompressionsmanöver). Danach erfolgt die Druckentlastung durch Öffnen der Hand (Dekompressionsmanöver). Bedingt durch die Richtung der Venenklappen bewirkt die proximale Kompression einen Strömungsstopp. Bei Dekompression wirkt ein herzwärts gerichteter Sog auf das Blut, woraus ein Dopplersignal resultiert. Dagegen lässt sich bei distaler Kompression gleich zu Beginn des Manövers ein Dopplersignal ableiten. Dann kommt es beim distalen Kompressionsmanöver im Normalfall bei suffizienten Venenklappen zu einem Blutströmungsstopp.

Unterschenkelvenen. Zur Untersuchung der Unterschenkelvenen wird die 8-MHz-cw-Dopplersonde im 40–60°-Winkel zunächst auf die Vv. tibiales posteriores, die dorsal des Innenknöchels neben der A. tibialis posterior verlaufen, platziert (Abb. 3.**4**). Die Venen können dopplersonographisch geortet werden, indem das manuelle Kompressions-/Dekompressionsmanöver entweder an der Fußsohle oder im Bereich der Wadenmuskulatur durchgeführt wird.

Vv. tibiales anteriores. Die Vv. tibiales anteriores lassen sich mit der 8-MHz-cw-Bleistiftsonde in der Mitte zwischen den Malleoli am dorsalen Fußrücken neben der A. tibialis anterior aufsuchen (Abb. 3.**5**). Das manuelle Kompressions-/Dekompressionsmanöver erfolgt im Wadenbereich oder am Fußrücken.

Vv. fibulares. Die Vv. fibulares findet man mit der 8-MHz-Dopplersonde dorsal des Außenknöchels. Der manuelle Kompressions-/Dekompressionstest wird an der Wade während Dopplerkurvenregistrierung durchgeführt.

> Zur dopplersonographischen Beurteilung der Klappenfunktion tiefer Leitvenen ist die Einstellung der V. femoralis, V. poplitea und Vv. tibiales posteriores obligat. Die Beurteilung der Venenklappenfunktion erfolgt durch Überprüfung der spontanen Venenströmung sowie provozierter Venensignale.

V. saphena magna. Zur Dopplersonographie der V. saphena magna wird am stehenden Patienten die 8-MHz-Bleistiftsonde an der Oberschenkelinnenseite wenige Zentimeter medial der V. femoralis superficialis mit leichtem Druck aufgesetzt.

Identifizierung der V. saphena magna. Diese gelingt durch die mit dem Finger durchgeführte Modulation des Gefäßes am Condylus medialis des Kniegelenks. Der Finger des Untersuchers wird auf diesen Venenabschnitt flach aufgelegt und das Gefäß repetitiv komprimiert. Die so provozierte Blutströmung löst bei korrekter Position der Dopplerstiftsonde über der proximalen V. saphena magna kleine Dopplersignale aus. Die Strömung in der V. femoralis wird hierdurch nicht beeinflusst. Ist die V. saphena magna auf diese Weise identifiziert, so wird der Patient aufgefordert, den Valsalva-Test durchzuführen, um eventuelle pathologische Reflexe als Hinweis auf eine Krossenklappeninsuffizienz zu identifizieren.

Untersuchung der V. saphena magna in ihrem gesamten Verlauf. Im Anschluss an die Doppleruntersuchung der V. saphena magna im Bereich des proximalen Oberschenkels erfolgt die dopplersonographische Einstellung dieser Vene in ihrem Verlauf im Bereich des distalen Oberschenkels, des proximalen Unterschenkels sowie des distalen Unterschenkels (Abb. 3.**6**). Da in Höhe des distalen Unterschenkels die Vv. tibiales posteriores in der Nähe der V. saphena magna verlaufen, ist eine Verwechslung dieser Venen möglich.

V. saphena parva. Die V. saphena parva kann mit der 8-MHz-Stiftsonde im Bereich der mittleren Kniekehle einige Zentimeter unterhalb des Kniegelenksspaltes geortet werden. Hierzu ist aber Voraussetzung, dass eine Blutströmung in der Vene durch repetitive Kompression der distalen V. saphena parva in dem Bereich hinter dem Malleolus lateralis des Sprunggelenks ausgelöst wird. Das so modulierte Dopplersignal lässt sich mit der Sonde leicht erfassen. Eine Verwechslung mit der V. poplitea ist unmöglich. Durch proximale und distale Kompression der Vene mit dem Finger lassen sich pathologische Reflexe bei Venenklappeninsuffizienz nachweisen.

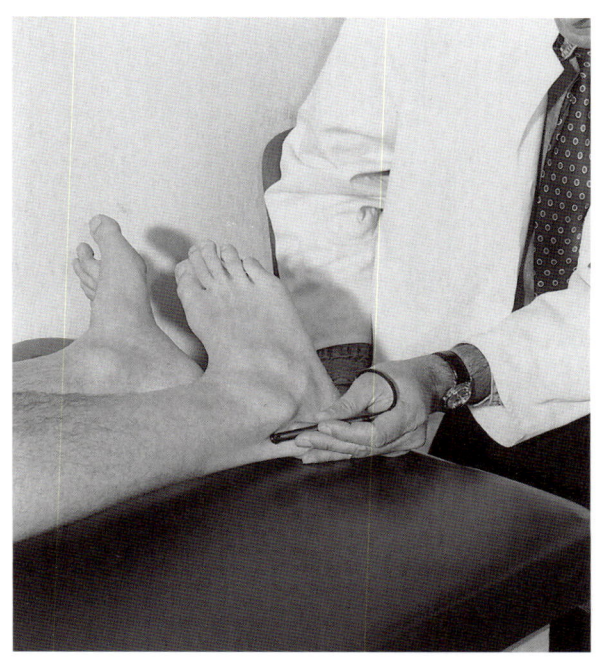

Abb. 3.**5** Position der 8-MHz-Dopplersonde zur Untersuchung der Vv. fibulares.

Vv. perforantes. Die Untersuchung der Vv. perforantes sollte am stehenden Patienten erfolgen. Sie werden mit dem palpierenden Finger im Bereich der Regionen der Cockett-, Boyd- und Dodd-Gruppe aufgesucht.

> Ist eine Faszienlücke zu tasten, so muss die Perforansvenenklappeninsuffizienz durch die Dopplermethode bestätigt werden.

Nachweis einer Perforansvenenklappeninsuffizienz. Hierzu wird die 8-MHz-Dopplerstiftsonde senkrecht auf die Faszienlücke aufgesetzt, wobei Tourniquets unmittelbar proximal und distal der Ableitstelle angelegt werden (Abb. 3.**7**). Dadurch wird eine Verfälschung der Dopplersignale durch epifaszial verlaufende Venen verhindert. Die Blutströmung in der V. perforans wird induziert durch Kompression der Muskulatur distal des Stauschlauchs. Normalerweise lässt sich durch den Kompressionstest in den Vv. perforantes keine Blutströmung provozieren. Infolge der nach innen gerichteten Venenklappen ist beim Gesunden das Dopplersignal beim Dekompressionsmanöver registrierbar.

Obere Extremitätenvenen. Im Bereich der oberen Extremitätenvenen kann die Blutströmung in der V. subclavia und der V. axillaris dopplersonographisch erfasst werden. Hierzu wird am liegenden Patienten die 4-MHz-cw-Bleistiftsonde entweder supraklavikulär am oberen medialen Rand der Klavikula mit laterokaudaler Schallrichtung oder infraklavikulär am unteren lateralen Rand

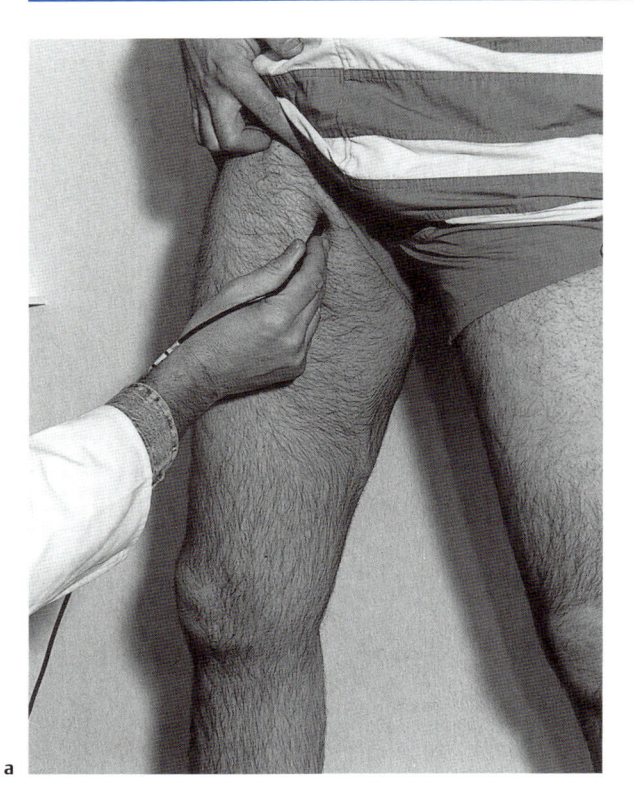

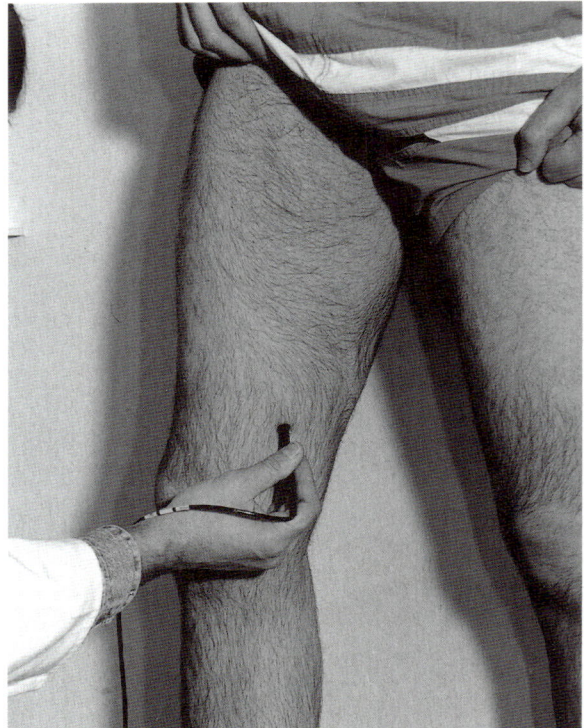

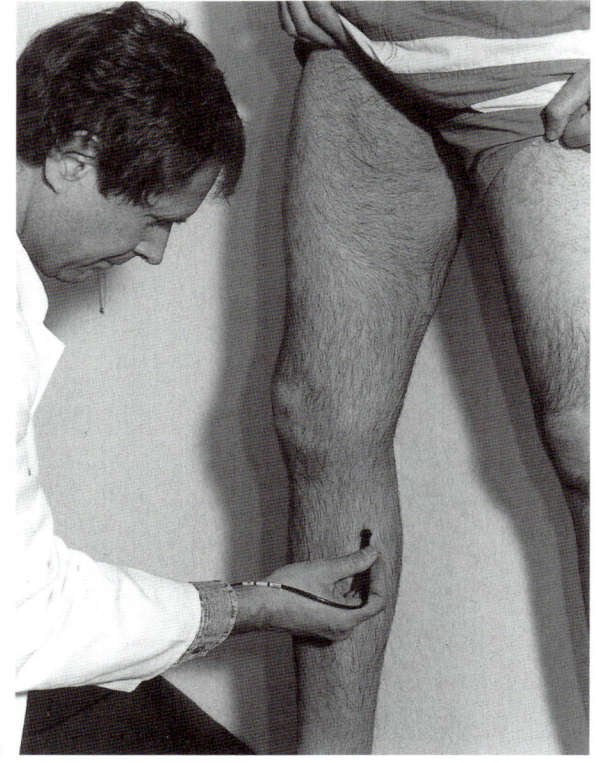

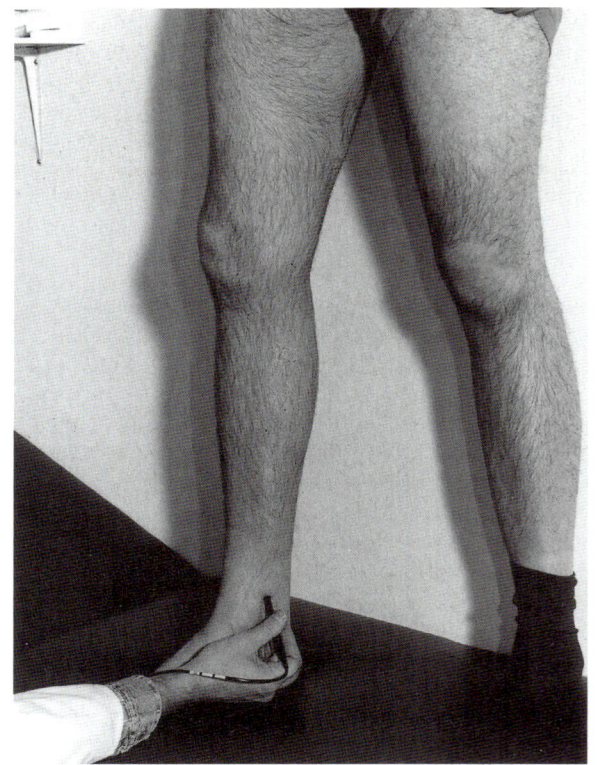

Abb. 3.**6 a–d** Sondenpositionen zur Untersuchung der V. saphena magna. Es handelt sich bei diesen Positionen um die distalen Insuffizienzpunkte der Stadieneinteilung nach Hach bei kompletter Stammvarikosis der V. saphena magna.

a Stadium Hach I.
b Stadium Hach II.
c Stadium Hach III.
d Stadium Hach IV.

3.2 Doppler- und Duplexsonographie der Venen

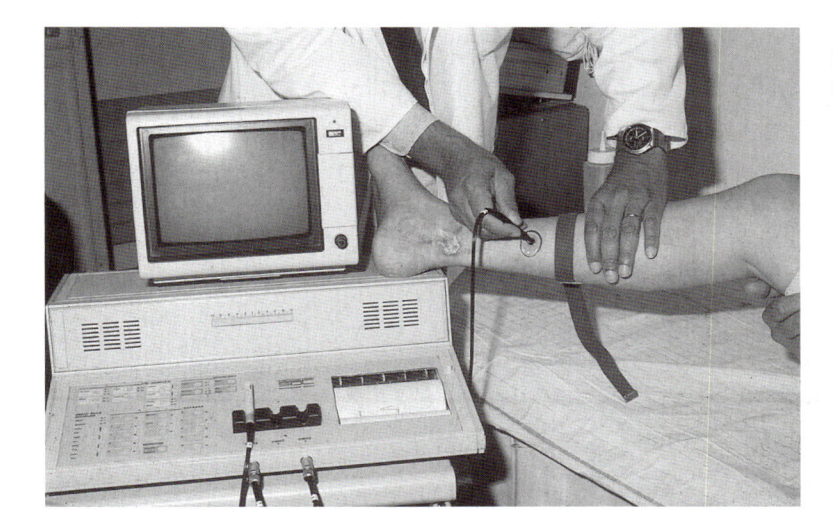

Abb. 3.7 Untersuchungsaufbau zur dopplersonographischen Diagnostik der Vv. perforantes.

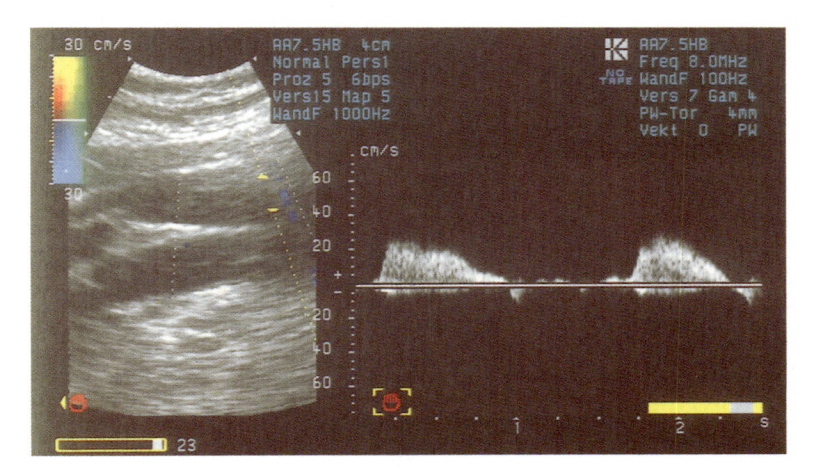

Abb. 3.8 Normales, monophasisches, atemmoduliertes venöses Dopplersignal (in diesem Fall Ableitort V. femoralis). Bei Inspiration kommt es aufgrund des Venenklappenschlusses beim Gesunden zum Strömungsstopp.

der Klavikula mit mediokranialer Schallrichtung aufgesetzt. Auch hier dient die Arterie, die A. subclavia, als Leitschiene. In diesen Venen lassen sich Spontanströmungen gut orten. Beim Gesunden kommt es bei Exspiration zum Strömungsstopp, bei Inspiration lässt sich die herzwärts gerichtete Strömung mit der Dopplersonde registrieren.

V. brachialis. Zur Untersuchung der V. brachialis wird die 4-MHz-Bleistiftsonde medial der A. brachialis am Oberarm aufgesetzt. Dabei wird die venöse Blutströmung durch distale Kompression und Dekompression der Unterarmmuskulatur provoziert.

Vv. radiales und Vv. ulnares. Mit der 8-MHz-cw-Bleistiftsonde werden die Vv. radiales und Vv. ulnares in unmittelbarer Nachbarschaft der gleichnamigen Arterien aufgesucht.

V. cephalica. Die V. cephalica lässt sich am besten im Bereich der lateralen Ellenbeuge mit der 8-MHz-cw-Bleistiftsonde orten und bis zum Sulcus deltoideopectoralis verfolgen.

Normalbefunde

V. femoralis communis. Normalerweise lässt sich in der V. femoralis communis ein spontanes atemmoduliertes Strömungssignal ableiten, das bei vertiefter Atmung inspiratorisch die Nulllinie erreicht und exspiratorisch eine herzwärts gerichtete Strömung anzeigt (Abb. 3.8).

Das Valsalva-Manöver bewirkt einen intravasalen Blutströmungsstopp, wobei ein initialer klappenbedingter Reflux von weniger als 1,5 s normal ist. Im Anschluss an den Valsalva-Test lässt sich kurzfristig eine verstärkte Blutströmung (Over-Shoot-Phänomen) nachweisen. Wird die manuelle Bauchkompression durchgeführt, so hat dieses Manöver einen Blutströmungsstopp in der V. femoralis communis zur Folge.

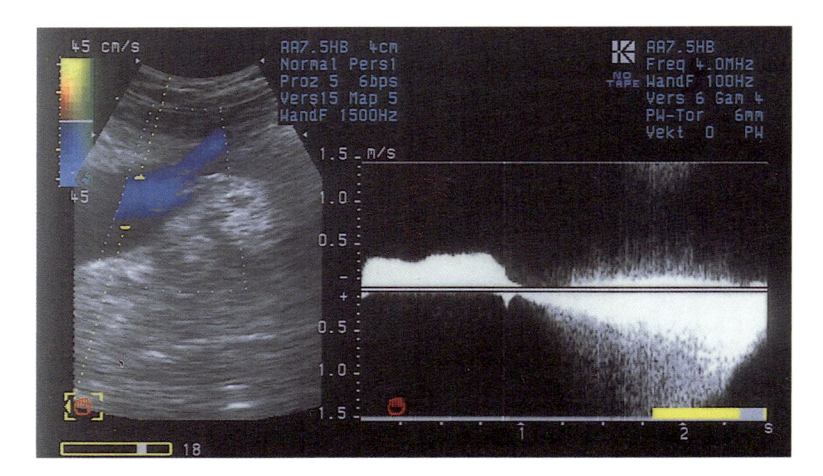

Abb. 3.9 Biphasisches, pathologisches venöses Dopplersignal bei Venenklappeninsuffizienz. In diesem Falle kommt es sowohl bei Exspiration als auch bei tiefer Inspiration zu Blutströmungen. Beim Valsalva-Test oder beim proximalen Kompressionsmanöver kann ein Reflux, der distalwärts gerichtet ist, nachgewiesen werden.

Tabelle 3.4 Varikosis der V. saphena parva: distale Insuffizienzpunkte bei den Stadien nach Hach

V. saphena parva	Distaler Insuffizienzpunkt
Stadium I	proximales Unterschenkeldrittel
Stadium II	mittleres Unterschenkeldrittel
Stadium III	distaler Unterschenkel/Fuß

Tabelle 3.3 Varikosis der V. saphena magna: distale Insuffizienzpunkte bei den Stadien nach Hach

V. saphena magna	Distaler Insuffizienzpunkt
Stadium I	proximaler Oberschenkel
Stadium II	distaler Oberschenkel
Stadium III	proximaler Unterschenkel
Stadium IV	distaler Unterschenkel/Fuß

> Ein initialer Reflux beim Valsalva-Test von weniger als 1,5 s wird verursacht durch den Venenklappenschluss und ist physiologisch.

V. poplitea und Unterschenkelvenen. Selten lassen sich in der V. poplitea spontane Strömungssignale orten. Bei manueller Kompression der Wadenmuskulatur ist in der V. poplitea ein herzwärts gerichtetes Strömungssignal registrierbar, das bei Wadendekompression sistiert. Dagegen hat die Kompression der Oberschenkelmuskulatur beim Gesunden das Sistieren der Blutströmung in der V. poplitea zur Folge. Bei anschließender Dekompression der Oberschenkelmuskulatur lässt sich ein herzwärts gerichtetes Dopplersignal in diesem Gefäß ableiten. Normalerweise ist in den distalen Unterschenkelvenen bei proximaler Kompression der Wadenmuskulatur kein Dopplersignal registrierbar.

Vv. perforantes. Über einer Perforansvene kann nach Anlage des Tourniquets und bei distaler Muskelkompression normalerweise kein Dopplersignal geortet werden. Die Dekompression hat beim Gesunden eine von außen nach innen gerichtete Blutströmung zur Folge.

Obere Extremitätenvenen. Sowohl in der V. subclavia als auch in der V. axillaris kann ein spontanes atemmoduliertes Dopplerströmungssignal abgeleitet werden. Im Gegensatz zu den unteren Extremitätenvenen kommt es in den Venen der oberen Extremität bei Inspiration, bedingt durch die Abnahme des intrathorakalen Druckes, zu einer Steigerung der venösen Strömung und bei Exspiration zum Strömungsstopp.

Pathologische Befunde

> Hinweis für die Schlussunfähigkeit von Venenklappen ist ein Reflux beim Valsalva-Manöver, der länger als 1,5 s andauert.

Ist das venöse Strömungsverhalten spontan, während Valsalva-Manöver oder beim manuellen Kompressions-/Dekompressionstest biphasisch, so weist dies ebenfalls auf eine Venenklappeninsuffizienz im untersuchten Venenabschnitt hin (Abb. 3.**9**).

Auch im Falle einer Perforansvenenklappeninsuffizienz ist das venöse Dopplersignal während Muskelkompression biphasisch und pathologisch nach außen zum epifaszialen Venensystem hin gerichtet.

Stadien der kompletten Stammvarikosis nach Hach. Dopplersonographisch lässt sich die komplette Stammvarikosis der V. saphena magna und V. saphena parva nach Hach in Stadien einteilen (Abb. 3.**6**, Tab. 3.**3** und 3.**4**).

> Patienten mit kompletter Stammvarikosis der V. saphena magna und Dilatation der V. femoralis auf über 15 mm sollten nach Strippingoperation unbedingt einen Kompressionsstrumpf tragen, da die Gefahr der Rezidivvarikosis in diesen Fällen hoch ist (1).

■ Schwarz-Weiß-Duplexsonographie

Apparative Voraussetzungen

Zur Schwarz-Weiß-Duplexsonographie der Venen wird ein Duplexgerät benötigt, das entweder mit einem mechanischen Sektorschallkopf oder einem elektronischen Linearschallkopf ausgerüstet ist.

Sendefrequenzen. Da die Duplexsonographie die zweidimensionale Ultraschalltechnik und die Dopplermethode in sich vereinigt, müssen die jeweiligen Sendefrequenzen an die zu untersuchenden Gefäße angepasst werden:
▶ V. iliaca: B-Bild-Frequenz von 3,5–5 MHz, Dopplerfrequenz von 3,5–4 MHz,
▶ V. femoralis, V. poplitea, V. subclavia, V. axillaris, proximale Unterschenkelvenen: B-Bild-Frequenz von 5–7,5 MHz, Dopplerfrequenz von 3,5–4 MHz,
▶ epifasziales Venensystem: B-Bild-Frequenz von 7,5–10 MHz, Dopplerfrequenz von 8 MHz.

Zur Duplexsonographie von Venen sind besonders Schallsonden geeignet, bei denen sich die Doppleruntersuchungsfrequenz von 3,5 auf 8 MHz umschalten lässt.

Zur Duplexsonographie der Venen sollten ein niedriger bis mittlerer Bereich der Dopplerfrequenzverschiebung, z. B. ±1,5–2,5 kHz, sowie ein niedriges Waldfilter, z. B. 50 Hz, verwendet werden. Die Nulllinie sollte in der Mitte des Geschwindigkeitsbereichs dargestellt werden. Die Registrierung der Strömungssignale erfolgt mit langsamer Aufzeichnungsgeschwindigkeit, z. B. 10 mm/s.

Untersuchungsbedingungen

Siehe hierzu cw-Dopplerstiftsonde, S. 13.

Durchführung

Der cw-Dopplerbleistiftuntersuchung vergleichbar sollte die Exploration des tiefen und oberflächlichen Venensystems von proximal nach distal erfolgen, wobei im ersten Untersuchungsabschnitt die tiefen Venen am liegenden Patienten, im zweiten Untersuchungsabschnitt die oberflächlichen Venen untersucht werden.

Beckenvenen. Im Gegensatz zur Untersuchung mit der cw-Dopplerbleistiftsonde ermöglicht die Duplexsonographie die Darstellung der Beckenvenen am liegenden Patienten. Hierzu wird die Duplexsonde mit den entsprechenden o.g. Sendefrequenzcharakteristika im Bereich der Leistenregion aufgesetzt und die V. femoralis communis im zweidimensionalen Ultraschallbild dargestellt. Durch Verschieben der Duplexsonde entlang dieses Gefäßes nach kranial gelingt die kontinuierliche Darstellung der V. iliaca bis zu ihrem Eintritt in die V. cava. Während der Untersucher das Gefäß kontinuierlich abfährt, werden dann in kurzen Abständen die Strömungssignale in der V. iliaca punktuell abgeleitet. Hierzu wird das Messvolumen des gepulsten Dopplers in das Gefäßlumen platziert. Die Überprüfung auf Venenklappeninsuffizienzen erfolgt mit Hilfe des Valsalva-Tests.

V. femoralis. Nach der duplexsonographischen Untersuchung der V. iliaca und nach Anwählen eines geeigneten Duplexschallkopfes (s. o.) erfolgt die Einstellung der V. femoralis im Bereich der Leistenregion. Das Gefäß wird mit der Sonde kontinuierlich nach distal abgefahren, wobei in etwa 10-cm-Abständen punktuell die venösen Strömungssignale mit und ohne Valsalva-Test aufgezeichnet werden.

V. poplitea. Die Fortsetzung der V. femoralis stellt die V. poplitea dar, die ebenfalls im Längsschnitt zusammen mit dem hierzu korrespondierenden Dopplersignal dargestellt wird. Zur Refluxdiagnostik wird das Dopplerströmungssignal in der V. poplitea während proximaler oder distaler Kompression/Dekompression der Oberschenkel- oder Wadenmuskulatur durchgeführt.

Unterschenkelvenen. Durch kontinuierliches Abtasten der V. poplitea nach distal lassen sich die proximalen Unterschenkelvenen darstellen. Die Einstellung distaler Unterschenkelvenen mit der Duplexsonde gelingt nur sehr schwer. Die Refluxdiagnostik im Unterschenkelvenenbereich erfolgt über die simultane Aufzeichnung von Dopplersignalen während proximaler und distaler manueller Kompression und Dekompression der Wadenmuskulatur.

V.-saphena-magna-Einmündung. Nach Wahl der geeigneten Duplexsonde lässt sich die V.-saphena-magna-Einmündung in die V. femoralis im zweidimensionalen Ultraschallbild darstellen. Nach Einstellung der V.-saphena-magna-Krosse im B-Bild erfolgt die Platzierung des pw-Dopplermessvolumens in den Mündungsbereich der V. saphena magna mit der Ableitung des Dopplerströmungssignals sowohl unter Spontanatmung als auch unter Valsalva-Testbedingungen. Im Anschluss hieran wird die V. saphena magna von proximal nach distal kontinuierlich mit dem Duplexschallkopf abgetastet, wobei in etwa 10-cm-Abständen simultan mit dem B-Bild die Dopplerströmungssignale unter Spontanbedingungen und beim Valsalva-Manöver abgeleitet werden. Im Fall einer Venenklappeninsuffizienz gelingt damit die Bestimmung des distalen Insuffizienzpunktes.

> Die V. saphena magna wird am besten am stehenden Patienten duplexsonographisch untersucht.

Tabelle 3.5 Innendurchmesser tiefer und oberflächlicher Venen beim Gesunden

V. femoralis communis unmittelbar proximal der Krossenmündung	10,8 ± 1,6 mm
V. poplitea	9,3 ± 1,8 mm
V. saphena magna proximal	4 ± 1 mm
Perforansvenen (abgangsnah)	2–3 mm

V.-saphena-parva-Einmündung. Zur Darstellung der V.-saphena-parva-Mündung wird am Duplexgerät die entsprechende Duplexsonde (s. o.) angewählt. Am stehenden Patienten wird die Sonde unter leichtem Andruck im Kniekehlenbereich in Höhe der Mündung der V. saphena parva platziert und das Gefäß im zweidimensionalen Ultraschallbild dargestellt. Dann erfolgt die Einstellung des pw-Dopplermessvolumens (8 MHz) im Mündungsbereich der V. saphena parva, wobei die Blutströmung während des manuellen Kompressions- und Dekompressionsmanövers (proximal oder distal des Ableitortes) aufgezeichnet wird. Zur genauen Beurteilung der Strömung in der V. saphena parva wird das Gefäß von proximal nach distal mit der Duplexsonde abgetastet.

Vv. perforantes. Ähnlich wie bei der cw-Bleistiftdopplertechnik werden insuffiziente Perforansvenen mit dem palpierenden Finger durch das Ertasten einer Faszienlücke aufgespürt. Dann wird die Duplexsonde (Sendefrequenz s. o.) in Höhe der Faszienlücke senkrecht auf die Haut aufgesetzt. Insuffiziente Perforansvenen treffen aus der Tiefe kommend rechtwinklig oder im stumpfen Winkel auf das epifasziale Venensystem. Hier gelingt die gezielte Ableitung von Strömungssignalen während manueller Wadenkompression. Im Gegensatz zur cw-Bleistiftsondentechnik ist die Anlage eines Tourniquets nicht erforderlich.

Obere Extremitätenvenen. Zur duplexsonographischen Einstellung der V. subclavia oder V. axillaris wird die Duplexsonde mit den o.g. Sendefrequenzen proximal supraklavikulär oder distal infraklavikulär aufgesetzt. Im zweidimensionalen Ultraschallbild werden die Venen im Längsschnitt dargestellt, wobei simultan mit dem pw-Doppler das spontane Strömungssignal mit und ohne Valsalva-Test aufgezeichnet wird.

Normalbefunde

Die Innendurchmesser tiefer und oberflächlicher Venen beim Gesunden sind in Tab. 3.5 aufgelistet.

Bei Anwendung des Duplexverfahrens entsprechen die venösen Dopplerkriterien denjenigen der cw-Dopplerbleistiftmethode:
- Das spontane Venendopplersignal beim Gesunden ist monophasisch.
- Das Dopplersignal während Valsalva-Test und Kompressions-/Dekompressionstest ist beim Gesunden monophasisch.

Pathologische Befunde

Bei tiefer Leitveneninsuffizienz sind die Innendiameter der V. femoralis communis und/oder V. poplitea auf über 13,5 mm und/oder 9,3 mm erweitert. Insuffiziente Perforansvenen weisen einen Durchmesser von 3–5 mm auf. Im Falle einer Stammvarikosis der V. saphena magna im Stadium II kann der proximale Abschnitt dieses Gefäßes auf 8 ± 2 mm erweitert sein und im Stadium III–IV auf 12 ± 5 mm zunehmen.

Das spontane Dopplersignal in Venen mit Klappeninsuffizienz ist biphasisch. Ein biphasisches Dopplersignal während proximaler oder distaler Muskelkompression/-dekompression oder beim Valsalva-Manöver weist auf eine Venenklappeninsuffizienz hin. Auch hier gelten Refluxe, die länger als 1,5 s andauern, als pathologisch.

Die dopplersonographischen Stadien der kompletten Stammvarikosis der V. saphena magna und V. saphena parva können der Abb. 3.6 entnommen werden.

■ Farbduplexsonographie

Apparative Voraussetzungen

Zur Farbduplexsonographie der Venen wird ein Duplexgerät benötigt, das entweder mit einem mechanischen oder einem elektronischen Linearschallkopf ausgerüstet ist. Wie bei der Schwarz-Weiß-Duplexsonographie müssen die jeweiligen Sendefrequenzen an die zu untersuchenden Gefäße angepasst werden:
- V. iliaca: B-Bild-Frequenz von 3,5–5 MHz, Dopplerfrequenz von 3,5–4 MHz,
- V. femoralis, V. poplitea, V. subclavia, V. axillaris, proximale Unterschenkelvenen: B-Bild-Frequenz von 5–7,5 MHz, Dopplerfrequenz von 3,5–4 MHz,
- epifasziales Venensystem: B-Bild-Frequenz von 7,5–10 MHz, Dopplerfrequenz von 8 MHz.

Auch für die Farbduplexsonographie sollten Schallsonden verwendet werden, bei denen sich die Doppleruntersuchungsfrequenz von 3,5 auf 8 MHz umschalten lässt.

Zur Farbduplexsonographie peripherer Venen sollte ein niedriger Farbgeschwindigkeitsbereich, z. B. ± 0,8 kHz bzw. ± 14 cm/s bei einer Pulsrepititionsrate von 1600/s gewählt werden. Zur Darstellung niedriger Strömungsgeschwindigkeiten oder Refluxe sollte das Farbwandfilter auf niedrige Werte um 50–100 Hz eingestellt werden. Der Nachweis eines Refluxes gelingt durch Darstellung des Farbwechsels, wobei eine symmetrische Einstellung der Farbskala angestrebt werden sollte. Der Winkel zwischen Farbbox und untersuchter Vene sollte so flach wie möglich sein. Durch vorsichtiges Herunterregeln der B-Bild-Verstärkung gelingt bei mangelhafter Farbfüllung des Venenlumens eine Zunahme der Farbverstärkung. Zur simultanen Aufzeichnung der pw-Dopplerkurve sollte ein niedriger bis mittlerer Geschwindigkeitsbereich, z. B. ± 1,5–2 kHz, bei niedrigem Wandfilter, z. B. 50 Hz, gewählt werden.

Untersuchungsbedingungen

Siehe hierzu cw-Dopplerstiftsonde, S. 13.

Durchführung

Der Untersuchungsgang in der Diagnostik der Venenklappeninsuffizienz mit Hilfe der Farbduplexsonographie ist demjenigen der Schwarz-Weiß-Duplexsonographie vergleichbar. Zusätzlich zur Registrierung des Dopplersignals werden evtl. Farbveränderungen im Gefäß unter Spontanbedingungen und beim Valsalva-Test bzw. Kompressions-/Dekompressionstest dargestellt.

> Zur Dokumentation eventueller Refluxe bei Verdacht auf Venenklappeninsuffizienz ist nicht das Farbdopplersignal beweisend, sondern das simultan abgeleitete pw-Dopplersignal.

Normalbefunde

B-Bild. Siehe Schwarz-Weiß-Duplexsonographie.

pw-Doppler. Siehe Schwarz-Weiß-Duplexsonographie.
Farbkodiertes Dopplersignal. Beim Gesunden lässt sich unter Spontanbedingungen, Valsalva-Test und Kompressions-/Dekompressionstest ein monophasisches farbkodiertes Dopplersignal im Gefäß dokumentieren.

Während Inspiration tritt im Bereich der Beinvenen keine Farbfüllung des Gefäßlumens auf. Während des Valsalva-Tests kann es bedingt durch den Klappenschluss zu einem kurzen Farbumschlag kommen. Im Gegensatz zu den Beinvenen besteht bei den Venen der oberen Extremitäten die maximale Farbfüllung des Venenlumens in der Inspirationsphase. Beim Valsalva-Test ist ein klappenbedingter kurzer Farbumschlag registrierbar.

Pathologische Befunde

B-Bild. Siehe Schwarz-Weiß-Duplexsonographie.

pw-Doppler. Siehe Schwarz-Weiß-Duplexsonographie.

Farbkodiertes Dopplersignal. Pathologisch ist wiederum ein biphasisches Farbdopplersignal. Die Darstellung von Refluxen erfolgt als Farbumschlag, der über 1,5 s andauert. In insuffizienten Perforansvenen zeigt sich ein biphasisches Farbdopplersignal, evtl. während Spontanströmung, sicher aber beim Valsalva-Test oder Kompressions-/Dekompressionstest.

Tiefe Beinvenenthrombose

■ cw-Dopplerstiftsonde

> Die Diagnose einer tiefen Beinvenenthrombose mit Hilfe der Dopplerstiftsonde ist unsicher. Sie ist nur dann möglich, wenn der Thrombus das Venenlumen komplett okkludiert.

Apparative Voraussetzungen

Siehe unter Venenklappeninsuffizienz, cw-Dopplerstiftsonde, S. 12 f.

Untersuchungsbedingungen

Siehe ebenfalls bei Venenklappeninsuffizienz, cw-Dopplerstiftsonde, S. 13.

Durchführung

V. femoralis communis. In einem Winkel von 40–60° wird die 4-MHz-Dopplerstiftsonde über der V. femoralis communis medial des A.-femoralis-communis-Signals aufgesetzt. Das kontinuierliche Verschieben der Sonde nach proximal oder distal ist wegen der mangelhaften diagnostischen Sicherheit nicht sinnvoll.

V. poplitea. Nach Untersuchung der V. femoralis communis wird die 4-MHz-cw-Stiftsonde auf die V. poplitea in einem Winkel von 40–60° aufgesetzt. Hierzu befindet sich der Patient in Bauchlage.

Zur Diagnose tiefer Beinvenenthrombosen mittels Stiftsonde wird auf das venöse Spontansignal geachtet. Kompressionstests werden nicht durchgeführt.

Obere Extremitätenvenen. Bei Verdacht auf eine Venenthrombose im Bereich der V. subclavia oder der V. axillaris erfolgt das Aufsetzen der Dopplersonde wie im Abschnitt Venenklappeninsuffizienz, S. 16 f., beschrieben.

Normalbefund

Beim Gesunden ist ein monophasisches, nicht atemabhängiges, spontanes Venensignal ableitbar, wobei es in den tiefen Beinvenen bei tiefer Inspiration oder Valsalva-Test zum Strömungsstopp kommt (Abb. 3.**8**).

Pathologischer Befund

Im Falle einer Venenthrombose, die das Gefäßlumen komplett okkludiert, lässt sich ein kontinuierliches Dopplersignal über dem betroffenen Venenabschnitt ableiten. Es fehlt die Atemmodulation oder das Sistieren des Strömungssignals bei Valsalva-Test oder Kompressions-/Dekompressionstest (Abb. 3.**10**).

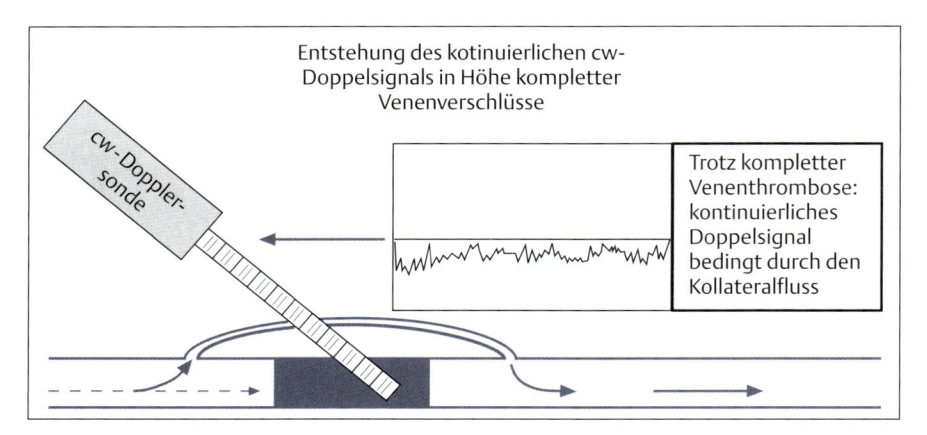

Abb. 3.10 Monophasisches, nicht atemabhängiges, kontinuierliches Dopplersignal abgeleitet über einer Venenthrombose, die das Gefäßlumen komplett okkludiert. Es handelt sich um die Ableitung der Kollateralströmung.

Entstehung des kotinuierlichen cw-Dopplersignals in Höhe kompletter Venenverschlüsse

cw-Dopplersonde

Trotz kompletter Venenthrombose: kontinuierliches Doppelsignal bedingt durch den Kollateralfluss

■ Zweidimensionale Ultraschalltechnik (B-Bild, Kompressionssonographie)

Der Sondenkompressionstest, der beim zweidimensionalen Ultraschall mit der Ultraschallsonde durchgeführt wird, hat bei der Diagnostik tiefer Beinvenenthrombosen eine hohe Treffsicherheit.

Apparative Voraussetzungen

Benötigt wird ein zweidimensionales Ultraschallgerät mit mechanischer oder elektronischer Sonde mit:
➤ 5–7,5 MHz zur Untersuchung der V. femoralis, V. poplitea, Unterschenkelvenen, V. subclavia, V. axillaris, V. brachialis, V. saphena magna,
➤ 3,5–5 MHz zur Untersuchung der V. iliaca und V. cava.

Untersuchungsbedingungen

Siehe Venenklappeninsuffizienz, cw-Dopplerstiftsonde, S. 13.

Durchführung

Beckenvenen. Die Untersuchung zur venösen Thrombosediagnostik im Bereich der unteren Extremität sollte immer mit Darstellung der V. cava und der V. iliaca beginnen. Hierzu wird die 3,5–5-MHz-Sonde auf dem Abdomen an typischer Stelle aufgesetzt. Die V. cava befindet sich rechts neben der Aorta. Durch Erhöhung des Sondendrucks wird versucht, die V. cava zu komprimieren. Dann wird die V. cava bis zur V. iliaca in Höhe des Leistenbandes kontinuierlich abgefahren unter intermittierendem Sondendruck, wobei die Komprimierbarkeit der Venen die ganze Zeit über geprüft wird.

Auf der Suche nach tiefen Venenthrombosen sollte die Prüfung der Komprimierbarkeit der Vene mittels Sondenkompressionstest immer in der Querschnittdarstellung des Gefäßes erfolgen.

V. femoralis communis. Nach Überprüfung der V. cava und V. iliaca wird die V. femoralis communis in Höhe des Leistenbandes mit der B-Bild-Sonde (5–7,5 MHz) eingestellt. Die Vene liegt medial der A. femoralis. Dann erfolgt das kontinuierliche Abtasten der V. femoralis nach distal unter intermittierender Prüfung der Komprimierbarkeit des Venenquerschnitts. Auch die Mündungsregion der V. saphena magna sollte auf Komprimierbarkeit geprüft werden. Im mittleren und distalen Abschnitt des Adduktorenkanals muss die Eindringtiefe auf ca. 7 cm erhöht werden.

V. poplitea und Unterschenkelvenen. Die Untersuchung der V. poplitea erfolgt beim liegenden Patienten in Rückenlage, wobei das Knie leicht angewinkelt ist. Mit der Sonde wird das Gefäß langsam von proximal nach distal abgetastet, wobei in kurzen Abständen dessen Komprimierbarkeit kontrolliert wird. Mit der Sonde sollte die V. poplitea bis zu ihrem Übergang in die Wadenvenen und diese von dort bis in den distalen Unterschenkel untersucht werden. Die posteriore Unterschenkelvenengruppe wird 2–3 cm medial parallel der hinteren Schienbeinkante aufgesucht. Die fibulare Gruppe kann dorsolateral des Wadenbeins geortet werden. Die anteriore Venengruppe wird im Unterschenkel zwischen Tibia und Fibula ventral der Membrana interossea dargestellt.

Neben der Komprimierbarkeit des Venenlumens ist auf eventuelle Binnenechos im Gefäßlumen zu achten.

Beim stehenden Patienten sind die tiefen Leitvenen am besten gefüllt und so der Kompressionssonographie leichter zugänglich.

Normalbefund

Das Lumen einer gesunden Vene lässt sich mit der Ultraschallsonde komplett komprimieren (Abb. 3.**11**).

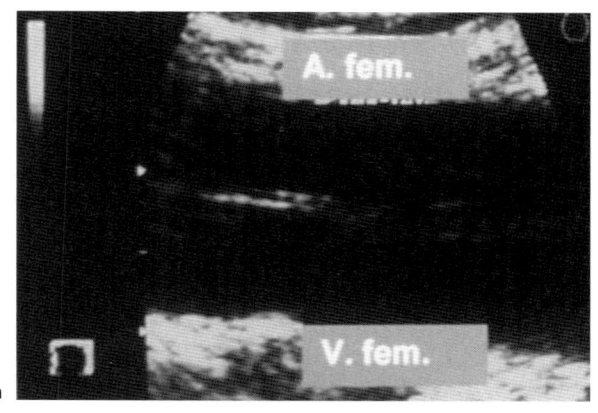

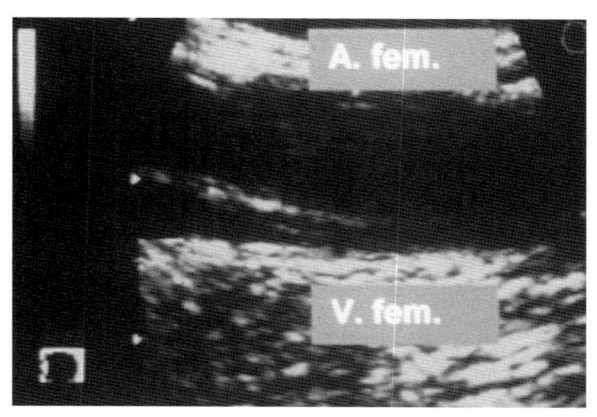

3.2 Doppler- und Duplexsonographie der Venen

Abb. 3.11 a Sonographisches Querschnittbild einer gesunden Vene vor Kompression. b Zweidimensionales Ultraschallbild einer normalen Vene während Sondenkompression. Das Venenlumen lässt sich komplett okkludieren.

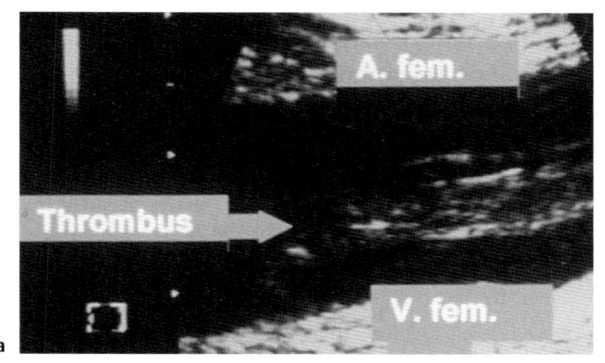

Abb. 3.12 a Sonographisches Querschnittbild eines Venenlumens mit Binnenechos verursacht durch Thromben (vor Sondenkompression). b Unvollständige Komprimierbarkeit des Venenlumens aufgrund der im Venenlumen vorhandenen Thromben bei Sondenkompression.

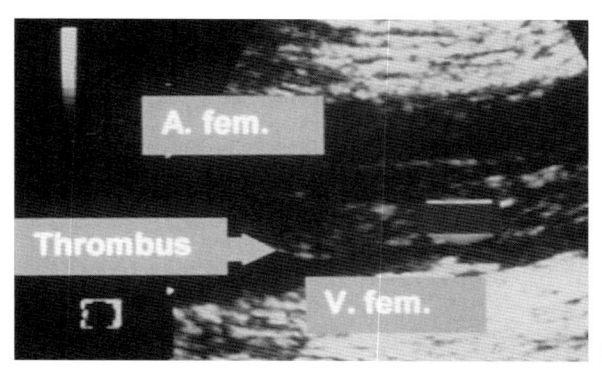

Pathologischer Befund

➤ Unvollständige oder fehlende Komprimierbarkeit des Venenlumens (Abb. 3.12),
➤ eventuelle Binnenechos im Venenlumen,
➤ bei akuter tiefer Beinvenenthrombose ist der Venendurchmesser um das 1,5–2fache der Begleitarterie vergrößert,
➤ fehlende Aufweitung des Venenlumens beim Valsalva-Test bei komplett okkludierender Thrombose,
➤ Fehlen der atemabhängigen Venenlumenveränderung.

■ Schwarz-Weiß-Duplexsonographie

Im Vergleich zur Kompressionssonographie erhöht die konventionelle Duplexsonographietechnik nur geringfügig die diagnostische Treffsicherheit beim Nachweis oder Ausschluss tiefer Beinvenenthrombosen.

Apparative Voraussetzungen

Siehe Venenklappeninsuffizienz, Schwarz-Weiß-Duplexsonographie, S. 19.

Untersuchungsbedingungen

Siehe Venenklappeninsuffizienz, cw-Dopplerstiftsonde, S. 13.

Durchführung

Der duplexsonographische Untersuchungsgang bei Verdacht auf tiefe Beinvenenthrombose entspricht demjenigen der B-Bild-Sonographie. Zusätzlich werden die einzelnen Venenabschnitte im Längsschnitt eingestellt und kontinuierlich von proximal nach distal abgetastet, wobei in ca. 10-cm-Abschnitten simultan das Dopplersignal mit Hilfe des pw-Dopplers abgeleitet wird. Dabei ist darauf zu achten, dass das Messvolumen den gesamten Venendurchmesser erfasst.

Normalbefund

Die Kriterien einer gesunden Vene in der Schwarz-Weiß-Duplexsonographie sind:
- Auf Sondendruck vollständige Komprimierbarkeit des Venenlumens,
- atemabhängiges monophasisches Dopplersignal im Venenlumen,
- beim Valsalva-Test sowie beim Kompressions-/Dekompressionstest kein Reflux.

Pathologischer Befund

Kriterien einer Venenthrombose in der Schwarz-Weiß-Duplexsonographie sind die unter Kompressionssonographie aufgeführten sowie zusätzlich:
- Bei komplett okkludierendem Thrombus lässt sich im Gefäßlumen weder ein spontanes noch ein provoziertes Strömungssignal ableiten.

Farbduplexsonographie

> Der Einsatz der Farbduplexsonographie erleichtert die Beurteilung derjenigen Venenabschnitte, die dem Sondenkompressionstest schwer zugänglich sind.

Apparative Voraussetzungen

Siehe Venenklappeninsuffizienz, Farbduplexsonographie, S. 20.

Zusätzlich erforderlich ist die Einstellung eines niedrigen Farbgeschwindigkeitsbereiches, bei systemischer Skalierung + 0,8 kHz bzw. 14 cm/s bei einer PRF von 16/s.

Untersuchungsbedingungen

Siehe Kapitel Venenklappeninsuffizienz, cw-Dopplerstiftsonde, S. 13.

Durchführung

Siehe B-Bild- und Duplexmethode in der Thrombosediagnostik, S. 19 und 20. Zusätzlich wird die simultane Untersuchung der farbkodierten Blutströmung im zweidimensionalen Longitudinalschnitt der Vene vorgenommen.

Normalbefund
- Auf Sondendruck vollständige Komprimierbarkeit des Venenlumens,
- atemabhängiges monophasisches Dopplersignal im Venenlumen,
- beim Valsalva-Test sowie beim manuellen Kompressions-/Dekompressionstest kein Reflux,
- spontanes, monophasisches venöses Farbsignal ohne Farbwechsel.

Pathologischer Befund
- Unvollständige oder fehlende Komprimierbarkeit des Venenlumens,
- eventuelle Binnenechos im Venenlumen,
- bei akuter, komplett okkludierter tiefer Beinvenenthrombose ist der Venendurchmesser um das 1,5–2fache der Begleitarterie vergrößert,
- fehlende Aufweitung des Venenlumens beim Valsalva-Test bei komplett okkludierender Thrombose,
- Fehlen der atemabhängigen Venenlumenveränderung,
- bei komplett okkludierendem Thrombus lässt sich im Gefäßlumen weder ein spontanes noch ein provoziertes Strömungssignal ableiten,
- keine Farbsignale im komplett thrombosierten Venenlumen,
- bei umflossenem Thrombus Farbaliasphänomen möglich,
- bei komplett okkludiertem Venenlumen kontinuierlich aufleuchtende Farbechos, die der Blutströmung in Kollateralvenen entsprechen.

Oberflächliche Thrombophlebitis

Die Diagnose einer oberflächlichen Thrombophlebitis basiert auf der klinischen Untersuchung. Der Einsatz der zweidimensionalen Ultraschalltechnik oder Schwarz-Weiß- bzw. Farbduplexsonographie bei diesem Krankheitsbild ist jedoch besonders wichtig, um ein invasives Wachstum des Thrombus in das tiefe Beinvenensystem mit der Komplikation der tiefen Beinvenenthrombose bzw. einer Lungenembolie frühzeitig zu erfassen. Diese Information kann nicht durch Einsatz der cw-Dopplerstiftsonde gewonnen werden.

Zweidimensionale Ultraschalltechnik (B-Bild)

Apparative Voraussetzungen

Ein zweidimensionales Ultraschallgerät mit mechanisch oder elektronisch betriebener B-Bild-Sonde mit 7,5–10 MHz.

Untersuchungsbedingungen

Siehe Kapitel Venenklappeninsuffizienz, cw-Dopplerstiftsonde, S. 13.

Durchführung

Wichtig ist die Darstellung der oberflächlichen Venenstämme (V. saphena magna, V. saphena parva), die von der Thrombophlebitis betroffen sind. Die Gefäße sollten im Querschnitt und unter kontinuierlichem Abtasten ihres Verlaufs bis zum Konfluenz in das tiefe Venensystem dargestellt werden. Immer wieder ist in kurzen Abständen in Quer- und Längsschnitteinstellung die Gefäßregion vorsichtig mit der Sonde zu komprimieren.

Normalbefund

- Komprimierbarkeit des Venenlumens,
- atemabhängige Querschnittsveränderung des Venenlumens,
- keine Binnenechos.

Pathologischer Befund

- Fehlende oder inkomplette Komprimierbarkeit des Venenlumens,
- Binnenechos im Venenlumen,
- bei akuter tiefer Beinvenenthrombose ist der Venendurchmesser um das 1,5–2fache der Begleitarterie vergrößert,
- fehlende Aufweitung des Venenlumens beim Valsalva-Test bei komplett okkludierender Thrombose,
- Fehlen der atemabhängigen Venenlumenveränderung bei komplett okkludierender Venthrombose.

■ Schwarz-Weiß-Duplexsonographie

Apparative Voraussetzungen

Benötigt wird ein Duplexgerät mit mechanischer oder elektronisch betriebener Duplexsonde (7,5–10 MHz für das B-Bild, 8 MHz für die Dopplerunteruntersuchung).

Untersuchungsbedingungen

Siehe Kapitel Venenklappeninsuffizienz, cw-Dopplerstiftsonde, S. 13.

Durchführung

Zunächst sollten die oberflächlichen Venenstämme (V. saphena magna, V. saphena parva), die von der Thrombophlebitis betroffen sind, dargestellt werden. Ihr gesamter Verlauf sollte im Querschnitt kontinuierlich abgetastet und bis zum Konfluenz in das tiefe Venensystem verfolgt werden. Dabei muss immer wieder in kurzen Abständen in Quer- und Längsschnitteinstellung die Gefäßregion vorsichtig mit der Sonde komprimiert werden. Neben der zweidimensionalen Einstellung des oberflächlichen Venensystems ist die duplexsonographische Untersuchung der Venen im Longitudinalschnitt mit simultanen Dopplersignalen notwendig. Während der betroffene epifasziale Venenstamm mit der Duplexsonde kontinuierlich zur Konfluenzregion abgetastet wird, sollte intermittierend das Dopplersignal aufgezeichnet werden.

Normalbefund

- Auf Sondendruck vollständige Komprimierbarkeit des Venenlumens,
- atemabhängiges monophasisches Dopplersignal im Venenlumen,

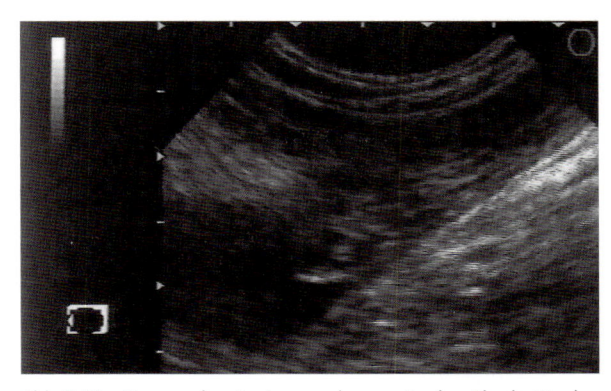

Abb. 3.**13** Binnenechos im Lumen des proximalen Abschnitts der V. saphena magna in Höhe ihrer Einmündung in die V. femoralis. Die im Sonogramm darstellbaren Hyperreflexionen, die vom Thrombusmaterial ausgelöst werden, reichen in die V. femoralis.

- beim Valsalva-Test sowie beim Kompressions-/Dekompressionstest kein Reflux.

Pathologischer Befund

- Unvollständige oder fehlende Komprimierbarkeit des Venenlumens,
- eventuelle Binnenechos im Venenlumen, z. B. hyperreflektierender Thrombus, der in die tiefe Vene hineinreicht (Abb. 3.**13**),
- bei akuter tiefer Beinvenenthrombose ist der Venendurchmesser um das 1,5- bis 2fache der Begleitarterie vergrößert,
- fehlende Aufweitung des Venenlumens beim Valsalva-Test bei komplett okkludierender Thrombose,
- Fehlen der atemabhängigen Venenlumenveränderung,
- bei komplett okkludierendem Thrombus lässt sich im Gefäßlumen unter Verwendung des pw-Dopplers weder ein spontanes noch ein provoziertes Strömungssignal ableiten.

■ Farbduplexsonographie

Apparative Voraussetzungen

Benötigt wird ein Farbduplexgerät mit mechanisch oder elektronisch betriebener Farbduplexsonde (7,5 MHz für das B-Bild, 8 MHz für die Dopplertechnik).

Untersuchungsbedingungen

Siehe Kapitel Venenklappeninsuffizienz, cw-Dopplerstiftsonde, S. 13.

Durchführung

Siehe Schwarz-Weiß-Duplexsonographie.
Zusätzlich sollte kontinuierlich das Farbsignal in der oberflächlichen Vene abgeleitet werden. Dabei ist darauf

zu achten, dass die Farbbox in schrägem, möglichst spitzem Winkel zur Gefäßlängsachse einfällt.

Normalbefund

Der Normalbefund entspricht dem unter Schwarz-Weiß-Duplexsonographie beschriebenen. Zusätzlich kommt ein spontanes, monophasisches venöses Farbsignal ohne Farbwechsel zur Darstellung.

Pathologischer Befund

Der pathologische Befund umfasst die unter Schwarz-Weiß-Duplexsonographie der oberflächlichen Thrombophlebitis und unter Farbduplexsonographie der tiefen Beinvenenthrombose aufgeführten Kriterien.

Literatur

1. Berg B. Duplexsonographische Untersuchung als Entscheidungskriterium für eine Varizenoperation. Vasomed. 1994; 7/8: 280–6.

3.3 Extremitätenphlebographie
H. E. Gerlach

Definition

Bei der Phlebographie handelt es sich um ein Verfahren zur Darstellung der Venen der Extremitäten. Es basiert auf der Anwendung von Röntgenstrahlen. Hierzu ist die Gabe von jodhaltigen Kontrastmitteln (KM) notwendig, da die höhere Strahlenabsorption durch das KM zur Gefäßdarstellung führt. Peripher des darzustellenden Gefäßabschnittes muss eine Vene punktiert werden, über die das KM in ausreichender Menge und zügig injiziert wird, um eine homogene Anfüllung des gewünschten venösen Gefäßareals zu erreichen.

Indikationen

Da die Phlebographie sowohl hinsichtlich der Anwendung von Röntgenstrahlen als auch der Venenpunktion zur KM-Verabreichung als invasive Methode anzusehen ist, müssen eine umfassende klinische Untersuchung sowie die Abklärung der Indikationsstellung mit den verfügbaren nichtinvasiven diagnostischen Möglichkeiten vorausgehen. Dabei sollte anhand der nichtinvasiven Untersuchungsmethoden eine möglichst klare Fragestellung an den Phlebographeur erarbeitet werden, damit dieser die Untersuchung zielgerichtet mit einer möglichst geringen KM- und Strahlenbelastung durchführen kann. Die Aussagefähigkeit der Untersuchung wird umso besser sein, je enger die Abstimmung zwischen dem klinischen Auftraggeber und dem die Phlebographie ausführenden Arzt ist, d. h. ein sog. „Globalauftrag" zur Phlebographie sollte normalerweise nicht vorkommen.

> Um die KM- und Strahlenbelastung gering zu halten, sollte die Phlebographie nur mit einer klaren Fragestellung durchgeführt werden, nachdem alle verfügbaren, nichtinvasiven diagnostischen Möglichkeiten ausgeschöpft wurden.

Eine Ausnahme in diesem diagnostischen Ablauf mit Vorschaltung nichtinvasiver Untersuchungsmethoden kann allenfalls im Rahmen der Thrombosediagnostik durchaus sinnvoll und indiziert sein.

Die Tabellen 3.**6** bis 3.**8** fassen die wichtigsten Indikationen zur Phlebographie bei Varikose, Verdacht auf eine tiefe Phlebothrombose und bei Zustand nach Phlebothrombose zusammen.

Kontraindikationen

➤ Absolute Kontraindikationen:
  – schwerer Nierenfunktionsschaden,
  – fehlende klinische Konsequenzen.

Tabelle 3.**6** Indikationen zur Phlebographie bei Varikose

- Dokumentation des Venen- und Varizenstatus vor einem phlebochirurgischen Eingriff, insbesondere bei ausgedehnten und komplexen Varizenbefunden mit Verdacht auf anatomische Varianten
- Zweifel an der anatomisch funktionellen Situation des tiefen Venensystems, z. B. aufgrund der Ergebnisse der Voruntersuchungen oder der Anamnese
- Chronische venöse Insuffizienz mit scheinbarem Standardvarizenbefund, aber dazu nicht passendem klinischen und/oder Duplexbefund
- Rezidivvarikose, insbesondere größeren Kalibers oder atypischen Verlaufs ohne echten Ursprungsnachweis, in diesen Fällen vor allem Indikation zur Varikographie
- Verdacht auf kongenitale venöse Malformation

Tabelle 3.**7** Indikationsstellungen zur Phlebographie bei Thromboseverdacht

- Abklärung unklarer und/oder dem klinischen Befund widersprechender Duplexbefunde
- Schnelle Direktabklärung des Thromboseverdachts, insbesondere beim Fehlen zusätzlicher orthopädischer oder posttraumatischer Fragestellungen
- Abklärung rezidivierender Lungenembolien
- Dokumentation und Indikationsstellung bei risikoreichen Therapien wie Fibrinolyse oder Thrombektomie
- Verdacht auf Rezidiv- oder Aufpropfthrombose, hier auch ergänzend zur Kompressions- oder Duplexsonographie

▶ Relative Kontraindikationen:
   – Schwangerschaft,
   – bekannte Kontrastmittelunverträglichkeit (KM-Anwendung von der Anamnese und dem früher verwandten KM abhängig; häufig lässt sich anamnestisch auch nur eine vasovagale Synkope oder eine KM-Unverträglichkeit bei Anwendung alter ionischer KM eruieren),
   – Verdacht auf Hyperthyreose, toxisches Adenom.

Tabelle 3.8 Indikationen zur Phlebographie nach abgelaufener Phlebothrombose

- Verdacht auf Rezidivthrombose
- Statusdokumentation vor Beendigung einer Antikoagulanzienbehandlung nach ausgedehnter, evtl. in Schüben abgelaufener Phlebothrombose
- Abklärung einer Sekundärvarikose, möglichst in Kombination mit einer Venendruckmessung
- Dokumentation bei Begutachtungen mit dem Hinweis an den Begutachteten, dass die Untersuchung nicht duldungspflichtig ist

Verschiedene phlebographische Untersuchungsverfahren

■ Ablaufphlebographie

Lange Jahre wurde die Methode der Ablaufphlebographie nach May/Nissl bevorzugt. Nach KM-Injektion mit liegendem Knöchelstau bei normalerweise liegendem Patienten erfolgte die Dokumentation in einer raschen Bildfolge über eine sog. Ganzbeinkassette, um eine zeitliche Vorstellung vom Ablaufen des KM zu erhalten. Da jedoch ohne eine phleboskopische Bildverstärkerkontrolle bei dieser Untersuchung einige Informationen fehlen, wird dieses Verfahren kaum mehr angewendet und darf als nicht mehr zeitgemäß angesehen werden.

■ Beckenpressphlebographie

Da bei der oben beschriebenen Untersuchung nach May/Nissl nur spontane Refluxe zur Darstellung kommen und ein Reflux in den tiefen Venen bei Klappenschäden nicht beurteilt werden kann, erfolgt bei entsprechender Fragestellung nach Punktion der V. femoralis die retrograde Injektion von KM mit gleichzeitigem Valsalva-Pressmanöver.

Neben der erhöhten Invasivität hat diese Methode auch den Nachteil, dass durch die Druckinjektion des KM Klappensprengungen im tiefen Venensystem vorkommen, die zur fälschlichen Diagnose einer tiefen Leitveneninsuffizienz führen können. Im Hinblick auf die technischen Möglichkeiten der aszendierenden Pressphlebographie als auch vor allem der Funktionsdiagnostik mittels Duplexsonographie der tiefen Oberschenkelvenen und der V. poplitea mit ihren zusätzlichen Quantifizierungsmöglichkeiten ist diese Untersuchungsmethode in aller Regel heute entbehrlich.

■ Aszendierende Pressphlebographie nach Hach

> Die aszendierende Pressphlebographie nach Hach stellt heute die Methode der Wahl dar.

Die Gesamtuntersuchung wird unter Bildverstärker-/Fernsehkontrolle und mit sog. Zielaufnahmen durchgeführt. Standardmäßig erfolgt dabei die KM-Injektion bei liegendem Knöchelstau und eventuell auch zusätzlichem Stau am proximalen Unterschenkel oder sogar am Oberschenkel. Ergänzt wird die Untersuchung durch sog. Valsalva-Pressmanöver zur Darstellung von Refluxen auf dem Mündungsniveau der V. saphena parva und magna, aber auch der Perforanten. Die Darstellung der Perforanten hat sich durch die zusätzliche Anlage von Staubändern weiter verbessern lassen. Um die Ergebnisse auch funktionell interpretieren zu können, ist die Untersuchung auf dem Kipptisch mit z. T. wechselnder Untersuchungslage notwendig, sodass Venenklappen- und Flussartefakte durch Mischungsphänomene des Blutes mit dem KM sicher differenziert werden können.

■ Isolierte Beckenphlebographie

Diese Untersuchungstechnik wird bei Verdacht auf Abflusshindernisse isoliert im Beckenbereich eingesetzt. Gegenüber der aszendierenden Ablaufphlebographie ist bei Eingrenzen der Untersuchungsfrage auf den Beckenbereich dieser Methode der Vorzug zu geben, da die erforderliche KM-Konzentration für den Beckenbereich deutlich besser erreicht wird. Der Einsatz der digitalen Röntgentechnik darf bei diesem Untersuchungsgang heute als Standard vorausgesetzt werden, da sich dadurch die Aussagefähigkeit weiter erhöhen lässt.

■ Varikographie

Es handelt sich in der Regel um eine Zusatzuntersuchung, die vorgenommen wird, nachdem Fragestellungen im Rahmen einer Varikose durch eine vorangegangene aszendierende Pressphlebographie nur ungenügend abgeklärt werden konnten. Es können sich aber auch Fragen aus einer vorangegangenen duplexsonographischen Untersuchung ergeben haben, die dann gezielt – ohne vorherige aszendierende Pressphlebographie – mittels Varikographie geklärt werden sollen. Die Untersuchung wird angewendet zur Abklärung sehr ausgedehnter epifaszialer Varizenkonvolute bei unklaren subfaszialen Parvavarizenbefunden, atypischen Verbindungen mit Soleus- oder Gastroknemiusvenen, atypischen Verbindungen zwischen dem Magna- und dem Parvastamm oder atypischen Seitenästen aus dem Gebiet der V. saphena accessoria lateralis. Auch die laterale Profunda-Perforans-Varikosis kann häufig nur anhand einer gezielten Varikographie mit ihrem Anschlussgebiet dargestellt werden.

Zur Durchführung wird ein von außen gut zugänglicher Abschnitt des abzuklärenden Varizenbereichs punktiert und in aller Regel ein nichtionisches, verdünntes KM mit normalerweise 150 mg Jod/ml injiziert. Die Anfüllung der verschiedenen zentral und peripher gelegenen Gefäßbereiche erfolgt passiv durch Kipptischbewegungen. Valsalva-Pressmanöver sind in aller Regel ohne sinnvollen Effekt, da sich ein darauf reagierender Gefäßabschnitt sonst auch schon in einer vorangegangenen aszendierenden Pressphlebographie hätte zeigen müssen, sofern diese bereits zur Anwendung kam.

Invasivität und Komplikationen

Mit der heutigen Untersuchungstechnik moderner Phleboskopiegeräte und hochverstärkender Filmfolien ist die Strahlenbelastung gering und mit früheren Untersuchungen nicht zu vergleichen. Des Weiteren ist die Anwendung nichtionischer, isoosmolarer KM heute als Standard anzusehen. Dadurch ist die Invasivität gering. Früher gefürchtete Komplikationen, wie Reizungen der Punktionsstellen, ausgedehntere Phlebitiden oder gar Thrombosen, werden dabei in aller Regel nicht mehr beobachtet. So genannte „Kontrastmittelallergien" sind heute sicherlich als Rarität anzusehen. Eher kommt es einmal zu einer vasovagalen Synkope im Zusammenhang mit dem ungewohnten Punktionsort im Fußrückenbereich. Die früher ebenfalls gefürchteten Nebenwirkungen durch Lösungsvermittler oder durch Säure-Basen-Zersetzung der injizierten KM sind bei den heutigen KM nicht mehr zu erwarten.

Wird die Phlebographie mit gezielter Fragestellung und nach entsprechenden Voruntersuchungen durchgeführt, kann die Untersuchungszeit äußerst kurz gehalten werden, was gleichzeitig die benötigte KM-Menge in der Regel auf maximal 50 ml eines 300 mg Jod/ml enthaltenden KM begrenzt.

Dokumentation

Die Dokumentation erfolgt bei der herkömmlichen Röntgentechnik durch sog. Zielaufnahmen auf handelsüblichem Röntgenfilm, wobei z. B. dreigeteilte Aufnahmen einer 35×35-cm-Kassette oder zweigeteilte Aufnahmen einer 30×40-cm-Kassette Standard sind. Lediglich für einzelne Zielaufnahmen sind kleinere Kassettenformate akzeptabel, bei genereller Anwendung würde einer der wesentlichen Vorteile der Phlebographie, die Gesamtübersicht, verloren gehen. Je nach Fragestellung müssen die entsprechenden Befunde in ein oder zwei Ebenen oder auch in halbschrägen Positionen dokumentiert werden.

Eine alternative Dokumentationstechnik bieten die Digitalisierung der herkömmlichen Untersuchungstechnik als sog. Luminiszenzradiographie mit anschließender digitaler Bildarchivierung – die nach neuestem Standard durchaus juristisch ausreichend und einwandfrei ist – und die digitale Substraktionsangiographie (DSA). Bei letztgenannter Methode ist vor allem die Möglichkeit einer dynamischen Bildnachbearbeitung gegeben, während bei der reinen digitalen Bildarchivierung nur eine statische Nachbearbeitung der Bildergebnisse vorgenommen werden kann.

> Zur Dokumentation gehört unabdingbar die schriftliche Befundung, die sowohl die Beschreibung des auf den Aufnahmen sichtbaren Befundes als auch die Schilderung des Flussverhaltens unter der Phleboskopie und bei eventuellen Valsalva-Pressmanövern beinhalten muss. Die Aufnahmen sollten auch in entsprechender Reihenfolge beschriftet sein.

■ Beurteilungsparameter bei der aszendierenden Pressphlebographie

Tabelle 3.**9** fasst Venen- und Gefäßveränderungen zusammen, die im Rahmen der aszendierenden Pressphlebographie beurteilt und dokumentiert werden müssen. Die besonderen Kriterien, die bei der Thrombosediagnostik beachtet werden müssen, zeigt Tabelle 3.**10**.

Probleme und Fehlermöglichkeiten

Diagnostische Schwierigkeiten und Fehler können durch folgende Situationen auftreten:

Ungenügende Vorbereitung des Patienten auf den Untersuchungsgang. Der Ablauf der Untersuchung sollte jeweils in einem sog. „Trockenkurs" mit dem Patienten besprochen werden, wodurch sich der Patient weniger verunsichert fühlt und aktiv zu einem guten Untersuchungsergebnis beitragen kann. Dazu gehören insbesondere die Erklärung der Untersuchungsschritte nach der KM-Injektion, also die Eröffnung der Staubänder verbunden mit Drehmanövern des Beines und die Einübung des Valsalva-Pressversuchs mit Besprechung der Kommandos des Untersuchers.

Ungenügende Beweglichkeit des Patienten. Vor allem ältere Patienten sind häufig nicht in der Lage, sich ausreichend schnell zu bewegen. Es können Schwierigkeiten bei der Kniegelenkbeugung ebenso wie bei der Rotation im Hüftgelenk entstehen. Um sich während des Untersuchungsganges unnötige Überraschungen zu ersparen, sollten die entsprechenden Untersuchungsabläufe zuvor geübt werden.

Falscher Punktionsort im Vorfußbereich. Insbesondere zusammen mit einem eventuell zu stramm angelegten Knöchelstau ist es möglich, dass durch die Wahl eines fal-

Tabelle 3.9   Beurteilungsparameter bei der aszendierenden Phlebographie

Lokalisation	Tiefes Venensystem	Epifasziales Venensystem
Unterschenkeletage	• normal, dilatiert, verplumpt • gut oder schlecht rekanalisiert • nur Kollateralen • Radiergummiphänomen	insuffiziente Perforanten: • medial Cockett I–III, Sherman (24-cm-Perforante), Boyd • laterale Perforanten • Wadenvenenvarikosis
Knieregion und distaler Oberschenkel	• Konfluenzpunkt frei • Doppelung der V. poplitea oder V. femoralis superficialis • Knickbildung und Dilatation am Übergang zur V. femoralis superficialis • Kollateralen zur V. profunda femoris	V.-saphena-parva-Mündung: • insuffizient, Fasziendurchtritt • LokalisationV. femoropoplitea: • varikös • epifaszialer Anschluss
Proximaler Oberschenkel, Leiste und Becken	• V. femoralis superficialis • V. profunda femoris • V. femoralis communis und Übergang zur V. iliaca • präsakrale und parailiakale Kollateralen	• Dodd-Perforans • Hunt-Perforans • V.-saphena-magna-Krosse (Valsalva), Seitenäste im Krossenbereich (Valsalva) • präpubische Kollateralen (Spontanpalma)

schen Punktionsortes Teile der tiefen Unterschenkelvenen nicht zur Darstellung kommen, was als Thrombose fehlgedeutet werden kann. Hinweise auf ein solches Phänomen sind immer das Fehlen thrombusbedingter kurzstreckiger Gefäßabbrüche und/oder das Fehlen der Darstellung von Kollateralgefäßen im auffälligen Bildbereich.

Mangelnde Darstellung der Wadenvenen. Hierzu kommt es z. B. durch zu festes Auflegen der Wade auf den Untersuchungstisch und/oder gleichzeitig angespannte Wadenmuskulatur. Insbesondere im Rahmen der Thrombosediagnostik kann es sinnvoll sein, die KM-Injektion eventuell sogar ohne Knöchelstau am hängenden und entspannten Unterschenkel vorzunehmen.

> Eine unzureichende Vorbereitung des Patienten auf die Untersuchung, Bewegungseinschränkungen des Patienten, die Wahl eines falschen Punktionsortes am Vorfuß und eine schlechte Darstellung der Wadenvenen sind die häufigsten Fehlerquellen bei der Phlebographie.

Aussagefähigkeit und Stellenwert

Noch vor gut 10 Jahren konnte die Phlebographie sicherlich als sog. Goldstandard angesehen werden. Die zunehmende Verbreitung der Duplexsonographie, die aufgrund der z. T. sprunghaften Weiterentwicklungen der Computertechnologie deutlich verbesserte Gerätetechnik sowie der Einsatz der Farbduplexsonographie und die wachsende Erfahrung mit diesen Untersuchungstechniken machen es notwendig, diese Einstufung zu relativieren.

Sicherlich gilt jedoch noch immer, dass die Phlebographie – kompetente Durchführung vorausgesetzt – eine sehr schnelle Methode zur umfassenden Darstellung des

Tabelle 3.10   Besondere diagnostische Kriterien bei der Thrombosediagnostik

- Klare Differenzierung von Flussartefakten und Thrombosezeichen durch gezielte Untersuchungstechnik: Aufnahmen in mehreren Ebenen, Aufnahmefolge von 2 oder 3 Aufnahmen, wobei durch Lageänderung oder peripheren Druck versucht werden soll, eine KM-Bewegung zu erzielen
- Beurteilung der Begrenzung der Thrombose nach distal und proximal
- Beschreibung der Thromboseausdehnung unter genauer Benennung der beteiligten Gruppen bzw. Abschnitte
- Bewertung der sub- und epifaszialen Kollateralen
- Hinsichtlich der Angaben zum Thrombosealter ist eher Zurückhaltung angezeigt, da nach wie vor keine wissenschaftlichen Untersuchungen vorliegen, die eine sichere Alterszuordnung anhand radiologischer Zeichen ermöglichen

Venensystems ist und bei Anwendung der Phleboskopie auch qualitativ-funktionelle Aussagen zulässt. Darüber hinaus ist sie derzeit noch die einzige Methode, die große räumliche Zusammenhänge erkennen lässt, was häufig für die Planung des operationstaktischen Vorgehens und zur Gesamtbeurteilung des venösen Gefäßsystems notwendig oder sinnvoll erscheint.

Hinsichtlich röntgentechnischer Verfahren ist zu erwarten, dass die MR-Phlebographie eine ernst zu nehmende Konkurrenz darstellen wird, sobald schnellere Untersuchungsabläufe durch die Weiterentwicklung der Computertechnik möglich sind. Die MR-Phlebographie wird genauso wie die Duplexsonographie in absehbarer Zeit die dreidimensionale Darstellung des Venensystems ermöglichen. Es ist weiterhin zu erwarten, dass man mittels der Duplexsonographie in wenigen Jahren über höhere Rechnerleistungen auch Befunde größerer Ausdehnung „am Stück", d. h. in einem Bild oder sogar dreidimensional, wird dokumentieren können. Zum jetzigen Zeitpunkt sollte das Verhältnis der beiden Untersuchungsmethoden jedoch eher als eine sinnvolle Partnerschaft, denn als eine reine Konkurrenz angesehen werden.

Derzeit ist die Phlebographie noch die einzige Darstellungsmethode, die das Venensystem so abbildet, dass es räumlich und umfassend dokumentiert werden kann.

Die folgenden Abbildungen (Abb. 3.**14**–3.**29**) zeigen einige typische phlebographische Befunde und bieten somit einen Einblick in die diagnostischen und differenzialdiagnostischen Möglichkeiten dieser Untersuchungstechnik.

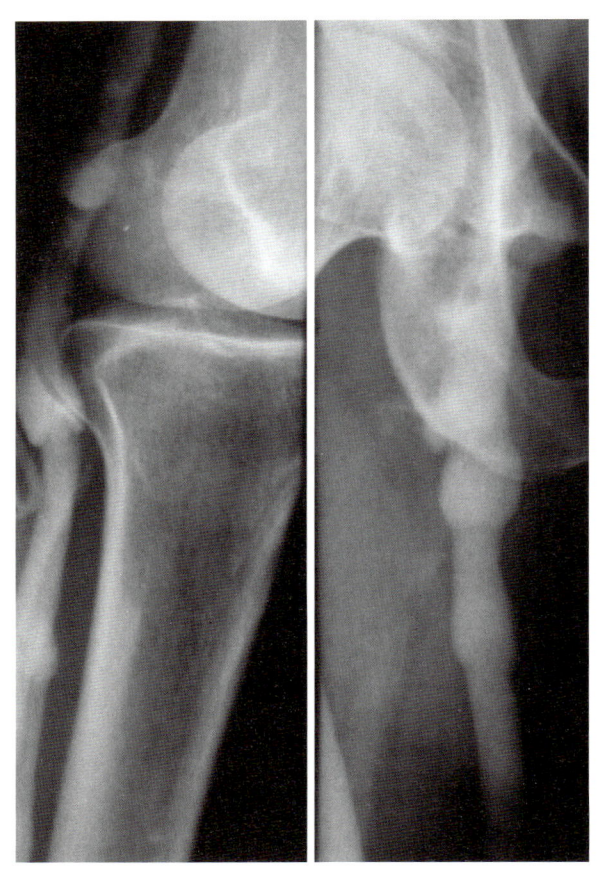

Abb. 3.**14** Darstellungs- und Beurteilungsmöglichkeiten von Venenwand- und Venenklappenstrukturen im Rahmen der Phlebographie.

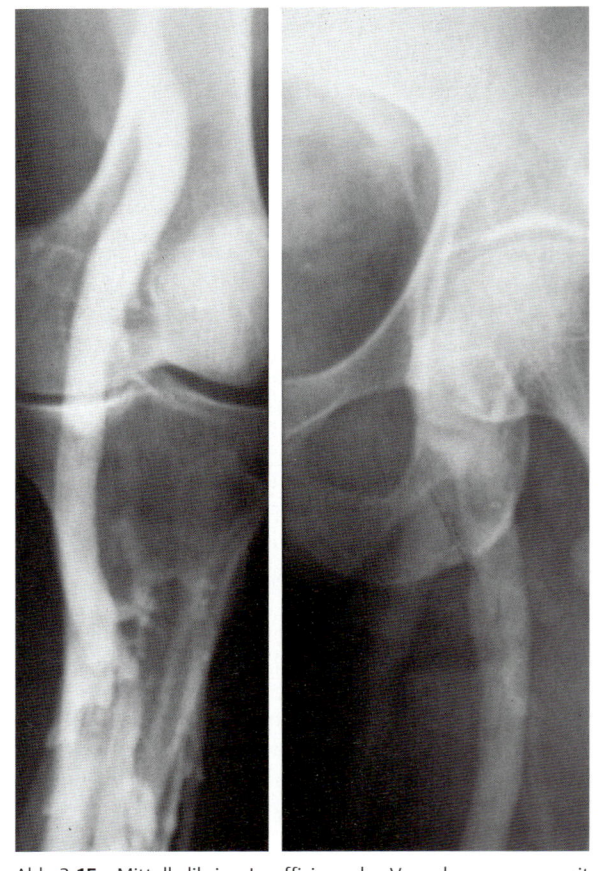

Abb. 3.**15** Mittelkalibrige Insuffizienz der V. saphena magna mit beginnender sekundärer Volumenüberlastung der tiefen Leitvene.

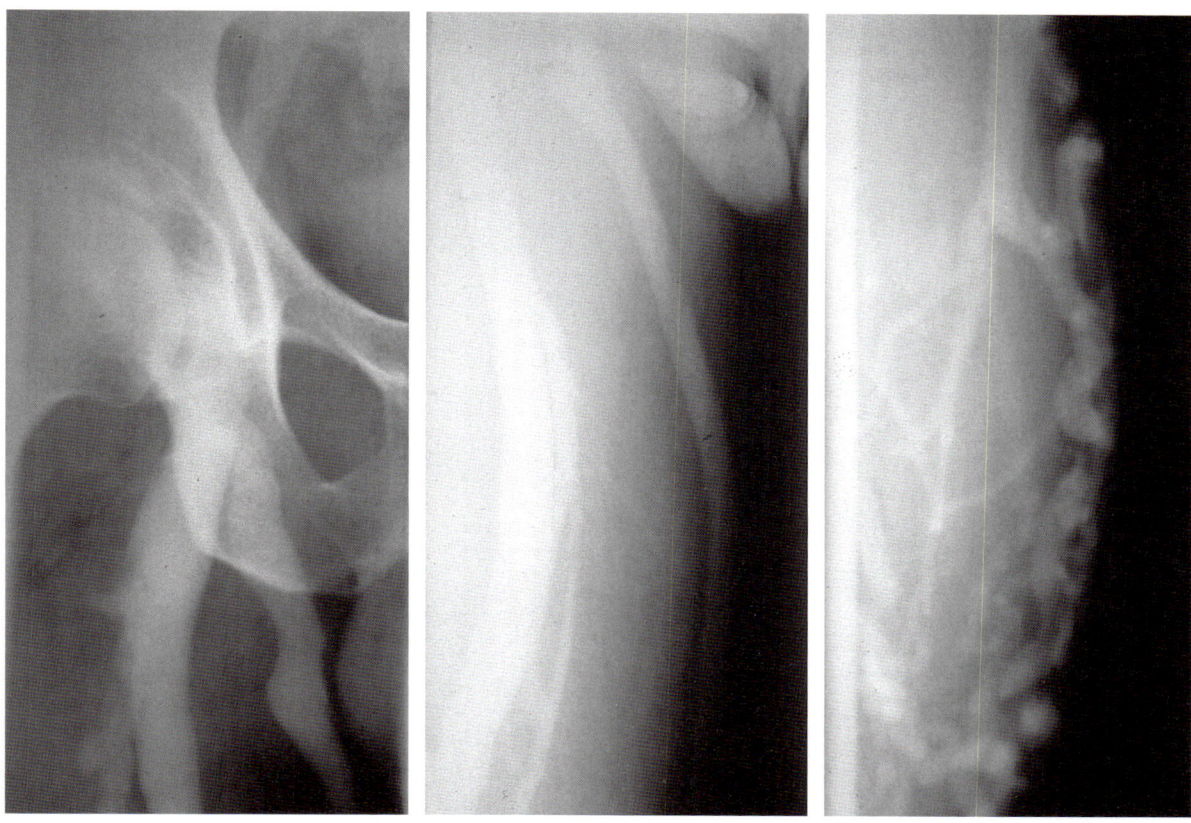

Abb. 3.**16** Stammvarikose der V. saphena magna Stadium III nach Hach mit Übergang in die varikös veränderte hintere Bogenvene.

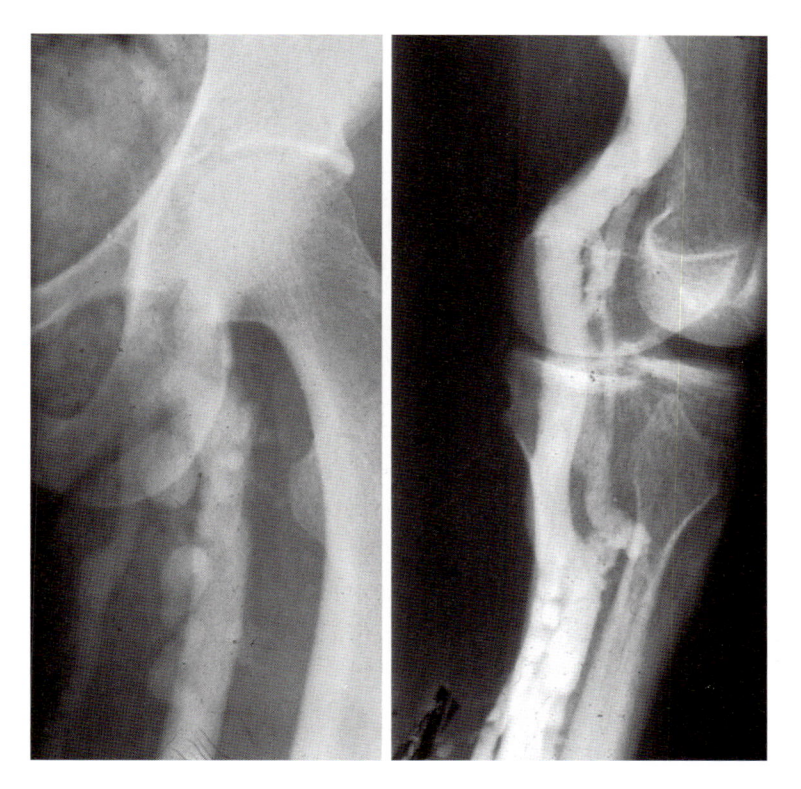

Abb. 3.**17** Gemeinsame Einmündung der V. saphena magna und eines Seitenastes in die Krosse. Insuffizienz beider Venen.

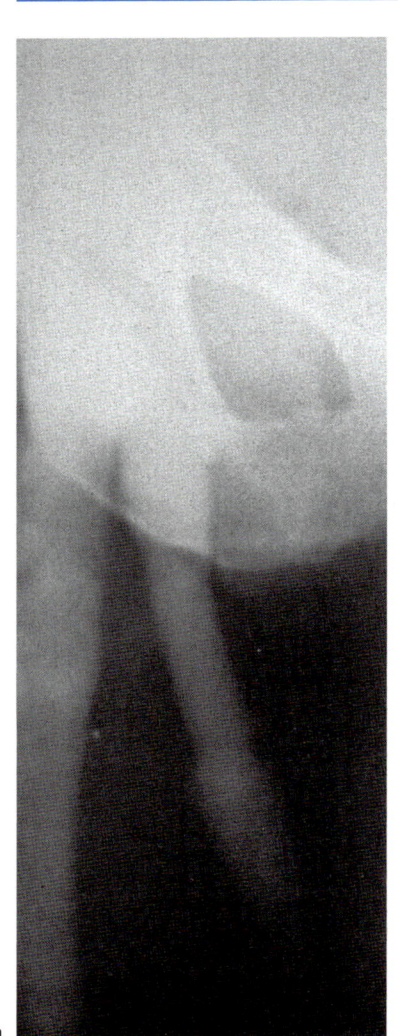

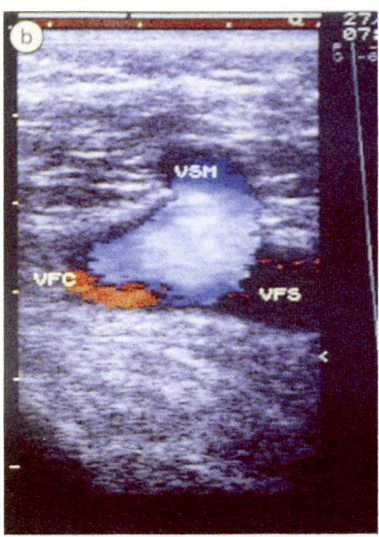

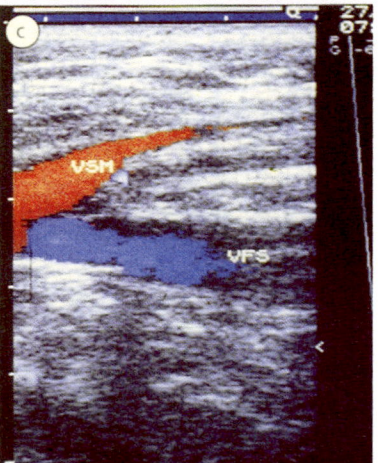

Abb. 3.**18 a–c** Vergleichende phlebographische und duplexsonographische Darstellung einer Saphenainsuffizienz.
a Phlebographie.
b Querschnitt im Duplexbild.
c Längsschnitt im Duplexbild.

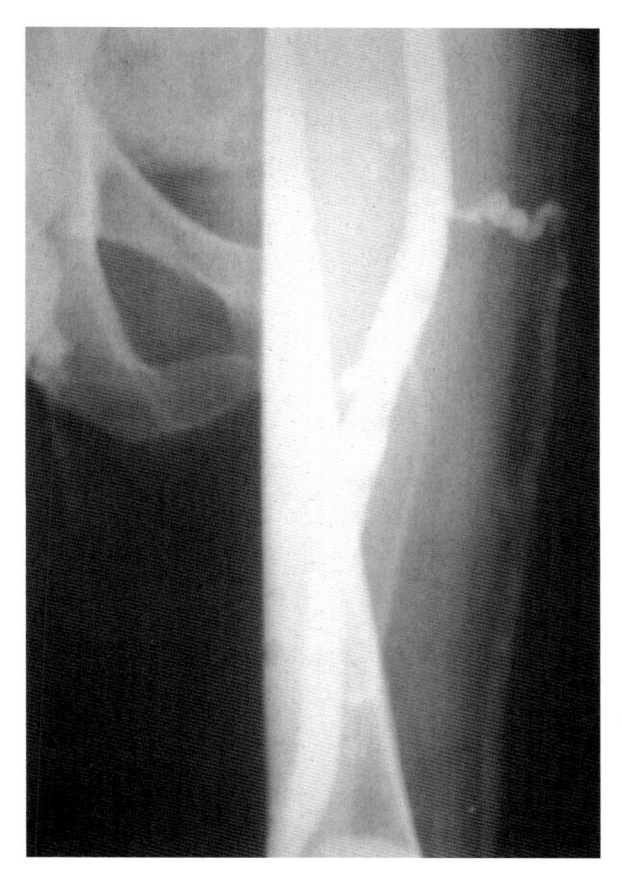

Abb. 3.**19** Isolierte Dodd-Peforansinsuffizienz.

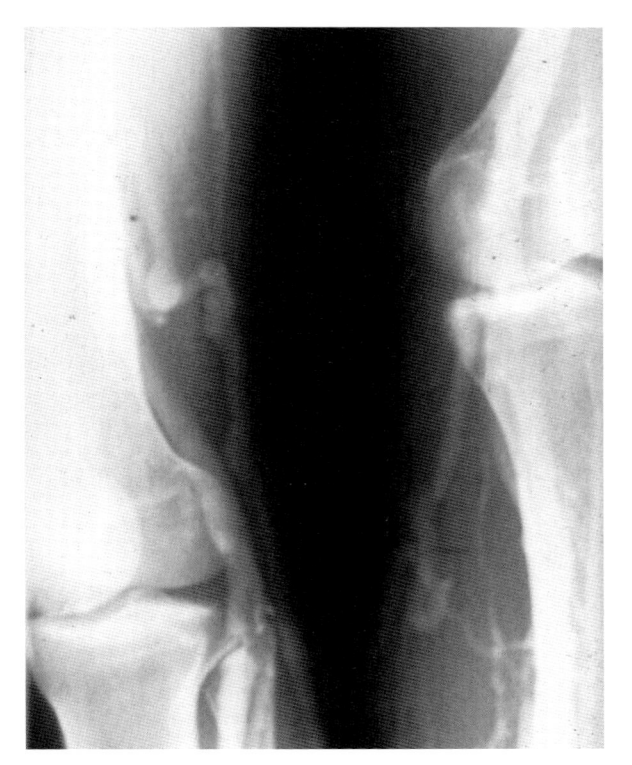

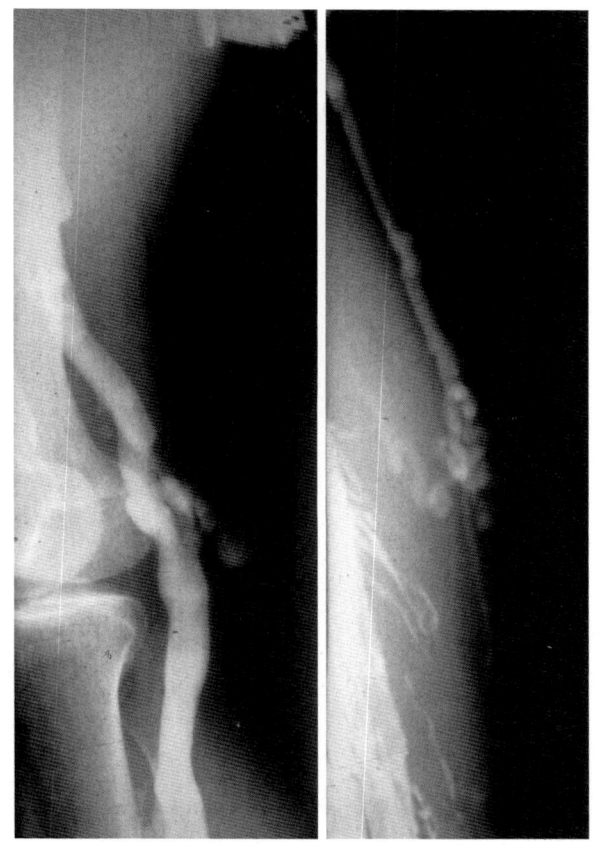

Abb. 3.**20** Kleinkalibrige Insuffizienz der V. saphena parva mit Reflux bis zum Gastroknemiuspunkt.

Abb. 3.**21** Insuffizienz einer atypisch hoch einmündenden V. saphena parva.

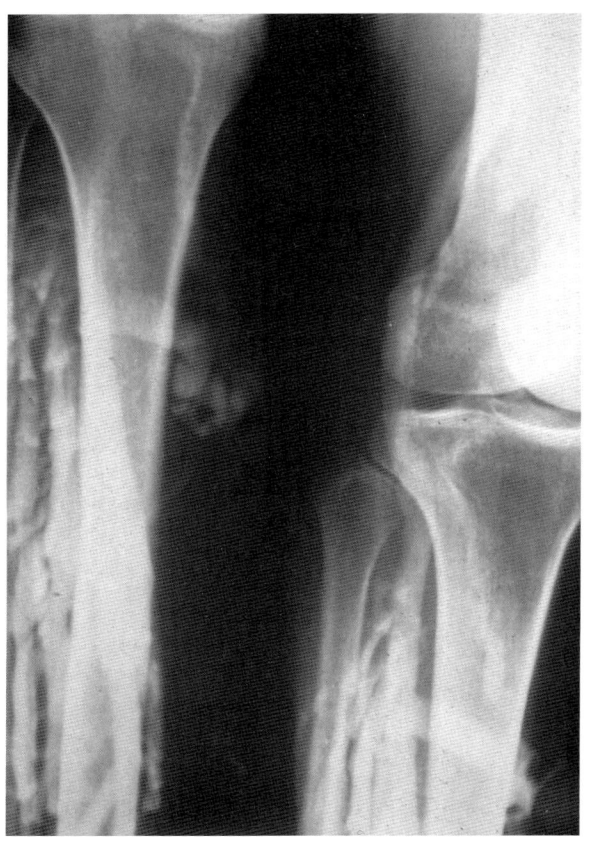

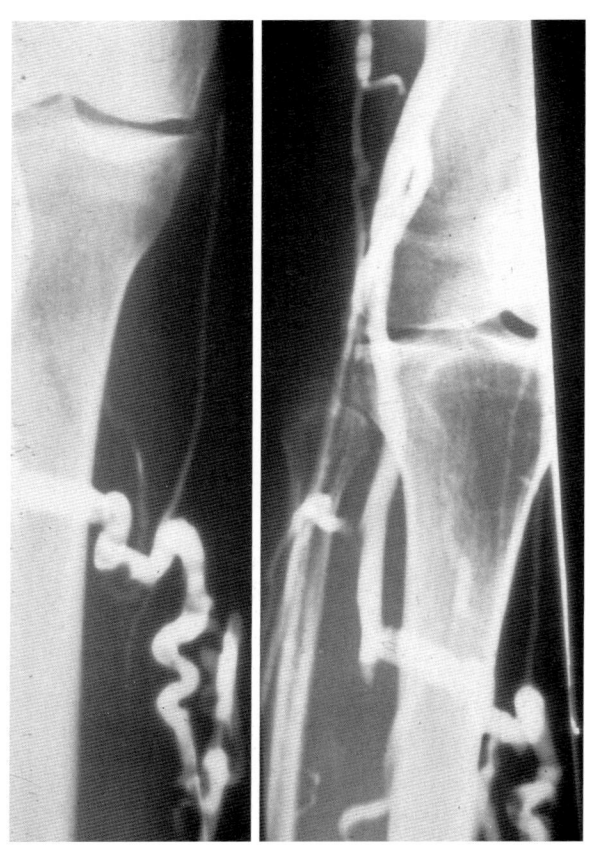

Abb. 3.**22a** Fragliche Perforansinsuffizienz auf Höhe der Boyd-Gruppe bei aszendierender Phlebographie. **b** Bessere Darstellung mittels Varikographie.

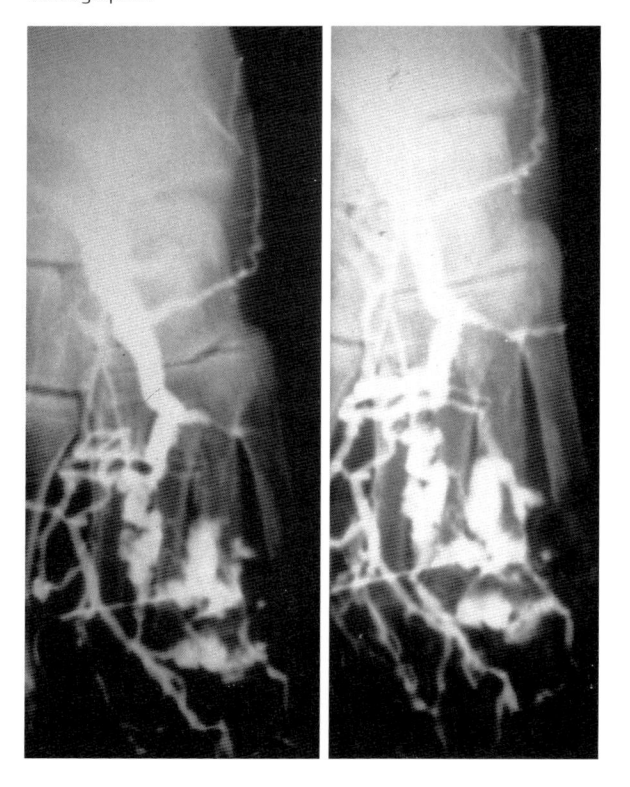

Abb. 3.**23** Venöse Malformation am Fuß.

3.3 Extremitätenphlebographie

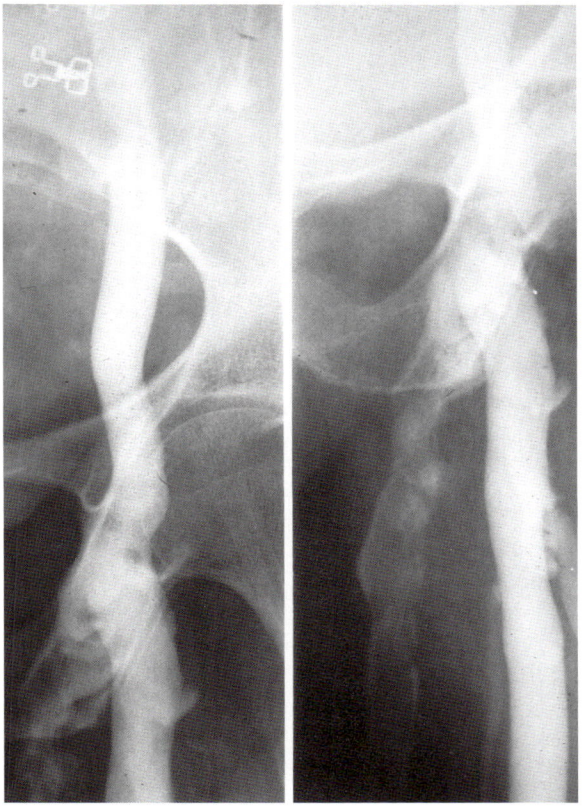

Abb. 3.**24** Seltene phlebographische „Noch"-Darstellung einer Thrombose der V. saphena magna durch noch umspülte Thromben bis in die Krosse.

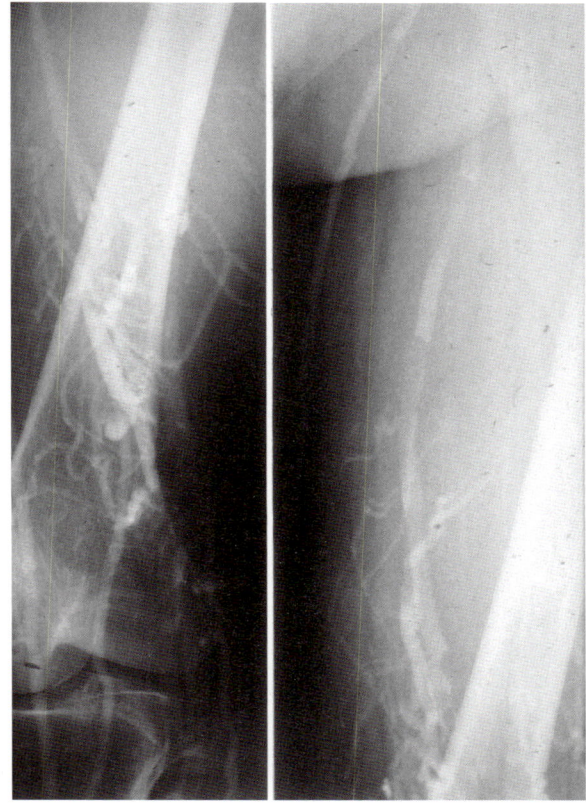

Abb. 3.**25a** Unterschenkel-Poplitea-Thrombose, die phlebographisch die Struktur der V. poplitea nicht mehr eindeutig erkennen lässt.

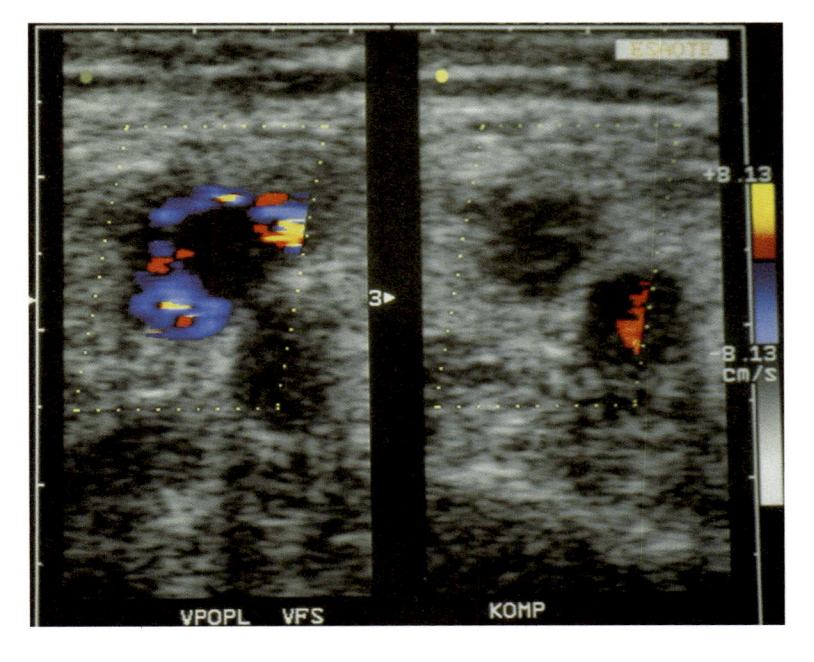

Abb. 3.**25b** Dazugehöriger Duplexbefund mit zentralem Thrombus und Flussphänomenen am Rande.

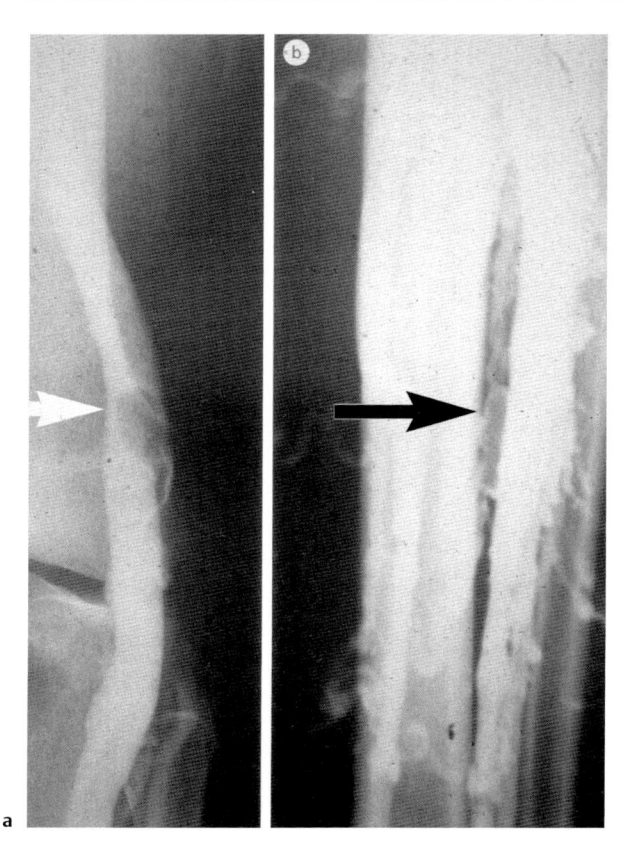

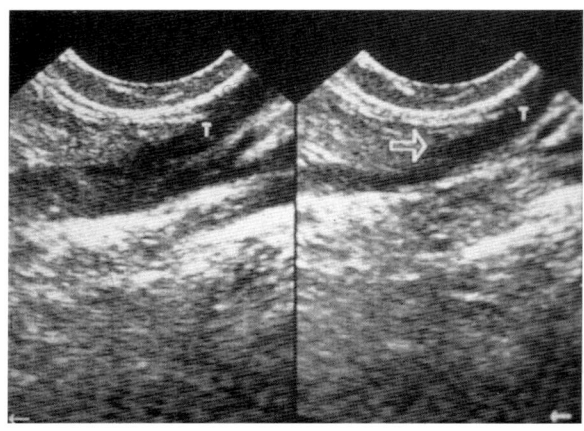

Abb. 3.**26 a** Aszendierende Thrombose der V. saphena parva mit in die V. poplitea einwachsendem Thrombus, erkennbar am schwächeren Kontrast in dem mit Pfeil markierten Bereich in der linken Bildhälfte. Rechts KM-umspülte Thromben in der V. saphena parva, die zwischen den tiefen Unterschenkelvenen hindurch zu erkennen sind. **b** Der dazugehörige Dopplerbefund, der die nicht komprimierbare V. saphena parva (mit „T" gekennzeichnet) und die nur zum Teil komprimierbare V. poplitea (mit Pfeil gekennzeichnet) erkennen lässt.

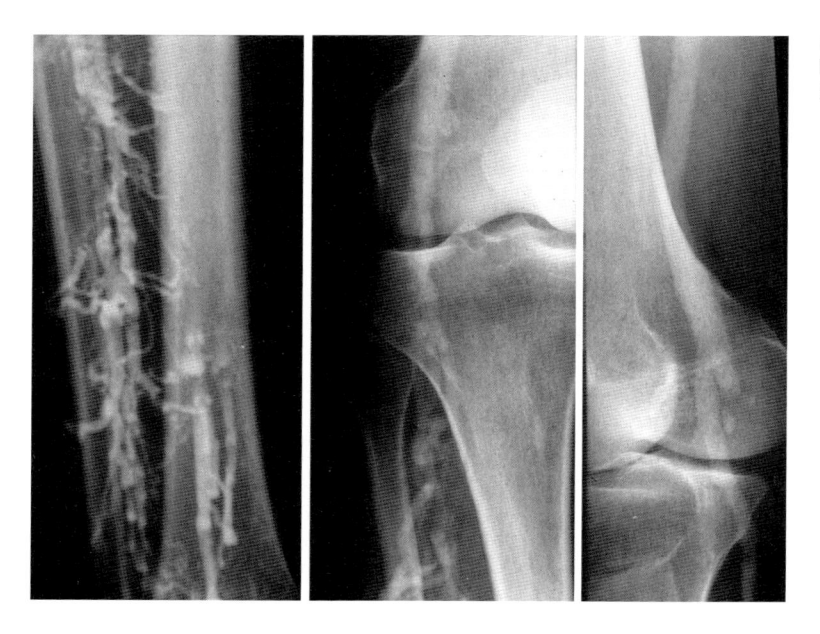

Abb. 3.**27** Thrombose der proximalen Vv. tibiales posteriores und des dazugehörigen Schenkels einer doppelläufigen V. poplitea.

3.3 Extremitätenphlebographie

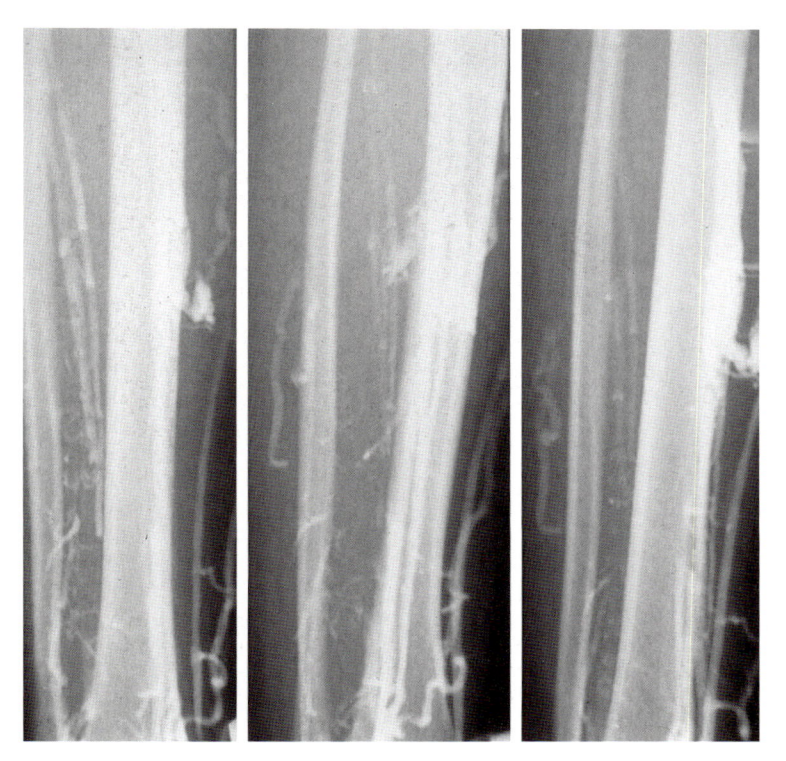

Abb. 3.**28** Frische Thrombose der tiefen Unterschenkelvenen. Im mittleren Unterschenkeldrittel sind die zwei fibularen Äste noch an einem Abschnitt zu erkennen, ansonsten füllen sich nur die epifaszialen Äste.

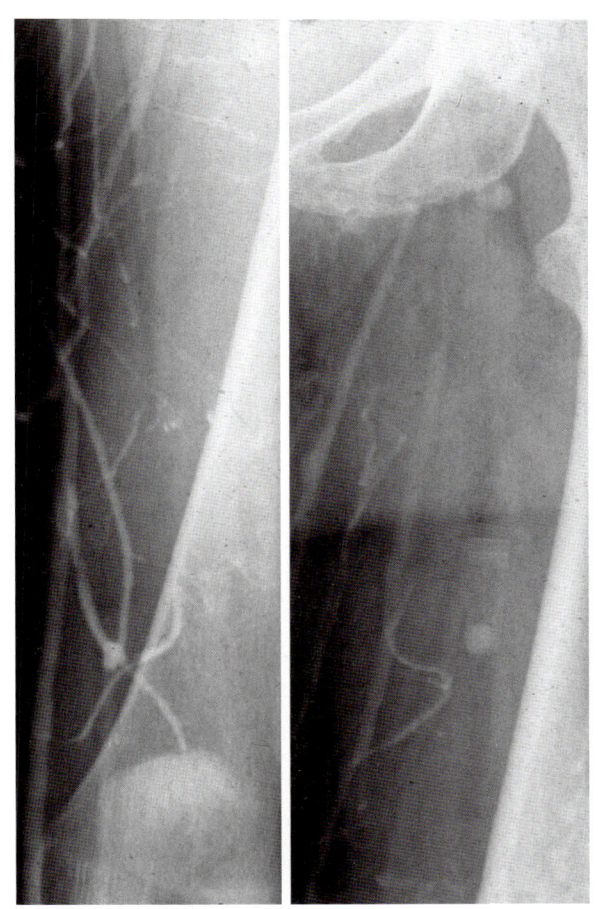

Abb. 3.**29** Älteres postthrombotisches Syndrom der V.-poplitea-Oberschenkeletage mit epifaszialen Kollateralen.

3.4 Photoplethysmographie
H. E. Gerlach

Definition

Mit photoplethysmographischen Verfahren werden Volumenschwankungen des subkutanen Venenplexus untersucht. Ein lokal begrenztes Hautareal wird Infrarotlicht einer definierten Wellenlänge ausgesetzt. Der reflektierte Anteil und damit die Füllungsschwankungen im subkutanen Venenplexus, z. B. während eines Bewegungsprogramms oder einer Lageänderung des Beines, werden registriert. Da das Hämoglobin eingestrahltes Licht absorbiert, wird die reflektierte Lichtmenge bei Abnahme der subkutanen Blutfüllung durch die Aufhellung des Gewebes größer. Da der Ausgangswert aber nicht in absoluten Einheiten bekannt ist, wird lediglich eine relative Veränderung des reflektierten Lichtgrades festgestellt, die nicht quantitativ bestimmt werden kann (1, 2).

Es stehen inzwischen verschiedene photoplethysmographische Verfahren unter z. T. synonym gebrauchten Begriffen zur Verfügung:
- Photoplethysmographie (PPG),
- Lichtreflexionsrheographie (LRR) nach Blazek/Wienert,
- digitale Photoplethysmographie (DPPG).

Das Grundprinzip, die Einstrahlung von Licht im Infrarotbereich, ist bei allen aufgeführten Methoden gleich, lediglich die Wellenlängen sind etwas unterschiedlich. Mögliche Messfehler durch verschieden ausgeprägte Hautpigmentationen oder Fremdlichteinflüsse sollen durch diverse rechnerische Prozesse, wie z. B. Quotientenbildung aus eingestrahlter Gesamtlichtmenge und Reflexionsgrad oder durch Verstärkung der eingestrahlten Lichtmenge bis zu einem bestimmten Reflexionsgrad behoben oder gemildert werden. Nur bei der LRR wird im Messkopf auch die Bestimmung der Hauttemperatur mit vorgenommen (7).

> Im Rahmen photoplethysmographischer Verfahren werden anhand der Menge des reflektierten Infrarotlichts die Volumenschwankungen im subkutanen Venenplexus beurteilt.

Indikation

Abklärung funktionaler Veränderungen des tiefen und oberflächlichen Venensystems.

Kontraindikationen

Da weder punktiert noch ein Fremdstoff zugeführt werden muss und auch keine unphysiologischen Haltungen vom Patienten eingenommen werden müssen, bestehen keine Kontraindikationen.

Durchführung

- Ein optischer Messfühler wird in der Regel durch eine beidseitig klebende Auflage, ähnlich einem EKG-Elektrodenring oder durch ein breitflächiges, nicht zu eng anzulegendes Klettband auf dem zu untersuchenden Hautareal angebracht.
- Als Standardmesspunkt wird ein Hautareal 10 cm proximal des Innenknöchels angegeben. Der Messfühler sollte auf einem gesunden Hautareal und nicht direkt auf einer lokal begrenzten Hyperpigmentierung oder auf einem Varixknoten angebracht werden.
- Es ist auf eine konstante Raumtemperatur und Temperaturanpassung des Patienten auf 20–24 °C zu achten.
- Es ist von Vorteil, wenn während des Messvorgangs auch die Hauttemperatur notiert wird.
- Die Untersuchungsposition des Patienten ist sitzend mit halb schräg weggestreckten Beinen, was eine problemlose Dorsalflexion im Sprunggelenk ermöglicht.
- Nach Erreichen eines Steady State hinsichtlich der Blutfüllung des subkutanen Venenplexus wird ein standardisiertes Übungsprogramm durchgeführt.
- Als Standardübungsprogramm wird eine 8–12-malige Dorsalflexion in 10–15 s (variierend je nach Gerätetyp und entsprechender Übungsvorgabe) ausgeführt. Auch andere Funktionsprogramme wie Zehenstandsübungen, pedalergometrische Belastungen, Kniebeugen oder Lagerungstests sind möglich (3).
- Danach wird in entspannter Haltung anhand der gemessenen Lichtreflexion die Wiederauffüllungszeit bestimmt. Je kürzer die Wiederauffüllungszeit ist, desto größer ist das Funktionsdefizit.
- Bei pathologischen Funktionswerten kann eine weitere Differenzierung durch Tourniquet-Tests mit Anlage von Staumanschetten in verschiedenen Höhen für das gesamte Venensystem oder lokal durch manuelle Kompression einzelner variköser Venenabschnitte erfolgen.

> Nachdem der Patient ein standardisiertes Übungsprogramm absolviert hat, wird anhand der gemessenen Lichtreflexion die Wiederauffüllungszeit bestimmt.

Dokumentation

Die Dokumentation erfolgt mittels fortlaufender Registrierung des gesamten Untersuchungsganges auf Papier oder auf einem digitalen Speichermedium. Dabei sind auch bei digitaler Auswertung das Vorliegen des gesamten Untersuchungsganges und Zahlenangaben für alle Messparameter notwendig, um die Kurve auf ihre Verwendbarkeit hin beurteilen zu können.

Beurteilung

■ Parameter

Wiederauffüllungszeit. Als einzige halbwegs reproduzierbare und bei den verschiedenen Untersuchungsmethoden vergleichbare Messparameter erweisen sich die Wiederauffüllungszeit (t_0) (Abb. 3.**30** und 3.**31**) und/oder die sog. halbe Wiederauffüllungszeit ($t_{0/2}$), d. h. die Wiederauffüllung bis zum halben Entleerungsgrad. Nach R. May handelt es sich dabei um einen sog. weichen Messparameter, da er sehr stark von äußeren Bedingungen, insbesondere der Außentemperatur und der Hauttemperatur, abhängt.

Andere Messparameter (Abb. 3.**31**). Mittels digitaler Messmethoden wird darüber hinaus versucht, durch die prozentuale Reflexionsgradänderung venöse Drainagekapazitäten zu bestimmen. Anhand der Ermittlung der Auffüllfläche unter der Kurve sollen rasch abfallende und sich dann langsam der Horizontalen nähernde Kurven von einem gleichmäßigen Abfall mit nur langsamer Anfangsauffüllung differenziert werden. Für beide Messmethoden konnte jedoch bisher in keiner wissenschaftlichen Untersuchung ihre Reproduzierbarkeit und ihre medizinische Aussagekraft bewiesen werden.

■ Auswertung

Veränderungen der Wiederauffüllungszeit werden grob in drei Schweregrade eingeteilt:
▶ $t_0 > 25$ s = Normalbefund,
▶ t_0 20–25 s = venöse Funktionsstörung 1. Grades,
▶ t_0 10–19 s = venöse Funktionsstörung 2. Grades,
▶ $t_0 < 10$ s = venöse Funktionsstörung 3. Grades.

> Je kürzer die Wiederauffüllungszeit ist, desto schwerer ist die venöse Funktionsstörung.

Für andere Formen der Funktions- oder Belastungstests gelten andere, bisher nicht standardisierte Normalwerte.
Da die Messung der Absolutwerte nur bedingt Aussagen ermöglicht, muss vor allem bei oberflächlichen vari-

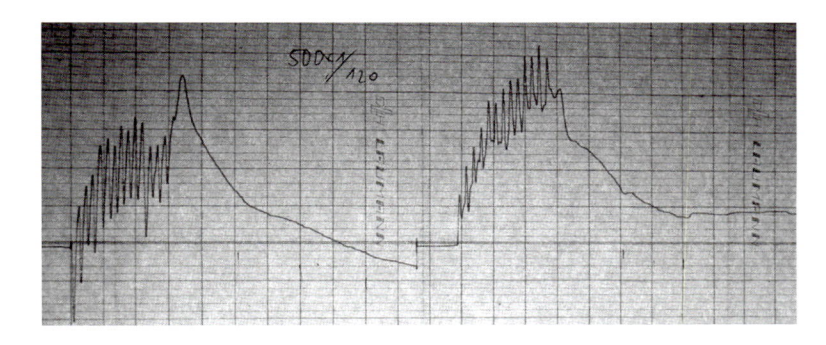

Abb. 3.**30** Originalkurven der Lichtreflexionsrheographie nach Wienert. Man erkennt deutlich die grundsätzliche Problematik der Wiederauffüllung, die entweder die Ausgangslinie nicht mehr erreicht (rechte Kurve) oder unterschreitet (linke Kurve).

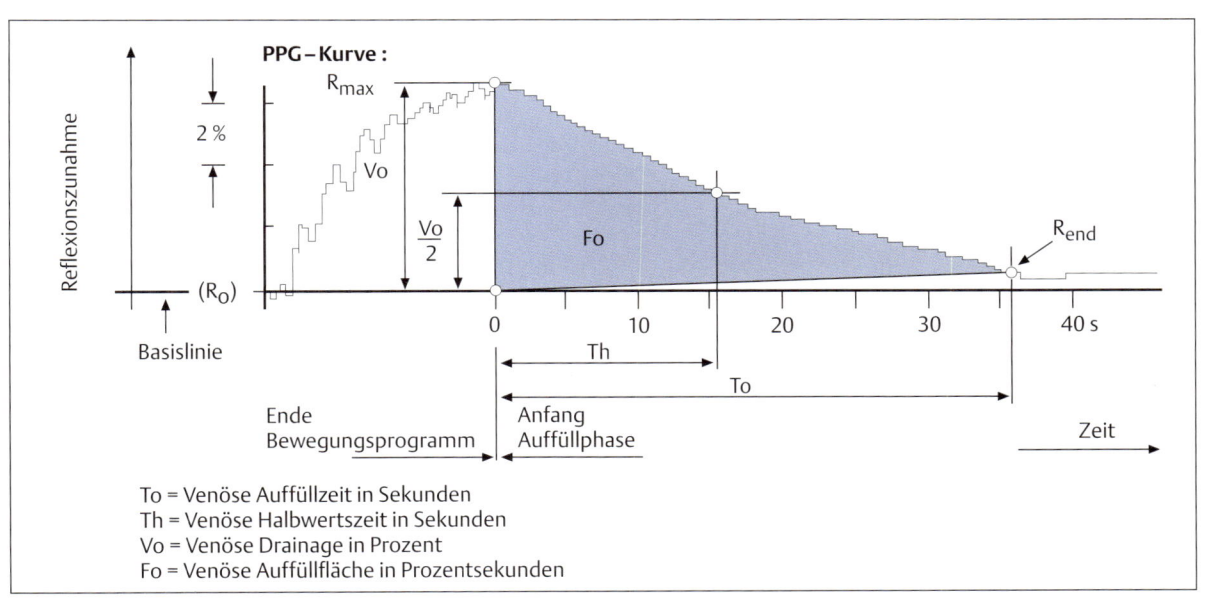

Abb. 3.**31** DPPG-Kurvenschema mit graphischer Darstellung der Bedeutung der erfassten Messparameter.

kösen Veränderungen durch einen Pelottenkompressionstest bzw. Tourniquet-Test festgestellt werden, ob die vorliegenden Veränderungen durch oberflächliche Refluxe bedingt sind und ob sich daraus die Indikation zu varizenausschaltenden Maßnahmen ergibt.

Fehlermöglichkeiten

■ Fehlermöglichkeiten bei der Photoplethysmographie (6)

Mangelnde Dorsalflexion. Wie auch bei der Referenzmethode Phlebodynamometrie (S. 45) können eine Einschränkung der Sprunggelenkbeweglichkeit und/oder eine neurologische Ursache, die eine Dorsalflexion verhindert, zu falsch pathologischen Messwerten führen. Diese können überprüft werden durch Wiederholung der Messung mit bimanueller Wadenkompression oder Lagerungsfunktionstests.

Wahl eines ungeeigneten Hautareals. Messung auf stark überwärmter Haut oder direkt nach körperlicher Anstrengung, Aufsetzen des Messfühlers auf einem trophisch gestörten Hautareal (z. B. Atrophie blanche, lokal begrenzte starke Hyperpigmentierung, abgeheiltes Ulcus cruris) und Messungen in einem Bereich mit akuter Dermatitis oder einem Erythem anderer Ursache (z. B. Erysipel) führen zu falschen Ergebnissen.

■ Fehlermöglichkeiten beim Tourniquet-Test (4, 5)

Falsche Anlage des Tourniquets. Ein zu fest oder zu locker angelegter Tourniquet beeinträchtigt auch das Abströmungsverhalten in den tiefen Venen.

Position des Tourniquets. Insuffiziente Perforanten distal des Tourniquets können eine nicht therapierbare venöse Funktionsstörung vortäuschen. Oft ist es auch nicht möglich, alle wesentlichen Insuffizienzpunkte zur gleichen Zeit zu komprimieren, sodass die venöse Funktionsstörung dann scheinbar nur teilweise gebessert werden kann.

> Eine eingeschränkte Sprunggelenkbeweglichkeit, das Anbringen des Messfühlers auf einem ungeeigneten Hautareal und falsch positionierte oder falsch angelegte Tourniquets sind die häufigsten Fehlerquellen bei der Photoplethysmographie.

Aussagefähigkeit und Stellenwert

Screening. Die photoplethysmographischen Verfahren dienen primär als eine Screeningmethode zur orientierenden Beurteilung des Funktionszustands des Venensystems.

Bei einer Screeningmethode geht man normalerweise davon aus, dass mit ihrer Hilfe eine globale Venenfunktionsstörung grundsätzlich erfasst werden kann. Bei der Photoplethysmographie muss jedoch bedacht werden, dass über die Messfläche nur ein kleines subkutanes Venenareal untersucht wird und am Standardmessort oberhalb des Innenknöchels eine deutliche Trennung zwischen oberflächlichem und tiefem Venensystem besteht. Verkürzungen der Wiederauffüllungszeit wird man in diesem Bereich somit nur feststellen, wenn bereits eine globale Dekompensation besteht. Proximale Teilinsuffizienzen des epifaszialen Venensystems sind dagegen durch Messungen am Standardableitungsort oberhalb des Innenknöchels nicht erfassbar. Eine Saphenainsuffizienz im Hach-Stadium II, die nicht über eine größere Varize die Peripherie erreicht, ist bei Wahl des Standardmessortes hämodynamisch scheinbar nicht relevant. Hier muss versucht werden, durch Wiederholung der Messung an einem anderen Messort, sei es am proximalen Unterschenkel, sei es bei einer Parvastammvarikosis in der Außenknöchelregion, die lokale hämodynamische Relevanz nachzuweisen.

Tourniquet-Test. Verbessert werden kann die Aussagefähigkeit durch die Tourniquet-Tests, die es immerhin ermöglichen, die Indikation zur Ausschaltung oberflächlicher funktionsuntüchtiger Venenabschnitte zu stellen. Eine wesentliche Problematik besteht in der Reproduzierbarkeit der Untersuchungsergebnisse vor allem unter wechselnden jahreszeitlichen Bedingungen.

■ Thrombosediagnostik

Die Methode scheint zur Thrombosediagnostik auch als Screeninguntersuchung nicht geeignet. Eine schlechte Auspumpleistung und eine verkürzte Wiederauffüllungszeit lassen keine ätiologische Aussage zu, sodass allenfalls im Rahmen anamnestischer Angaben Vermutungen angestellt werden können. Zusätzliche variköse Veränderungen schließen eine ätiologische Zuordnung der Messparameter zu einer Thrombose jedoch bereits aus. Darüber hinaus ist die Methode nur in der Lage, global hämodynamisch relevante Veränderungen nachzuweisen, sodass sie für die besondere Problematik einer Teilthrombosierung nicht geeignet ist. Des Weiteren führen zu viele andere Faktoren wie Erythem, posttraumatisches Ödem etc. zu einer ungenügenden Beurteilbarkeit der Untersuchungsergebnisse oder zu falsch pathologischen Befunden.

> Die photoplethysmographischen Verfahren dienen der orientierenden Beurteilung des Funktionszustands des Venensystems, wobei unter Standardmessbedingungen allerdings nur globale Dekompensationen erfasst werden können. Zur Thrombosediagnostik ist die Photoplethysmographie nicht geeignet.

Literatur

1. May R, Stemmer R, Hrsg. Die Licht-Reflexionsrheographie. Erlangen: perimed; 1984.
2. Partsch H. Photoplethysmographie: eine einfache Methode mit breiter klinischer Anwendung. Fol Angiol. 1981; 29: 174–8.
3. Rabe E. Venöse Funktion bei aktiver und passiver Belastung. Phlebol. 1993; 22: 159–62.
4. von Uslar D, Schultz-Ehrenburg U. Falsch nicht besserbare chronische Veneninsuffizienz. Phlebol Proktol. 1988; 17: 96–100.
5. Wienert V. Besserbare und nicht besserbare Beinveneninsuffizienz. Phlebol Proktol. 1988; 17: 93–5.
6. Wienert V. Anwendungsfehler und Fehlinterpretationen bei der Lichtreflexionsrheographie. Phlebol. 1991; 20: 126–30.
7. Wienert V, Rütten M. Der Einfluß unterschiedlicher Temperaturen auf die venöse Hämodynamik der unteren Extremität. Phlebol Proktol. 1984; 13: 25–6.

3.5 Venenverschlussplethysmographie
H. E. Gerlach

Definition

Die Venenverschlussplethysmographie ist eine nichtinvasive Methode zur indirekten Messung von Volumenänderungen in den Venen der Extremitäten. Die Volumenänderungen können dabei anhand der Druckänderung (Airplethysmographie) anhand der Änderung der elektrischen Leitfähigkeit (Impedanzplethysmographie) oder mittels Quecksilberdehnungsmessstreifen gemessen werden.

> Bei der Methode mit Quecksilberdehnungsmessstreifen, die sich im klinischen Alltag durchgesetzt hat, kommt es bei einer Umfangsveränderung der Extremität zu einer Längenänderung des quecksilbergefüllten Dehnungsmessstreifens und daraus resultierend zu einer Spannungsänderung im elektrischen System.

Mithilfe von proximal, d. h. am Oberschenkel angelegten Staumanschetten können Ruhedurchblutung, reaktive Hyperämie, venöse Kapazität, venöser Ausstrom (auch sog. Venendrainage) und Kapillarfiltration ermittelt werden. Ohne Staumanschette können unter Belastung die venöse Pumpleistung sowie die venöse Auffüllzeit bestimmt werden. Gebräuchlich ist die Venenverschlussplethysmographie im Wesentlichen für Messungen an den unteren Extremitäten (1, 2, 6).

Indikationen

- Verdacht auf venöse Abflussstörungen,
- Therapiekontrolle bei venösen Abflussstörungen.

Kontraindikation

- Phlegmasia coerulea dolens.

Durchführung (4, 5)

■ Messung von venöser Kapazität und passivem Ausstrom

- Die Untersuchung erfolgt am liegenden und zeitlich sowie hinsichtlich der Temperatur adaptierten Patienten.
- Vor Beginn der Messung werden die Venen der Extremitäten entleert durch Hochlagerung für 2–3 min in der Position, in der nachfolgend die Messungen vorgenommen werden sollen.
- Die Hochlagerung der Beine erfolgt in der Regel standardisiert (z. B. 45°-Anwinkelung gesamtes Bein oder 30°-Anwinkelung der Oberschenkel mit Horizontallage der Unterschenkel).
- Eine leichte Beugung im Kniebereich wirkt einer Abflussbehinderung entgegen, die durch eine Überstreckung hervorgerufen würde.
- Bei Folgemessungen müssen gleiche Lagerungsbedingungen wie bei den vorangegangenen Messungen eingehalten werden.
- Die Dehnungsmessstreifen müssen an den Stellen des größten Wadenumfangs angelegt werden.
- Auf eine freie Lagerung der Waden ohne mechanische Behinderung der Dehnungsmessstreifen ist zu achten.
- An den Oberschenkeln werden ca. 12 cm breite, konisch geformte Staumanschetten angebracht.
- Der Druck in den Staumanschetten soll standardisiert und langsam bis auf 60–80 mmHg ansteigen.
- Die Staudauer beträgt 3–5 min.
- Bei Stauende wird die Staumanschette schlagartig entleert.

■ Messung der Kapillarfiltration

- Lagerung und Messungsablauf erfolgen grundsätzlich wie bei „Messung der Kapazität" beschrieben.
- Die Messung wird ohne Ablassen des Staudrucks weitere 5 min fortgeführt.

■ Messung der Pumpfunktion

- Zur Messung der Pumpfunktion wird ohne Staumanschette ein standardisiertes Übungsprogramm durchgeführt und dabei die Volumenreduktion registriert. Im Anschluss an die Bewegungsübung wird meist auch die Wiederauffüllungszeit ermittelt.
- Die Messung der Volumenänderung während des Belastungstests erfolgt wie bei der Messung in Ruhe. Als Messorte stehen dafür der maximale Wadenumfang, der Knöchelumfang und der Mittelfußbereich zur Ver-

fügung. Voraussetzung ist eine mechanisch irritationsfreie Lage auf einem Untersuchungsbrett mit entsprechender Aussparung im Anlagebereich des Messfühlers.
➤ Die Messmethode ähnelt der Messung mittels photoplethysmographischer Verfahren. Im Gegensatz zur Photoplethsymographie, bei der die lokale Blutfüllungsänderung im subkutanen Bereich gemessen wird, handelt es sich hier aber um eine Messung des globalen, also des aus dem oberflächlichen und aus dem tiefen Venensystem zurückfließenden Blutvolumens.

> Bei der Messung von venöser Kapazität und passivem Ausstrom beträgt die Stau- und Messdauer 3–5 min, bei der Bestimmung der Kapillarfiltration wird die Messung ohne Ablassen des Staudrucks noch 5 min fortgeführt. Für die Bestimmung der Pumpfunktion wird ohne Staumanschette ein standardisiertes Übungsprogramm durchgeführt.

Dokumentation

Bei allen drei Messformen ist eine kontinuierliche graphische Dokumentation des direkt registrierten Plethysmogramms auf einem Schreiber oder einem digitalen Speichermedium notwendig, um den gesamten Messablauf beurteilen zu können. Nur bei Kenntnis der Registrierungskurven kann abgeschätzt werden, ob die erhobenen Zahlenwerte medizinisch verwertbar sind.

Darüber hinaus sollen alle vom Untersuchungsstandard des jeweiligen Instituts abweichenden Parameter notiert werden, um Vergleichsmessungen zu ermöglichen.

Beurteilung

■ Parameter

➤ Die Messung der Ruhedurchblutung gibt die venöse Kapazitätszunahme in ml%/min (= ml pro 100 ml Gewebe pro min) für eine 5 s dauernde Aufstauung an.
➤ Hauptmessparameter sind die venöse Kapazität (aufstaubares Venenvolumen) im Gesamtstauungszeitraum in ml% und der venöse Ausstrom (maximaler passiver venöser Ausstrom pro Zeiteinheit) in ml%/min.
➤ Im Muskelpumpentest wird die Volumenänderung in ml% vom Übungsanfang bis zum Belastungsende angegeben. Darüber hinaus wird die venöse Wiederauffüllungszeit bis zum Erreichen des Ausgangswertes ausgewertet.
➤ Zur Messung der Ödemfiltration wird die Volumenzunahme in ml% angegeben, die während des weiteren, über den Standardstauzeitraum hinausgehenden Stauzeitraumes hinzukommt.

> Die wichtigsten Messparameter bei der Venenverschlussplethysmographie sind die venöse Kapazität in ml/% und der venöse Ausstrom in ml%/min.

■ Auswertung

Venöse Kapazität und passiver venöser Ausstrom (Abb. 3.32). Diese beiden Werte stehen in einer nichtlinearen, aber lockeren Verknüpfung. Hohe venöse Kapazitätswerte lassen bei unbehindertem Ausstrom daher hohe Ausstromwerte erwarten, niedrige Kapazitätswerte grundsätzlich niedrige Ausstromwerte. Dabei hängt die erreichbare venöse Kapazität von der arteriellen Ruhedurchblutung ab, da sich pro Zeiteinheit nur ein Vielfaches dieser Ruhedurchblutung aufstauen lässt.

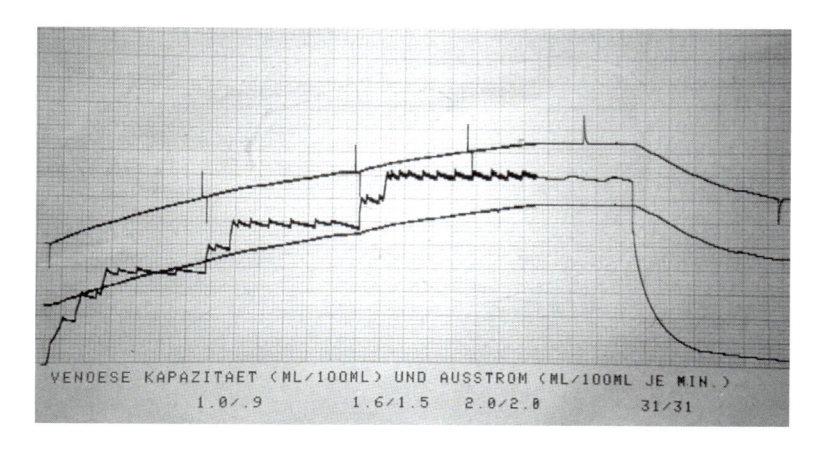

Abb. 3.32 Originalkurve nach Gutmann: Zwischen den beiden Kurven der relativen Volumenänderung erkennt man die Mitregistrierung des stufenweisen Druckanstieges in den Oberschenkelstaumanschetten und die schlagartige Entleerung der Manschetten zur Messung des passiven Ausstroms.

Tabelle 3.**11** gibt einen Überblick über die Messergebnisse für die venöse Kapazität und den venösen Ausstrom bei verschiedenen venösen Erkrankungen.

Intra- und epifasziale Kapazität. Wünschenswert wäre es, erhöhte venöse Kapazitätswerte durch Unterscheidung des intra- und epifaszialen Teils differenzieren zu können. Versuche, dies durch zusätzliche Anlage einer oberflächlichen Stauung mit geringerem Druck zu erreichen, insbesondere hinsichtlich des passiven Abstromweges, haben nach der bisher vorliegenden wissenschaftlichen Literatur nicht zu standardisierbaren Aussagen geführt.

Ödemfiltration. Bezüglich der Ödemfiltration muss bedacht werden, dass zwar vom ersten Stauungsmoment an eine gewisse Flüssigkeitsfiltration entsteht. Der Anteil dieser Filtration im normalen Messverfahren über 3–5 min ist im Verhältnis zur Kapazitätsänderung jedoch so gering, dass er dabei nicht relevant ist. Bei einer weiteren Stauung über 3 min gelten dann venöse Filtrationswerte von > 1 ml% als pathologisch.

Thrombose und postthrombotische Veränderungen. Bei Vorliegen einer Thrombose oder postthrombotischer Veränderungen kommt es primär zu einer Kapazitätsverminderung und durch die Verlegung des Querschnittes auch zu einer Abstrombehinderung (Abb. 3.**33**). Mit zunehmender Kompensation über das epifasziale Venensystem kann es bei weiterhin verminderten Kapazitätswerten zu einer relativen Verbesserung des Ausstromes kommen. Im Rahmen der Thrombosediagnostik muss ganz wesentlich auf den bei Beginn des Messvorgangs vorliegenden arteriellen Ruheeinstrom geachtet werden, da ein geringer arterieller Ruheeinstrom falsch geringe Kapazitätswerte mit dann meist grenzwertigen Messergebnissen zur Folge haben kann. Dies ist auf der Basis tatsächlich erniedrigter arterieller Ruhedurchblutungswerte ebenso möglich wie aufgrund einer Messungsverfälschung durch periphere Ödeme, Lip- und Lymphödme oder Gewebsindurationen. Eine wesentliche Bedeutung als primäre Thrombosediagnostik hat die Methode allerdings im Zeitalter hochauflösender moderner Ultraschalluntersuchungen nicht mehr.

Tabelle 3.**11** Bewertung der Messergebnisse der Venenverschlussplethysmographie

Befund	Kapazität	Ausstrom
Normalbefund	2,5–5,0 ml	40–80 ml
Primäre oder sekundäre Varikose	> 5 ml	> 80 ml
V.a. Thrombose oder früher Z.n. Thrombose, beginnendes postthrombotisches Syndrom	< 2,5 ml	< 40 ml
Relativ sicher nachgewiesene Thrombose von hämodynamischer Relevanz	< 2,0 ml	< 20 ml

Fehlermöglichkeiten

So einfach die Methode erscheint, so fehlerempfindlich ist sie, wenn sie nicht unter standardisierten Bedingungen stattfindet (7, 8).
Folgende Hauptfehlermöglichkeiten sind zu beachten:

Temperatur. Insbesondere bei Vergleichsmessungen kommen stark wechselnde, bei allen Messungen zu hohe oder zu niedrige Raumtemperaturen bzw. daran fehlende Adaptation in Frage.

Lagerungsfehler. Diese führen zu Fehlmessungen, indem sie den passiven Ausstrom behindern (Abb. 3.**34**). Schon direkt nach Anlage der Oberschenkelstaumanschette kann bei Beobachtung des Nullniveaus nach Abgleich erkannt werden, ob die Staumanschettenlage per se zu einer Abflussbehinderung führt.

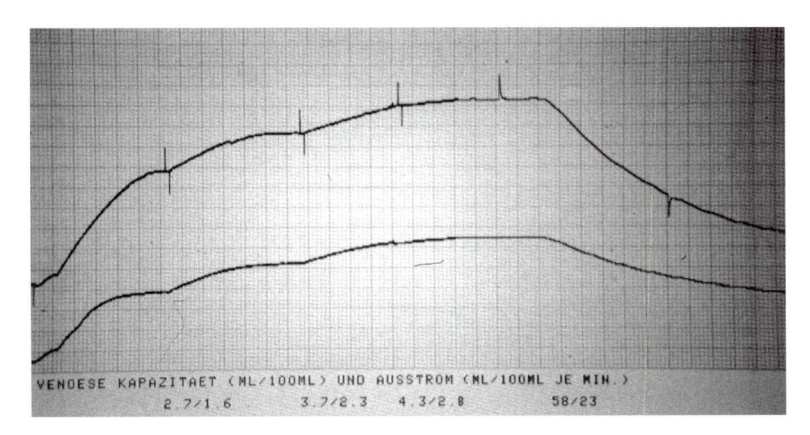

Abb. 3.**33** Die obere der beiden Kurven zeigt einen relativ größeren Volumenanstieg, der den Normalwerten entspricht. Die untere Kurve zeigt einen thromboseverdächtigen Befund mit deutlich erniedrigter venöser Kapazität und erniedrigtem venösem Ausstrom.

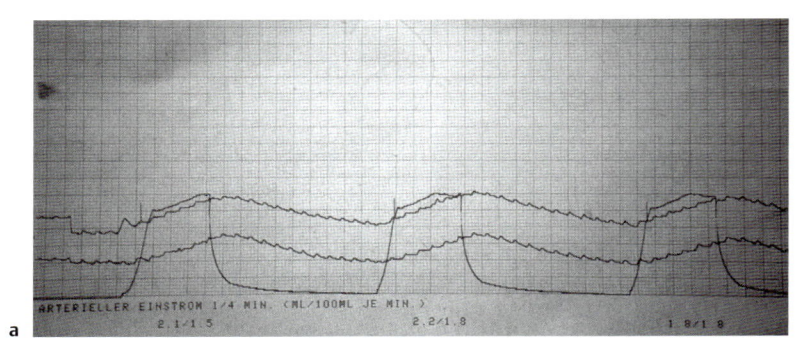

Abb. 3.**34 a, b** Simultanregistrierung von Manschettenstaudruck und davon abhängiger Volumenänderung am Unterschenkel.
a Man erkennt den gleichmäßigen Volumenabfall am Ende jeden Stauvorgangs bei richtiger Lagerung.
b Falsche Lagerung: Trotz beendeten Stauvorgangs steigt das Unterschenkelvolumen weiter an.

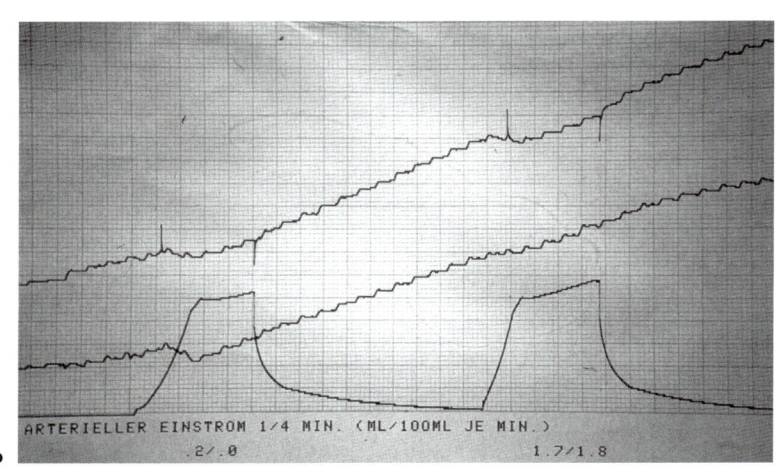

Pseudostau. Außerdem kann die aufgeblasene Staumanschette durch ungenügenden Druckabfall nach Öffnen des Ausstromventils zu einem Pseudostau führen. Dies wird erkannt, indem die arterielle Ruhedurchblutung gemessen wird. Hierbei muss nach kurzzeitigem Volumenanstieg durch das Aufblasen der Staumanschette mit dem Öffnen derselben wieder das Ausgangsniveau erreicht werden (3). Bei Behinderung des passiven Ausstroms in der Adaptationsphase kommt es in der nachfolgenden Messung durch die schon bestehende Volumenzunahme zu einem falsch niedrigen venösen Kapazitätswert und natürlich auch zu einem falsch pathologischen passiven Ausstromwert.

Falsche Lage des Dehnungsmessstreifenfühlers. Ein zu locker angelegter Dehnungsmessstreifenfühler misst eine zu geringe Volumenzunahme, ein zu stark vorgespannter Messfühler führt ebenfalls zu falsch niedrigen Werten. Darüber hinaus ist eine Bewertung der Widerstandsänderung nur dann korrekt, wenn vor Messbeginn ein Nullabgleich erfolgte.

Ödeme oder Gewebsindurationen. Ausgeprägte periphere Ödeme oder Gewebsindurationen verursachen ebenfalls falsch niedrige Kapazitäts- und Ausstromwerte.

Störungen des Untersuchungsablaufs. Bewegungen des Patienten, Pressen und Husten führen zu Druckänderungen im Venensystem und damit meist zu sprunghaften Messwertveränderungen im Untersuchungsablauf. Gleiches gilt für äußere Störungen, die eine Tonusänderung des Venensystems hervorrufen können.

Aussagefähigkeit und Stellenwert

Der Aussagewert ist eingeschränkt. Ödeme oder Gewebsindurationen führen häufig zu Fehlmessungen. Darüber hinaus erscheint nach der Literatur die Empfindlichkeit der Methode geringer als die der Venendruckmessung oder der photoplethysmographischen Verfahren.

> Der praktische Nutzen der Methode liegt vor allem in Vergleichsuntersuchungen und Verlaufsbeobachtungen.

Vergleichsuntersuchungen. Zu verschiedenen Jahreszeiten und damit geänderten Temperaturbedingungen unterliegend, lassen sich Kapazitätsänderungen feststellen, die die „Realität für die Beine" widerspiegeln und somit die Patientenaussagen hinsichtlich Schwellungs- und Spannungsgefühlen objektivieren. Auch die Auswirkungen physikalisch-therapeutischer Maßnahmen, wie Hydrotherapie, Kompressionstherapie oder einer medikamentösen Ödemprotektion lassen sich so nachvollziehen.

Thrombosediagnostik. Hinsichtlich der Thrombosediagnostik muss man sich vergegenwärtigen, dass es sich bei der Venenverschlusspletysmographie um eine Methode handelt, die nur bei hämodynamischen Auswirkungen von Venenverschlüssen, vor allem im Poplitea- und Oberschenkelbereich, pathologische Befunde erkennen lässt. Kleinere oder nur wenige Gefäßabschnitte betreffende Unterschenkelthrombosen sind nicht diagnostizierbar. Genauso entzieht sich eine isolierte Beckenvenenthrombose dieser Methode, da die Abstromverhältnisse aus dem Unterschenkel und Oberschenkelbereich dabei meist unbehindert sind.

Verlaufsbeobachtungen. Bei Verlaufskontrollen im Rahmen einer Varizenbehandlung ist es schließlich interessant, die Normalisierung zuvor erhöhter venöser Kapazitätswerte nach Ausschaltung der Varizen zu beobachten und zu verifizieren. Verlaufsbeobachtungen bei Zustand nach Thrombose lassen erkennen, ob es zu einer verbesserten Kompensation vor allem der passiven Ausstromsituation kommt. Hierdurch lassen sich Rückschlüsse auf für den Patienten notwendige Ruhephasen ziehen, was z. B. im Rahmen von Begutachtungen wichtig ist.

Literatur

1. Araki CTA, Back TL, Meyers MG, Hobson II RW. Indirect noninvasive tests (Plethysmograhy). In: Gloviczki P, Yao JST, eds. Handbook of venous disorders. London: Chapman & Hall; 1996: 97–111.
2. Becker HM, Klemm J. Zur Wertigkeit der Dehnungsmeßstreifen-Stauplethysmographie. Herz/Kreisl. 1972; 4/7: 254–8.
3. Gerlach H. Apparative Diagnostik peripherer Venenerkrankungen. In: Altenkämper H, et al., Hrsg. Phlebologie für die Praxis. Berlin: de Gruyter; 1991.
4. Gutmann J, Krötz J. Zur Genauigkeit der Dehnungsmeßstreifenmethode bei der venösen Kapazitätsmessung. Fol angiol. 1972; 20/3: 103–7.
5. Gutmann J. Zur Standardisierung der venösen Abflussmessung mittels Venenverschlusspletysmographie. In: Klüken N, Brändle I, Stemmer R, Hrsg. Ergebnisse der Angiologie – Band 20: Die venöse Hämodynamik. Stuttgart: Schattauer; 1980: 321–4.
6. Partsch H. Plethysmographische Verfahren. In: Weber J, May R, Hrsg. Funktionelle Phlebologie. Stuttgart: Thieme; 1990: 201–6.
7. Rabe E. Fehlinterpretationen der Strain-gauge-Plethysmographie und der gravimetrischen Plethysmographie. Phlebol. 1991; 20: 131–4.
8. Ramelet AA, Monti M. Phlebologie. Dt. Fassung. Bonn: Kagerer; 1993:199–205.

3.6 Phlebodynamometrie

H. E. Gerlach

Definition

Bei der Phlebodynamometrie handelt es sich um eine intravasale Messung der Venendruckverhältnisse an den unteren Extremitäten in Ruhe und unter Aktivierung der Gelenk- und Muskelpumpen oder alternativ während bimanueller Wadenkompression.

Bestimmt werden der Druckabfall unter der aktiven Entleerung und die venöse Druckausgleichszeit. Eine Wiederholung der Messung im Rahmen eines Tourniquet-Tests dient der Beurteilung der funktionellen Situation hinsichtlich einer Änderung/Verbesserung des Druckgradienten und/oder der Druckausgleichszeit durch venausschaltende Maßnahmen. Bei Punktion einer Fußrückenvene kann eine Messung des globalen Venendruckverhaltens, bei Punktion einzelner oberflächlicher Äste eine zumindest lokal begrenzte Beurteilung des Venendruckverhaltens vorgenommen werden (3, 4, 5).

> Die Phlebodynamometrie ist eine intravasale Messung der Venendruckverhältnisse an den unteren Extremitäten, bei der der Druckabfall unter aktiver Entleerung und die venöse Druckausgleichszeit bestimmt werden.

Indikationen

- Funktionsprüfung im epi-, sub- und transfaszialen Venensystem,
- Überprüfung der Operationsindikation beim postthrombotischen Syndrom,
- Therapiekontrolle und/oder Verlaufskontrolle nach Thrombosebehandlung,
- Funktionsprüfung vor und nach venausschaltenden Eingriffen im Bereich der unteren Extremitäten.

Kontraindikationen

- Infektion im Punktionsbereich,
- Vorsicht bei Lymphödem und fortgeschrittener arterieller Verschlusskrankheit.

Durchführung (Abb. 3.35)

- Punktion einer Fußrückenvene oder des zur Druckbestimmung ausgesuchten Varizenastes.
- Je nach Punktionsort muss der Nullabgleich mit dem Stathamelement in Höhe des Punktionsortes erfolgen. Zur globalen Messung des Venendruckverhaltens in Höhe des Fußrückens, zur lokal betonten Messung des Druckverhaltens in Höhe der Punktionsstelle, z. B. einer Varize.

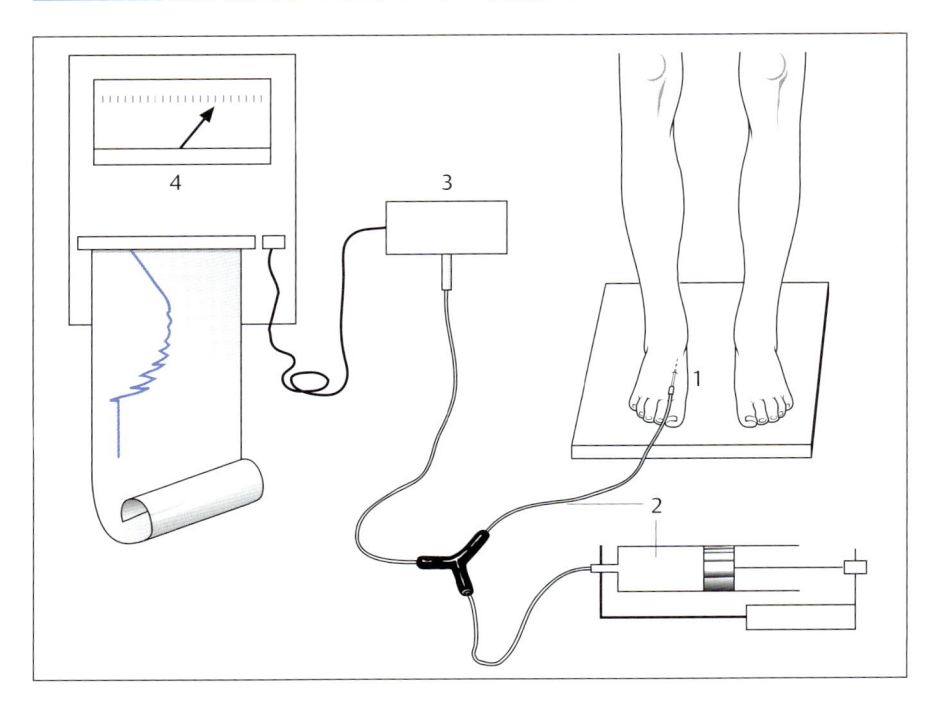

Abb. 3.35 Schematische Darstellung des Versuchsaufbaus bei der Phlebodynamometrie.
1 = Injektionsnadel in Fußrückenvene,
2 = Infusionssystem,
3 = Stathamelement,
4 = Mess- und Registriergerät.

- Die Druckaufzeichnung mit elektromechanischem Druckwandler soll mit ungedämpfter Druckkurve erfolgen, um rechtzeitig Fehler hinsichtlich der Lage der Punktionskanüle zu erkennen.
- Bestimmung und Einstellung des Ruhedruckes.
- Messung des Druckabfalls (ÄP) während eines standardisierten Belastungsprogramms (Zehenstände, Kniebeugen, Laufband; die bimanuelle Wadenkompression ist grundsätzlich als Alternative möglich oder geeignet zur Differenzierung zwischen pseudopathologischen Druckwerten bei eingeschränkter Beweglichkeit des Patienten und Venenklappenfunktionsstörungen).
- Registrierung der Druckausgleichszeit.
- Bei Fragestellungen zu venenausschaltenden Maßnahmen Wiederholung der Messung mit Tourniquet-Test.

Dokumentation

Die kontinuierliche graphische Dokumentation der direkt registrierten Druckkurve als unverfälschte Oneline-Registrierung ist erforderlich. Diese Registrierung kann auf einem Printmedium oder einem elektronischen Speichermedium geschehen.

Beurteilung

■ Relevante Parameter

- Ruhedruck (P_1) in mmHg,
- tiefster Druck nach Arbeit (P_2),
- maximaler Druckabfall (ÄP),
- Mitteldruck nach Burton,
- Druckausgleichszeit (t_2) in Sekunden bei $P_3 = P_1$,
- evtl. überhöhter Ruhedruck (P_4) nach der Druckausgleichszeit.

Abb. 3.**36** zeigt eine Venendruckkurve mit Ruhedruck, maximalem Druckabfall und Druckausgleichszeit bei Messung mit und ohne Tourniquet.

■ Auswertung

Der Ruhedruck wird stets als Referenz zum Druckabfall angegeben. Wird der Druckabfall prozentual ausgedrückt, ist auch die Angabe des tiefsten Druckes direkt bei Beendigung der Arbeit notwendig. Die sog. Druckausgleichszeit wird über den Gesamtzeitraum bis zum Wiedererreichen des Ausgangsdruckes definiert; als weiterer Parameter hat sich auch die sog. „halbe Druckausgleichszeit", d. h. das Erreichen bzw. Wiederauffüllen von 50 % des venösen Ausgangsdruckes als besonders aussagefähig erwiesen.

> Bei Wiederholung der Messung mit Tourniquet-Test müssen die gleichen Parameter zueinander in ein Verhältnis gesetzt werden, um Aussagen über eine Verbesserung oder Verschlechterung der Venendrucksituation bei Ausschaltung des gewünschten Venenabschnitts treffen zu können (6, 8).

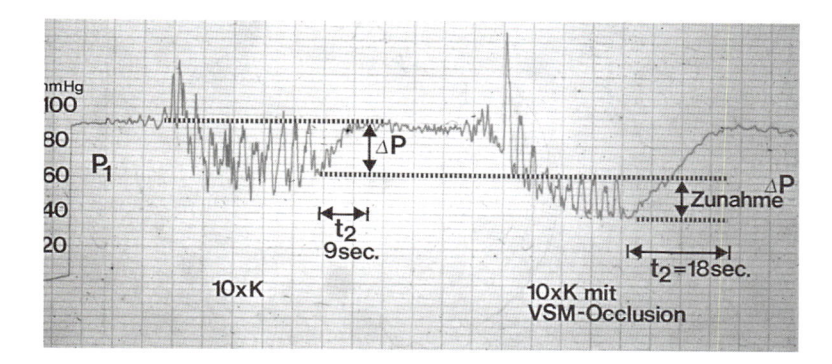

Abb. 3.36 Originalregistrierung einer Venendruckkurve mit verbessertem Druckabfall bei Tourniquet-Test und mit entsprechender Verlängerung der Wiederauffüllungszeit in der 2. Kurvenhälfte.

Fehlermöglichkeiten (2)

- Fehlerhafte Punktion,
- thrombosierte oder während der Belastung an der Venenwand anliegende Kanüle (Behebung durch Unterlegen eines Zellstofftupfers oder Wahl eines anderen Punktionsortes in einem nicht bewegten Areal),
- fehlerhafte Eichung des Geräts,
- mangelnde Mitarbeit des Patienten,
- Bewegungseinschränkung im Sprunggelenkbereich,
- Fehlanlage des Tourniquets,
- mangelnde Adaptation des Patienten.

Aussagefähigkeit und Stellenwert

Grundsätzlich handelt es sich bei der Phlebodynamometrie um eine Referenzmethode zur Beurteilung der venösen Pumpfunktion. Bei allen bekannten Untersuchungsparametern besteht eine sehr gute Reproduzierbarkeit der Ergebnisse, allerdings haben die Parameter nur eine globale Aussagekraft. Auch darf von einem hohen Ruhedruck nicht automatisch auf eine pathologische Situation im Venensystem geschlossen werden, denn ein entsprechender Zusammenhang konnte bisher nicht nachgewiesen werden.

Druckabfall. Das Verhalten des Druckabfalls ist abhängig von der aktiven venösen Entleerungsleistung, die auch durch mechanische Faktoren, wie z. B. eingeschränkte Beweglichkeit der Gelenke oder Muskelatrophie mit beeinflusst wird. Bei venösen Klappeninsuffizienzen wird der venöse Druckabfall vor allem von der auch während der Auspumpphase bestehenden Refluxsituation geprägt, er hängt aber auch ab von einer Verstärkung oder Verminderung des arteriellen Nachstroms.

Diagnostische Lücken. Von einem normalen Druckverhalten kann allerdings nicht mit absoluter Sicherheit auf ein normales Venensystem rückgeschlossen werden. So ist z. B. von einer Saphenathrombosierung keine Veränderung des venösen Druckverhaltens zu erwarten, obwohl ein pathologischer Venenbefund vorliegt. Ebenso können sich bei einem teilweisen oder vollständigen Verlust des Lumens im tiefen Venensystem bei optimaler Kompensation über das oberflächliche Venensystem und funktionsfähigen Klappenverhältnissen durchaus normale Funktionswerte ergeben. Pathologische Werte sind also erst dann zu erwarten, wenn es zu einer globalen Dekompensation der venösen Funktion entweder über Refluxe und/oder mangelnde Kompensation der Auspumpleistung kommt (7).

Tourniquet-Test. Bei der lokal betonten Betrachtung des Druckabfalls vor venenausschaltenden Eingriffen wird zwar weiterhin das globale Venendruckverhalten mitbewertet, die Messung im Rahmen eines Tourniquet-Tests des punktierten Venenabschnittes stellt jedoch sicher, dass bei Ausschaltung dieses Venenabschnittes im Test nur dessen lokale Funktionsänderung beurteilt wird.

Stellenwert im klinischen Alltag. Zusammenfassend lässt sich feststellen, dass hinsichtlich der Schwere einer chronischen venösen Insuffizienz statistisch eine gute Korrelation zwischen dem klinischen Erscheinungsbild und der Funktionsstörung in der Phlebodynamometrie nachzuweisen ist. So besteht in der Regel eine hohe Korrelation zwischen pathologischen Befunden im Sinne einer Minderung der venösen Auspumpleistung sowie einer Verkürzung der Wiederauffüllungszeit und pathologischen Hautveränderungen. Im Einzelfall trifft dies jedoch nicht unbedingt zu, weshalb es zusätzlich der funktionell-anatomischen Diagnose bedarf.

> Im Hinblick auf die heute verfügbaren nichtinvasiven Methoden zur Funktionsbeurteilung und die Möglichkeiten der Duplexsonographie ist es verständlich, dass die Phlebodynamometrie, die immerhin mit der Belästigung des Patienten durch eine Venenpunktion einhergeht und somit nicht weniger invasiv ist als eine Phlebographie, im klinischen Alltag nur noch einen eingeschränkten Stellenwert hat. Dies ist insbesondere der Fall, weil häufige Wiederholungsmessungen dem Patienten nur bedingt zumutbar sind.

Literatur

1. Fukuoka M, Okada M, Sugimoto T. J Vasc Surg. 1998; 27: 671–6.
2. Gerlach H. Apparative Diagnostik peripherer Venenerkrankungen. In: Altenkämper H, Felix W, Gericke A, Gerlach H, Hartmann M, Hrsg. Phlebologie für die Praxis. Berlin: de Gruyter; 1991.
3. Kriesmann A. Periphere Phlebodynamometrie. Grundlagen, Technik, Leistungsbreite. VASA Suppl. 4; 1975.
4. Kriesmann A. Empfehlungen zur Standardisierung und praktischen Anwendung der peripheren Venendruckmessung. In: May R, Kriesmann A, Hrsg. Periphere Venendruckmessung. Stuttgart: Thieme; 1978.
5. Partsch H. Periphere Venendruckmessung (Phlebodynamometrie). In: Weber J, May R, Hrsg. Funktionelle Phlebologie. Stuttgart: Thieme; 1990: 207–36.
6. Masuda EM, Eklof B, Kistner RL. Direct venous pressure – role in the assessment of venous disease. In: Gloviczki P, Yao JST, eds. Handbook of venous disorders. London: Chapman & Hall; 1976: 168–77.
7. May R, Kriesmann A. Periphere Venendruckmessung. Stuttgart: Thieme; 1978.
8. Varady Z. Stellenwert der Phlebodynamometrie als meßbare Voraussage vor der Therapie. Phlebol u Proktol. 1987; 16: 70–3.

3.7 Differenzialdiagnostische Bewertung verschiedener diagnostischer Methoden

H. E. Gerlach

Unter differenzialdiagnostischen Gesichtspunkten müssen die verschiedenen diagnostischen Möglichkeiten je nach Fragestellungen und Krankheitsbildern sehr unterschiedlich bewertet werden. Eine Übersicht über die Beurteilung der einzelnen Methoden gibt Tabelle 3.**12**.

Zusätzlich richtet sich die Wahl der Methode natürlich auch nach der Verfügbarkeit, während die Aussagekraft der Untersuchung stark von der Erfahrung des Untersuchers abhängt. Dies wird besonders deutlich bei der Thrombosediagnostik mit Duplexsonographie und Phlebographie.

Tabelle 3.12 Bewertung der Aussagefähigkeit verschiedener diagnostischer Möglichkeiten bei den häufigsten Venenerkrankungen (CVI = chronische venöse Insuffizienz, LRR = Lichtreflexionsrheographie, – = keine Aussagefähigkeit, + = geringe Aussagefähigkeit, ++ = mittlere Aussagefähigkeit, +++ = gute Aussagefähigkeit)

Untersuchungsmethode	Tiefe Venenthrombose	Oberflächliche Thrombophlebitis	Varikose	CVI suprafaszial	Angiodysplasien
Anamnese	+	++	++	++	++
Klinische Untersuchung	++	++	+++	+++	+++
Dopplersonographie	+	+	++	++	+
Duplexsonographie	+++	+++	+++	+++	++
Phlebographie	+++	+	++	+++	+++
Photoplethysmographie/LRR	–	–	+	++	+
Venenverschlussplethysmographie	(+)	–	+	++	+
Phlebodynamometrie	–	–	+	+++	++

4 Therapie

4.1 Allgemeine physikalische Therapie
H. E. Gerlach

Bedeutung und Rolle physikalischer Maßnahmen

Physikalisch-therapeutische Maßnahmen spielen in der Behandlung der Varikose sicherlich eine nachrangige, bei den anderen Venenerkrankungen aber eine ungemindert wichtige Rolle, die leider oft unerkannt bleibt.

> Am wesentlichsten ist die Bedeutung der physikalischen Maßnahmen sicher beim Vorliegen eines postthrombotischen Syndroms.

Therapie und Prophylaxe. Nach Abklärung der Erkrankungsätiologie steht immer zuerst die kausale Therapie im Vordergrund, d. h. es ist zu klären, ob eine kausal besserbare oder sogar sanierbare Erkrankungsform vorliegt. In diesen Fällen spielt die physikalische Therapie allenfalls die Rolle einer Hilfestellung, um die Zeit bis zur kausalen Behandlung zu überbrücken. Danach hat sie dann den Stellenwert einer Prophylaxe, soweit dies möglich ist. Es muss in diesem Zusammenhang jedoch eindeutig zugegeben werden, dass auch intensivste Bemühungen im Sinne der physikalischen Therapie das Auftreten oder Fortschreiten eines Venenleidens nicht grundsätzlich verhindern können. Ganz sicher aber können Beschwerden und Symptome und im Idealfall auch die Rezidivquote z. B. für Ulzera verringert werden. Grundsätzlich sind die nachfolgenden Überlegungen zum therapeutischen Einsatz physikalischer Maßnahmen auch auf die Prophylaxe anwendbar.

Kompressionsbehandlung während physikalischer Maßnahmen. Hinsichtlich der Kompressionsbehandlung und der intermittierenden Kompression als eigenständige physikalisch-therapeutische Maßnahmen sei auf den Beitrag „Kompressionstherapie" (S. 52) verwiesen. Es muss jedoch an dieser Stelle eine Bemerkung zur Kompressionsbehandlung im Rahmen der sonstigen physikalischen Maßnahmen erfolgen.
- Bei allen Hydrotherapieformen ist während der Anwendung keine Kompressionsbehandlung notwendig.
- Bei der besserbaren chronischen venösen Insuffizienz (CVI), in der Regel in Form einer primären Varikosis, ist nur in seltenen Fällen beim „Venensport" oder Bewegungstraining eine Kompressionsbehandlung erforderlich.
- Bei der nicht besserbaren CVI, bei der es sich in aller Regel um Schäden am tiefen Venensystem handelt, ist eine Kompressionsbehandlung dagegen insbesondere auch bei der physikalischen Therapie angezeigt.

Der Grund für Letzteres ist, dass jegliche Form von Bewegung zu einer Vermehrung des arteriellen Einstroms und damit auch zu einer notwendigen Erhöhung des venösen Abstroms führt. Da bei Schäden an den tiefen Venen eine Kompensation durch die Aktivierung der Muskelpumpe nicht möglich ist, muss der gesteigerte Ein- und Abstrom grundsätzlich durch die Kompressionsbehandlung kompensiert werden. Im Zweifelsfalle kann man den Patienten über die Zeichen einer ungenügenden venösen Entleerung aufklären, wie z. B. zunehmendes Spannungs- und Schweregefühl unter einer Bewegungstherapie oder beim Sport. Wenn solche Beschwerden unter oder nach der Bewegungstherapie verspürt werden, so ist zwingend die Kompressionsbehandlung dabei notwendig. Auch Umfangsmessungen vor und nach dem Sport können helfen, über eine Kompression während des Sports zu entscheiden.

Manuelle Lymphdrainage. Der Vollständigkeit halber sei an dieser Stelle auch die manuelle Lymphdrainage als Therapieform der physikalischen Therapie erwähnt. Es handelt sich dabei aber um ein sehr komplexes und den Rahmen dieser Darstellung sprengendes Verfahren. Auch wenn es im Wesentlichen zur Entstauung beim Lymphödem angewandt wird, so hat es doch auch beim Phlebödem mit lymphatischer Komponente seinen Stellenwert, insbesondere bei „chronifizierten" Ödemen.

Hydro- und Balneotherapie

Kalte Güsse. Bei den Wasseranwendungen stehen „kalte Güsse" als Kältereize an erster Stelle. Sie sollen streng nach den Kneipp-Regeln erfolgen: Besser als Guss denn als „Dusche", von distal nach proximal bis etwa zur Mitte der Oberschenkel mit kühlem, aber nicht eiskaltem Wasser. Die Dauer sollte 2–3 min betragen. Danach sollte keine reaktive Hyperämie der Haut sichtbar sein. Dies wäre als kontraproduktiv einzustufen, da das Ziel der Maßnahme ist, die Venentonisierung durch die Abkühlung zu steigern. Nach Untersuchungen von Rudofsky (6) ist es nämlich möglich, bei regelmäßiger Anwendung das Venenvolumen um 40 % zu reduzieren. Daneben können auch akute Beschwerden durch Abkühlung reduziert werden, insbesondere phlebitische Reizzustände.

Kneipp-Wassertreten. Kneipp-Wassertreten in kaltem Wasser bewirkt eine Abkühlung, unterstützt die aktive Entleerung durch Einsatz der Muskelpumpe und nutzt den Effekt des hydrostatischen Drucks, sofern es in kniehohem Wasser durchgeführt wird.

Gehen auf Sandboden im Brandungssaum am Meer. Dies führt zu einer Steigerung der bisher beschriebenen Wirkungen. Die Wirkungsverstärkung ist auf das Abrollen der Füße im Sandboden zurückzuführen und betrifft sowohl die Sprunggelenksbeweglichkeit als auch die Kräftigung der Wadenmuskulatur. Dies setzt allerdings voraus, dass man zumindest wadentief im Wasser geht.

Schwimmen. Die Wasseranwendung in Form des Schwimmens erfüllt bei kühlen Wassertemperaturen bis 25 °C ganz sicher auch die unter „Kalte Güsse" genannten Voraussetzungen und hat zusätzlich die Wirkung einer ideal angepassten Kompression. Bei darüber hinausgehenden wassergymnastischen Übungen oder gar Krafttraining, z. B. im Sinne von „Wasserwalking", erfüllt es Idealvoraussetzungen für physikalische Maßnahmen bei der CVI, wie sie im Folgenden unter „Venensport" beschrieben werden. Insbesondere bei offenem Ulcus cruris ist Schwimmen aber nicht in öffentlichem Gewässer möglich, sodass die Therapie nicht allen Patienten zugänglich ist. Auch andere allgemeinmedizinische Gründe können diese therapeutische Maßnahme unmöglich machen.

Bewegungstherapie bei höheren Wassertemperaturen. Inwieweit bei höheren Wassertemperaturen die Vorteile der Bewegung im Wasser gegenüber den Nachteilen der höheren Temperaturen überwiegen, ist sicherlich noch strittig. Nach neueren Untersuchungen (3) liegt die schädliche Wassertemperatur wohl höher als bisher angenommen. Dabei wird die Indifferenztemperatur der Haut bei ca. 29 °C angenommen. Bis zu dieser Temperatur gibt die Haut im Wasser Wärme ab. Aber auch Thermalwasser bis 36 °C scheint nicht unbedingt schädlich zu sein, da der Venendilatation durch die Wärme venentonisierende Reize durch den Wasserdruck und den CO_2-Gehalt von Thermalwasser entgegenstehen (1, 2, 3). Darüber hinaus kann und muss man sich in diesem Wasser bewegen, was den Wärmeeffekt zusätzlich abschwächt. Somit sind es wohl eher andere Umfeldbedingungen, wie „Düsenmassage" der Beine, die oft in Thermalbecken vorzufinden ist, oder ein übermäßig langer Aufenthalt im warmen Wasser ohne nachfolgende lokale Abkühlung und/oder Hochlagerung der Beine, die ein unnötiges Risiko bedeuten. Die Verträglichkeit des warmen Wassers hängt ganz sicher auch vom Stadium bzw. Fortschreiten der CVI ab. Eine positive Wirkung i.S. einer aktiven Entstauung konnte jedenfalls in verschiedenen Vergleichsstudien nachgewiesen werden (2, 4, 6, 7).

Allgemeine Bewegungstherapie

> Als spezifische Ziele einer Bewegungstherapie sind die Erhaltung und/oder Verbesserung der Sprunggelenkbeweglichkeit und die Steigerung der Muskelpumpenwirkung durch Zunahme der Wadenmuskelmasse zu definieren.

Gerade die Sprunggelenkbeweglichkeit in den letzten 5 Winkelgraden der Dorsalflexion und 10 Winkelgraden der Plantarflexion ist entscheidend für die Qualität der Sprunggelenkpumpleistung. Damit stellt die Verbesserung der Sprunggelenkbeweglichkeit ein wesentliches Trainingsziel dar. Darüber hinaus soll auch die allgemeine Beweglichkeit verbessert und Freude an körperlicher Bewegung geweckt werden.

Verbesserung der Sprunggelenkbeweglichkeit. Hierzu dient ein aktives Trainingsprogramm, bestehend aus gymnastischen Übungen und Bewegungs- sowie Krafttraining, z. B. an einem Pedalergometer oder mit einem elastischen Band (z. B. Deuserband). Dieses Trainingsprogramm geht auf erste Untersuchungen von Weidinger (9) zurück und wurde wesentlich von Jünger und Klcysz (4, 5) fortentwickelt. Beim Training mit dem Pedalergometer kann durch Einstellung des Tretwinkels das Sprunggelenk kontrolliert bewegt und trainiert werden. Bei Hochlagerung der Beine während des Trainings wird der passive Rücktransport des Blutes deutlich verstärkt. Zehenstandsübungen haben den Nachteil, dass die Gelenke durch das Körpergewicht belastet und der venöse Abstrom durch die stehende Haltung erschwert wird. Fahrradergometrisch ist eine verbesserte Sprunggelenksbeweglichkeit nur dann zu erreichen, wenn der Sattel so eingestellt wird, dass die Tretbewegung fast ausschließlich aus dem Sprunggelenk erfolgen muss. Auch in diesem Fall ist die zirkulatorische Situation bei herabhängenden Beinen schlecht und nur das Training an einem Tretkurbelergometer in liegender Position ist mit dem pedalergometrischen Training vergleichbar.

Verbesserung der Muskelpumpleistung. Das Krafttraining wird eingesetzt, um über die Zunahme des Muskelquerschnitts bei gleichem verfügbarem Raum einen verbesserten Kompressionseffekt auf das Venensystem zu erreichen. Hierbei dienen der Knochen als unveränderbares inneres und ein fester unnachgiebiger Kompressionsverband als äußeres Widerlager. Deshalb sollte ein Venentraining in der Regel auch nur unter entsprechender Kompressionsbehandlung durchgeführt werden. Die Beschränkung auf das lokale Training vor allem der unteren Extremitäten ermöglicht es, bei Patienten in nahezu jedem Gesundheitszustand – ausgenommen der nichtkompensierten Rechtsherzinsuffizienz – ein risikofreies Training durchzuführen.

Bewegungstherapie und Adipositas. Adipositas bei Venenpatienten stellt auf keinen Fall einen Hinderungsgrund für Bewegungstherapie dar. Unabhängig von allen Entstehungstheorien zur Adipositas ist immanent, dass sich Adipöse in aller Regel ungern bewegen. Ziel einer Bewegungstherapie ist in diesen Fällen sicher nicht die Gewichtsreduktion, weil dies rein kalorisch betrachtet wenig sinnvoll und kaum Erfolg versprechend ist. Man weiß aber, dass ausreichende Bewegung einerseits einen gewissen Sättigungsfaktor darstellt und andererseits auf Dauer wohl auch den Set-off-Point für die Gewichtsregulation positiv beeinflusst. Neben dem direkten Effekt auf Venen und Muskulatur ist aber vor allem wesentlich, die generelle Beweglichkeit des Venenpatienten zu erhalten.

Tabelle 4.1 zeigt zusammenfassend die wichtigsten physikalischen Maßnahmen, die bei Venenerkrankungen zum Einsatz kommen, wobei deren positive Wirkung von oben nach unten zunimmt.

Tabelle 4.1 Physikalische Maßnahmen bei Venenerkrankungen, deren positive Wirkung auf das Venensystem von oben nach unten zunimmt

- Bewegung im warmen Thermalwasser
- Kalte Güsse
- Kneipp-Wassertreten
- Laufen auf Sandboden im Wasser
- Schwimmen im Wasser unter 29 °C, je kühler, desto besser
- Wassergymnastik
- Krafttraining im Wasser, z. B. Wasserwalking
- Sprunggelenk- und Krafttraining mit hoch liegenden Beinen

Sport und Venenerkrankungen

Für jede Form der Venenerkrankung (einzige Ausnahme: Claudicatio venosa) gilt, dass vermehrte Bewegung zu einer Entlastung des Venensystems führt, selbst bei eingeschränkter Abpumpfunktion. Die Patienten sind somit zu vermehrter Bewegung anzuhalten. Die positive Wirkung der körperlichen Bewegung hat auf jeden Fall Priorität gegenüber eventuellen theoretischen Einwänden gegen bestimmte Sportarten, die z. B. mit Sprungübungen (Handball) oder Drucksteigerung bei plötzlichen Stopps (z. B. Tennis) verbunden sind. Dies gilt, solange nicht profimäßig ein intensives Training durchgeführt wird.

Tabelle 4.2 Beurteilung verschiedener Sportarten bei CVI

Empfehlenswert	Nicht so gut	Abzuraten
Schwimmen	Ballsportarten mit Sprüngen wie:	Gewichtheben
Gefäßsport	• Handball	Krafttraining mit ähnlicher Belastung
Gehen	• Volleyball	
Wandern	• Basketball	Intensives Leistungsradfahren
Venenwalking	• Fußball	
Skilanglauf	Intensives Joggen	Mountainbiking
Rad fahren ohne Belastung	Aerobic	Rudern
Golf spielen	Tennis	Kanusport
Tanzen	Alpines Ski fahren	Squash
		Federball

> Die Überlegung, dass vermehrte Bewegung das Venensystem entlastet, soll auch den Alltag des Patienten beeinflussen nach dem Motto: LLSS = „Lieber laufen statt stehen und sitzen".

Gehen und Joggen. Neben der Beurteilung verschiedener Sportarten (Tab. 4.2) soll kurz Stellung genommen werden zur normalen Bewegung, dem „Gehen" und „Joggen". Im Bedarfsfalle muss mit orthopädischer Unterstützung zunächst für ein normales Gangbild gesorgt werden, d. h. für ein physiologisches Abrollen der Füße über die Ferse bis zum Ballen. Gegebenenfalls ist es sogar notwendig und sinnvoll, durch physiotherapeutische oder krankengymnastische Behandlung eine Mindestbeweglichkeit im Sprunggelenk wieder herzustellen, bevor ein Bewegungstraining mit „Gehen" Sinn macht. Joggen gilt wegen des harten Aufsetzens der Füße nicht als ideale Bewegung. Es kommt dabei bei jedem Schritt zu einer Belastung der Venenklappen durch die in der Vene aufprallende Blutsäule. Besser ist daher ein zügiges Gehen, das in den USA als „Walking" bekannt ist und inzwischen auch bei uns ausgeübt wird. Dabei kann der allgemeine Kreislauf- und Ausdauereffekt beim sog. „Power-Walking" ebenso groß sein wie beim Joggen.

Literatur

1. Hartmann B. Effect of Carbon Dioxide-Enriched Water and Fresh Water on the Cutaneous Microcirculation and Oxygen Tension in the Skin of the Foot. Angiology. 1997; 48: 337–43.
2. Hartmann B. Physical Therapy Improves Venous Hemodynamics in Cases of Primary Varicosity: Results of a Controlled Study. Angiology. 1997; 48: 157–62.
3. Hartmann B. Venous Function in Patients with Venous Disease and Healthy Controls Before and after a Bathing Procedure and Subsequent Cold Stimulus. Int J Angiol. 1998; 7: 252–4.
4. Klyscz T, Jünger M. Ambulantes Gefäßsporttraining bei Patienten mit chronischer Veneninsuffizienz (CVI) nach dem Tübinger Modell. Vasomed. 1994; 7–8: 288–92.
5. Klyscz T, Jünger M. Venenfitness – Übungen zur Behandlung und Vorbeugung. Falken; 1999.
6. Rudofsky G. Untersuchungen zur Epidemiologie, Pathophysiologie, Diagnostik und Therapie venöser Erkrankungen. Habil. Schrift 1978 und Vasa 1980: Suppl 7.
7. Werner E, Vanscheid W. Klimatherapie bei Venenleiden. Vasomed. 1993; 10: 551–5.
8. Werner E, Vanscheid W. Venentraining den Beinen zuliebe. Bonn: Kagerer Kommunikation; 1993.
9. Weidinger P. Therapie der Venopathien durch Gefäßtraining. Dtsch Z Sportmed. 1987; 38: 60–9.

4.2 Kompressionstherapie

E. Rabe

Neben den physikalischen Maßnahmen bildet die Kompressionstherapie die eigentliche Grundlage der Behandlung akuter und chronischer Venenkrankheiten. Die Kompression der Extremitäten von außen führt einerseits zur Erhöhung des Gewebe- und Ödemdruckes mit daraus resultierender Erhöhung der Rückresorption von Gewebeflüssigkeit im venösen Schenkel der Kapillaren und zur Verminderung der Filtration im arteriellen Teil. Die Folge ist eine Entödematisierung bzw. die Verhinderung der Ödementstehung.

Des Weiteren wird der venöse Gefäßdurchmesser durch die Kompression vermindert und es kommt dadurch zu einer Funktionsfähigkeit von vorher relativ insuffizienten Venenklappen bei dilatierten Venen und zu einer Beschleunigung des venösen Rückstroms. Damit verbunden ist auch eine Reduktion der ambulatorischen venösen Hypertonie sowohl in den großen Venen als auch in den Kapillaren (4).

Hammersen konnte unter Kompressionstherapie eine Verbesserung der strukturellen Veränderungen der varikösen Venenwand nachweisen (3). Auch eine erhöhte fibrinolytische Aktivität konnte gezeigt werden (7).

Durch die Kompressionsbehandlung wird allerdings auch der Druck auf den arteriellen Schenkel erhöht, sodass bei arterieller Verschlusskrankheit extreme Vorsicht geboten ist.

Methoden

> Die Kompressionstherapie im phlebologischen Sinne kann mit dem phlebologischen Kompressionsverband (PKV), dem medizinischen Kompressionsstrumpf (MKS) und der apparativen intermittierenden Kompression (AiK) durchgeführt werden.

■ Phlebologischer Kompressionsverband (PKV)

Unter einem phlebologischen Kompressionsverband (PKV) versteht man einen Verband mit elastischen oder unelastischen Binden, der die Extremität umschließt und mindestens ein großes Gelenk einschließt. Die Anwendung des Verbands erfordert spezielle Kenntnisse und Erfahrungen sowohl in Diagnose, Differenzialdiagnose und Kontraindikationen zur Therapie der venolymphatischen Krankheiten als auch in der Technik des Anlegens. Der PKV kann als Wechselverband und als Dauerverband konzipiert werden. Ein Wechselverband wird täglich neu angelegt und in der Regel nicht über Nacht belassen. Demgegenüber verbleibt der Dauerverband über einen längeren Zeitraum meist über mehrere Tage, auch während der Nacht (13).

■ Medizinischer Kompressionsstrumpf (MKS)

Unter einem medizinischen Kompressionsstrumpf (MKS) versteht man einen elastischen Strumpf mit einem Andruck im Fesselbereich von mindestens 18 mmHg. Die in den MKS eingearbeiteten elastischen Fäden geben ihm komprimierende Eigenschaften. Der Druck fällt kontinuierlich von distal nach proximal ab. Die Wirkung des MKS liegt im gleichmäßigen Druck auf das Bein; er kann die verloren gegangene Elastizität des Gewebes wenigstens teilweise ersetzen (12).

■ Apparative intermittierende Kompression (AiK)

Die apparative intermittierende Kompression (AiK) besteht in der Anwendung von pneumatischen Wechseldruckmanschetten, die intermittierend einen definierten Druck von außen auf die Extremität ausüben. Es können Manschetten mit einer oder mit mehreren Kammern verwendet werden (14).

Indikationen

Die Kompressionstherapie hat eine Vielzahl von Indikationen sowohl bei akuten und chronischen Venenkrankheiten als auch beim Lymphödem und bei Ödemen anderer Genese.

Die wichtigsten Indikationen gemäß den Leitlinien der Deutschen Gesellschaft für Phlebologie gehen aus den Tabellen 4.3 bis 4.5 hervor (12, 13, 14).

Tabelle 4.3 Indikationen des medizinischen Kompressionsstrumpfes (MKS)

- Varikose, primär und sekundär
- Varizen in der Schwangerschaft
- Leitveneninsuffizienz
- Thrombophlebitis (superfiziell) sowie Zustand nach abgeheilter Phlebitis
- Zustand nach Thrombose
- Postthrombotisches Syndrom
- CVI der Stadien I bis III nach Widmer
- Ödeme in der Schwangerschaft
- Posttraumatische Ödeme
- Zyklisch idiopathische Ödeme
- Lymphödeme
- Lipödeme
- Angiodysplasien
- Sklerosierungstherapien unterstützend
- Nach venenchirurgischen Eingriffen
- Stauungszustände infolge Immobilität (arthrogenes Stauungssyndrom, Paresen und Teilparesen der Extremität)
- Thromboseprophylaxe beim mobilen Patienten

Tabelle 4.4 Indikationen des phlebologischen Kompressionsverbandes (PKS)

- Varikose, primär und sekundär
- Varizen in der Schwangerschaft
- Leitveneninsuffizienz
- Thrombophlebitis sowie Zustand nach abgeheilter Phlebitis
- Zustand nach Thrombose
- Phlebothrombose
- Postthrombotisches Syndrom
- CVI der Stadien I bis III nach Widmer, auch Ulcus cruris mixtum
- Ödeme in der Schwangerschaft
- Posttraumatische Ödeme
- Zyklisch idiopathische Ödeme
- Lymphödeme
- Lipödeme
- Angiodysplasien
- Sklerosierungstherapien unterstützend
- Nach venenchirurgischen Eingriffen
- Thromboseprophylaxe

Tabelle 4.5 Indikationen der apparativen intermittierenden Kompression (AIK)

- Thromboseprophylaxe
- Venös bedingte Ödeme
- Ulcus cruris venosum
- Posttraumatische Ödeme
- Primäre Lymphödeme, zusätzlich zur komplexen physikalischen Entstauungstherapie
- Sekundäre Lymphödeme, ohne proximale Sperre, zusätzlich zur komplexen physikalischen Entstauungstherapie
- Lipödeme
- Dependency-Syndrom
- Arterielle Verschlusskrankheit mit Ödem unter strenger Kontrolle

Kontraindikationen, Risiken

Da die Kompressionstherapie nicht nur auf den venösen Schenkel, sondern auch auf die Arterien und das umgebende Gewebe wirkt und weil es durch eine erhebliche Ödemausschwemmung zu Reaktionen im gesamten Kreislauf kommen kann, müssen eine Reihe von Kontraindikationen und Risiken berücksichtigt werden.

Die wichtigsten absoluten und relativen Kontraindikationen gemäß den Leitlinien der Deutschen Gesellschaft für Phlebologie werden in den Tabellen 4.6 bis 4.8 dargestellt (12, 13, 14).

Tabelle 4.6 Kontraindikationen und Risiken des medizinischen Kompressionsstrumpfes

Absolute Kontraindikationen
Fortgeschrittene periphere arterielle Verschlusskrankheit
Dekompensierte Herzinsuffizienz
Septische Phlebitis
Phlegmasia coerula dolens

Relative Kontraindikationen
Nässende Dermatosen
Unverträglichkeit auf Kompressionsstrumpfmaterial
Sensibilitätsstörungen der Extremität
Fortgeschrittene periphere Neuropathie
Primär chronische Polyarthritis

Tabelle 4.7 Kontraindikationen und Risiken des phlebologischen Kompressionsverbands

Absolute Kontraindikationen
Fortgeschrittene, noch kompensierte periphere arterielle Verschlusskrankheit
Dekompensierte Herzinsuffizienz
Septische Phlebitis
Phlegmasia coerula dolens

Relative Kontraindikationen
Unverträglichkeit auf Bindenmaterial
Sensibilitätsstörungen der Extremität
Fortgeschrittene periphere Neuropathie
Noch kompensierte PAVK

Tabelle 4.8 Kontraindikationen und Risiken der apparativen intermittierenden Kompression (AIK)

Absolute Kontraindikationen
Frischer Myokardinfarkt
Dekompensierte Herzinsuffizienz
Lungenödem
Kardial und renal bedingte Ödeme
Thrombophlebitis, Thrombose oder Thromboseverdacht
Erysipel
Sekundäres Lymphödem bei malignen Erkrankungen

Relative Kontraindikationen
Unterschenkeltrauma
Tumoren im proximalen Abflussbereich
Schmerzen während der AIK

> Es muss beachtet werden, dass bei Sensibilitätsstörungen der Extremitäten eventuell auftretende Druckschäden vom Patienten möglicherweise nicht wahrgenommen werden und dann zu Drucknekrosen führen können.

Unsachgemäßes Bandagieren sowie nicht passende medizinische Kompressionsstrümpfe können zu Hautnekrosen und zu nervalen Druckschäden führen. Gleiches gilt auch für die apparative intermittierende Kompression. Bei der AiK besteht zusätzlich das Risiko, dass ein Lymphödem proximal der Manschette zunehmen kann, wenn zentral gelegene Lymphabflussstörungen vorliegen. So kann z. B. ein distales Extremitätenlymphödem in die Beckenregion und in den Genitalbereich verschoben werden (12, 13, 14).

$$D \triangleq \frac{S}{R}$$

D = Druck des Kompressionsmittels
S = Spannung der Binde
R = Radius oder Teilradius des Beines

Abb. 4.1 Das Laplace-Gesetz in der Anwendung bei der Kompressionstherapie.

■ Arterielle Verschlusskrankheit (AVK)

Der arteriellen Verschlusskrankheit muss unter den Kontraindikationen für die Kompressionstherapie besondere Beachtung geschenkt werden.

Kompressionsverband. Bis zu einem dopplersonographisch gemessenen Knöchelarteriendruck von 80 mmHg wird in aller Regel ein Kompressionsverband mit Kurzzugmaterialien noch gut vertragen, während langzugelastische Binden wegen des höheren Ruhedruckes oft nicht mehr toleriert werden. Unterhalb von 60 mmHg im Knöchelbereich werden in der Regel auch kurzzugelastische Kompressionsverbände nicht mehr vertragen. Auf eine strenge individuelle Indikationsstellung und eine gute Abpolsterung von druckbelasteten Bereichen ist unbedingt zu achten.

Kompressionsstrümpfe. Medizinische Kompressionsstrümpfe werden in höheren Kompressionsklassen auch bei geringer ausgeprägter arterieller Verschlusskrankheit wegen ihres höheren Ruhedruckes weniger gut toleriert. Nach den individuellen Erfordernissen sollte daher eher auf niedrigere Kompressionsklassen oder auf einen Kompressionsverband zurückgegriffen werden.

Durchführung, Fehlermöglichkeiten

■ Physikalische Grundlagen

Ruhe- und Arbeitsdruck. In der Kompressionstherapie werden ein Ruhe- und ein Arbeitsdruck unterschieden.

> Unter dem Ruhedruck versteht man den Druck, den die Binde oder der Strumpf in Ruhe auf das Bein ausübt. Unter dem Arbeitsdruck wird der Druck verstanden, der bei der Muskelarbeit des Beines der Ausdehnung entgegenwirkt.

In der phlebologischen Therapie steht die Verbesserung der ambulatorischen venösen Hypertonie meist im Vordergrund. Dieser Effekt wird am ehesten durch hohe Arbeitsdrucke bei Bewegung erreicht.

Bei gleicher Anlagetechnik ist der Arbeitsdruck umso größer, je geringer die Elastizität des verwendeten Materials ist. Umgekehrt steigt der Ruhedruck mit zunehmender Elastizität und Rückstellkraft des Materials. In der phlebologischen Therapie werden daher Kurzzugmaterialien bevorzugt, da sie diesen Anforderungen am besten gerecht werden, was im Abschnitt „Phlebologischer Kompressionsverband" noch näher ausgeführt wird.

Laplace-Gesetz. Das Druckverhalten des Kompressionsmaterials auf das Bein folgt physikalischen Gesetzmäßigkeiten. Nach dem Laplace-Gesetz (Abb. 4.1) ist der Druck der Binde oder des Strumpfes auf die Oberfläche des Beines proportional zur Zugkraft an der Binde und umgekehrt proportional zum Radius des umspannten Körpers. Daraus folgt, dass nur auf einen gleichmäßig zylindrischen Körper eine gleichmäßige Druckverteilung erfolgen kann. Das menschliche Bein hat hingegen viele unterschiedliche Radien.
Der Radius ist klein:
➤ am Fußrandbereich,
➤ über den Knöcheln,
➤ über der Achillessehne,
➤ über dem Schienbein.

Große Radien finden sich:
➤ über dem Fußrücken,
➤ in den Bisgaard-Kulissen rechts und links der Achillessehne,
➤ im Wadenbereich,
➤ am medialen distalen Unterschenkel (Ulcus-cruris-Region).

Um eine gleichmäßige Druckverteilung zu erreichen, kann – falls erforderlich – der Radius durch Auf- und Abpolsterung mit Polstermaterialien verändert werden (Abb. 4.2).

■ Phlebologischer Kompressionsverband (PKV)

Der phlebologische Kompressionsverband kann als Wechselverband oder als Dauerverband mit unterschiedlichen Bindenmaterialien konzipiert werden. Die Binden stehen aus wiederverwendbaren und nicht wiederwendbaren Materialien zur Verfügung.

Wiederverwendbare Materialien sind:
➤ die Idealbinde nach DIN 61631,
➤ textilelastische Binden,
➤ dauerelastische Binden,
➤ kohäsive auf sich selbst haftende Binden.

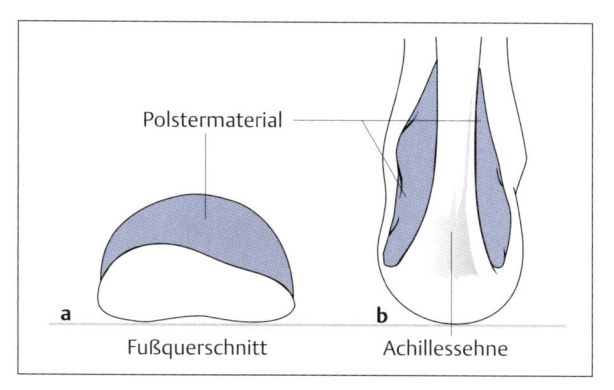

Abb. 4.2 a, b Auf- und Abpolstern nach dem Laplace-Gesetz. **a** Aufpolstern des Fußrückens bei Fußrückenödem. **b** Abpolstern der Achillessehne im Bereich des oberen Sprunggelenks.

Nicht wiederverwendbare Materialien sind:
- adhäsive (klebende) Binden,
- starre Binden wie die Zinkleimbinde.

Kohäsive und adhäsive Binden sowie die Zinkleimbinden werden in erster Linie für Dauerverbände verwandt.
Die verwendeten Binden können eine unterschiedliche Elastizität aufweisen.
Wir unterscheiden (13):
- unelastische Binden,
- Ultrakurzzugbinden mit einer Dehnbarkeit bis 30 %,
- Kurzzugbinden mit einer Dehnbarkeit von 40–90 %,
- Mittelzugbinden mit einer Dehnbarkeit von 100–130 %,
- Langzugbinden mit einer Dehnbarkeit über 150–200 %.

Beachte: Tatsächliche Dehnung durch den Anwender, Packungsangaben entsprechen oft der DIN-Norm für Idealbinden mit höheren Werten.

> Wegen des höheren Arbeitsdruckes und des niedrigeren Ruhedruckes unter dem Verband, die in der Regel bei den phlebologischen Indikationen vorteilhaft sind, werden zumindest im deutschsprachigen Raum Kurzzugmaterialien für PKV bevorzugt. Einige wichtige Prinzipien müssen beim Anlegen eines PKV berücksichtigt werden.

In der Literatur findet sich eine Vielzahl von individuellen Verbandtechniken, oft mit Eigennamen belegt, bei denen genaue Vorschriften zum Anlegen des Kompressionsverbands und zum verwendeten Bindenmaterial gemacht werden (Abb. 4.3).
Unabhängig davon, welcher Verbandtechnik der Vorzug gegeben wird, sollten gemäß den Leitlinien der Deutschen Gesellschaft für Phlebologie einige wesentliche Prinzipien beim Anlegen eines PKV beachtet werden:
- Der Verband sollte möglichst nur angelegt werden bei einer Sprunggelenkstellung im Winkel von 90°.
- Die Ferse wird mit eingebunden.
- Der Verband deckt die Zehengrundgelenke mit ab.
- Der Unterschenkelkompressionsverband (2 Binden) wird bis zum Fibulaköpfchen, der Oberschenkelkompressionsverband bis zum proximalen Oberschenkel ausgeführt.
- Der Druck des Verbands nimmt von distal nach proximal ab.
- Der Verband darf weder Druckstellen und Schnürfurchen noch Schmerzen verursachen.
- Das Material des PKV und die Anlagetechnik müssen den Erfordernissen des jeweiligen Befunds (Ulkus, Stauungsdermatose, Dermatoliposklerose) angepasst werden.
- Zur Vermeidung von Druckstellen muss gegebenenfalls gemäß dem Laplace-Gesetz lokal auf-/abgepolstert werden.

Sprunggelenkstellung. Das Anlegen des Verbands bei einer Sprunggelenkstellung im Winkel von 90° ist besonders wichtig, da der Umfang im Bereich des Sprunggelenks bei 90° etwa 1,5 cm größer ist als bei Plantarflexion des Fußes. Ein in Flexionsstellung angelegter Kompressionsverband wäre also in stehender Position viel zu eng und würde eine schmerzhafte Schnürfurche hervorrufen.

Unter- oder Oberschenkelverband. Der PKV kann als Unter- oder Oberschenkelverband ausgeführt werden. Für die meisten Indikationen, beispielsweise beim Ulcus cruris venosum oder bei den meisten Fällen der chronischen venösen Insuffizienz, reicht der Unterschenkelkompressionsverband aus. Bei der proximalen tiefen Beinvenenthrombose, der Varikophlebitis im Oberschenkelbereich oder nach Operationen und Verödungen proximal des Unterschenkels ist aber ein Oberschenkelkompressionsverband erforderlich. Das Gleiche gilt für die chronische venöse Insuffizienz mit ausgeprägten Veränderungen in der Oberschenkel- und Beckenstrombahn, wenn diese mit einer Ödemneigung auch im Oberschenkelbereich einhergeht, sowie in der Regel für die Therapie des Lymphödems.

Abnehmender Druck von distal nach proximal. Der abfallende Druck des Verbands von distal nach proximal wird nicht dadurch erreicht, dass distal mit einem stärkeren und proximal mit einem geringeren Zug an der Binde gearbeitet wird. Vielmehr fällt der Kompressionsdruck bei gleichmäßigem Zug an der Binde aufgrund des Laplace-Gesetzes mit zunehmendem Radius von distal nach proximal automatisch in diese Richtung ab.

Vermeidung von Schnürfurchen. Um Schürfurchen zu vermeiden, darf die Binde nicht in eine beliebige Richtung gezogen werden, sondern muss frei laufen, wobei Ober- und Unterkante der Binde den gleichen Auflagedruck haben. Bei dieser Technik entstehende Lücken im Verband werden mit der nächsten Binde abgedeckt. Die nach außen geführte Bindenrolle gewährleistet, dass der Verband eng am Bein geführt wird.

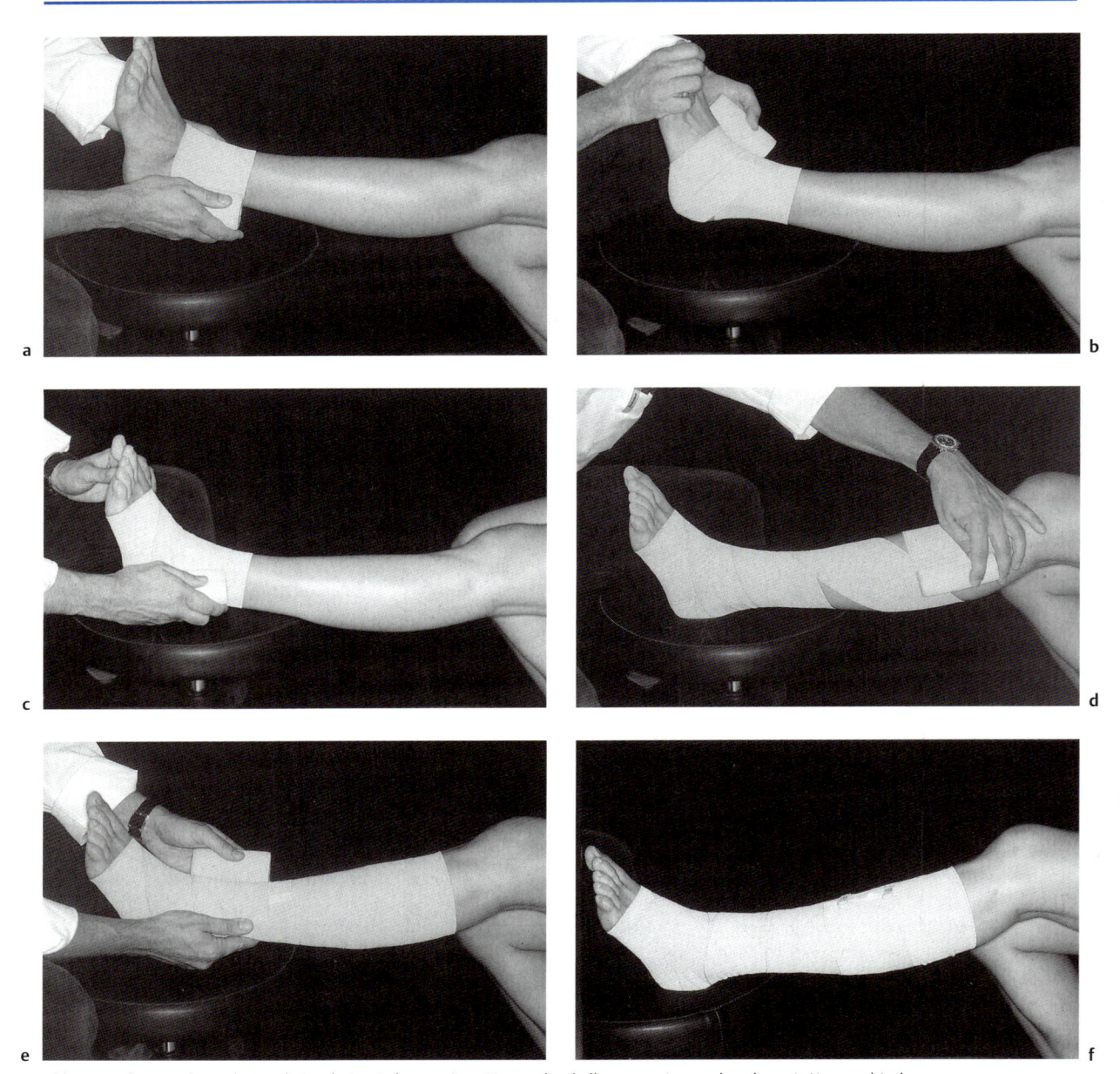

Abb. 4.3 a–f Einzelne Arbeitsschritte beim Anlegen eines Unterschenkelkompressionsverbandes mit Kurzzugbinden.

Ab- und Aufpolsterung. Gemäß des Gesetzes von Laplace können kleine Radien wie die Knöchelregion und die Schienbeinkante oder die Achillessehne zur Vergrößerung des Radius abgepolstert werden, während sich bei flächigen Regionen die Aufpolsterung zur Verkleinerung des Radius bewährt hat. Dies trifft insbesondere in der Therapie des Ulcus cruris zu. Hier kann das Aufbringen eines Schaumstoffpolsters zur Verkleinerung des Radius über dem Ulkus und zur Druckverstärkung durch die Binde zu einer rascheren Abheilung führen. Als Polstermaterialien kommen wenig komprimierbare Schaumstoffe und Watte in Betracht. Es ist darauf zu achten, dass die Kanten abgeschrägt sind, da ansonsten im Randbereich ein Randödem bis hin zur Blasenbildung auftreten kann (Abb. 4.4).

■ Medizinischer Kompressionsstrumpf (MKS)

Für die Therapie mit medizinischen Kompressionsstrümpfen stehen Kompressionsstrümpfe unterschiedlicher Kompressionsklassen und -längen in Serien- oder Maßanfertigung zur Verfügung. Das Druckverhalten und die Qualität der medizinischen Kompressionsstrümpfe sind genormt und werden von der Gütezeichengemein-

Tabelle 4.9 Überblick über die derzeit gültigen Andruckwerte für die einzelnen Kompressionsklassen

Kompressionsklasse	Kompressionsintensität	Kompression in kPa[1]	Kompression in mmHg[2]
I	leicht	2,4–2,8	18–21
II	mittel	3,1–4,3	23–32
III	kräftig	4,5–6,1	34–46
IV	sehr kräftig	≥ 6,5	≥ 49

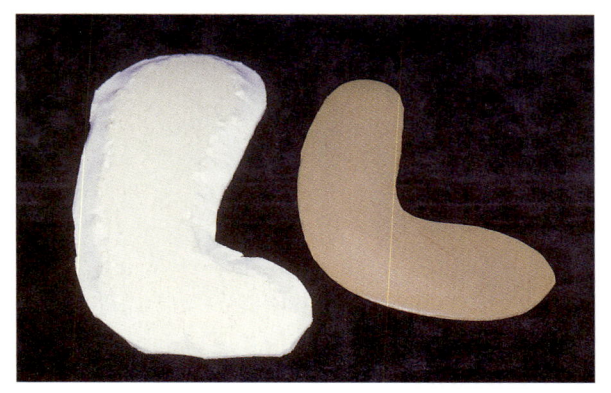

[1] 1 kPa = 7,5 mmHg
[2] 1 mmHg = 0,133 kPa

Abb. 4.4 Polstermaterial.

schaft Medizinische Kompressionsstrümpfe e.V. überwacht. Für die Ulcus-cruris-Behandlung stehen zusätzlich spezielle Ulkuskompressionsstrümpfe mit nachgewiesener Wirksamkeit zur Verfügung (5, 6).

Kompressionsklassen

Andruck. In der Bundesrepublik Deutschland stehen vier unterschiedliche Kompressionsklassen zur Verfügung, die sich in der Stärke ihres Andrucks auf das Bein unterscheiden. Der Andruck der unterschiedlichen Kompressionsklassen im Fesselbereich in Ruhe ist nach der GZG-Norm vorgegeben. Der Andruck der Kompressionsstrümpfe muss von distal nach proximal kontinuierlich abfallen.

Tabelle 4.9 gibt einen Überblick über die derzeit gültigen Andruckwerte nach GZG-Norm für die einzelnen Kompressionsklassen.

Auswahl der Kompressionsklasse. Die Wahl der Kompressionsklasse hängt vom Krankheitsbild und dem klinischen Befund ab. Der Kompressionsstrumpf muss in der Lage sein, einen kompensierten Zustand aufrechtzuerhalten. Entsprechend den Leitlinien der Deutschen Gesellschaft für Phlebologie (12, 13, 14) kann die beginnende Veneninsuffizienz mit Kompressionsstrümpfen der Klasse I therapiert werden. Ist die chronische Veneninsuffizienz durch eine Störung extrafaszialer Venen (V. saphena magna oder parva, Seitenastvarikose) bedingt, genügt in der Regel die Kompressionsklasse I oder II. Schäden der intrafaszialen Venen (Leitvenen, Muskelvenen, Vv. perforantes) werden in der Regel mit Kompressionsstrümpfen der Klasse II oder III behandelt. Lymphödeme machen meist hohe Andrucke erforderlich. Bei geringer gradigem Ödem genügt Kompressionsklasse II oder III, das ausgeprägte Ödem verlangt Kompressionsklasse IV. Ist der Patient körperlich nicht in der Lage, Kompressionsstrümpfe der hohen Kompressionsklasse III oder IV alleine an- und auszuziehen, ist das Übereinanderziehen von medizinischen Kompressionsstrümpfen niedrigerer Kompressionsklassen möglich. Letzteres trifft vor allem auf Patienten mit Lymphödem zu, bei denen häufig auf eine kombinierte Versorgung zurückgegriffen wird (Abb. 4.5).

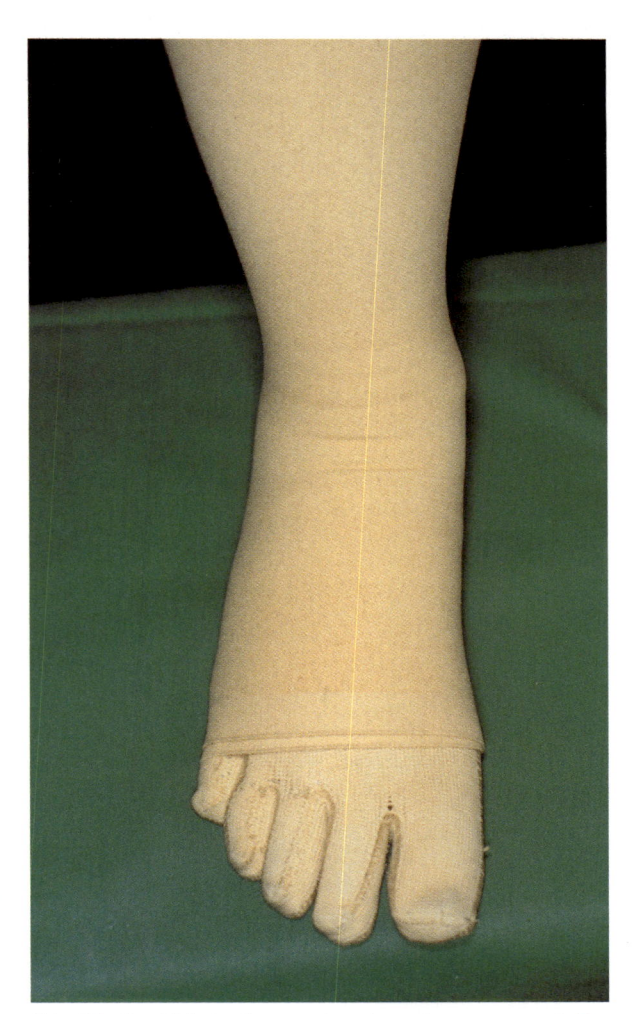

Abb. 4.5 Kombinierte Kompressionsstrumpfversorgung mit Zehenkompressionsteil und Kompressionsstrumpf bei Lymphödem.

> Als Faustregel kann gelten, dass die Kompressionsklasse ausreicht, bei der eine bestehende Ödemneigung gut kompensiert ist und ein weitgehend beschwerdefreier Zustand erreicht wird.

Länge des MKS

Medizinische Kompressionsstrümpfe stehen in verschiedenen Längen zur Verfügung. Es sind dies vor allem:
- der Unterschenkelkompressionsstrumpf,
- der Halbschenkelstrumpf,
- der Oberschenkelstrumpf,
- die Kompressionsstrumpfhose.

Unter- oder Oberschenkelstrumpf. Wie beim phlebologischen Kompressionsverband reicht in der Mehrzahl der Fälle für die Kompensation der chronischen venösen Insuffizienz ein Unterschenkelkompressionsstrumpf aus. Sind die pathologischen Veränderungen proximal lokalisiert oder treten beispielsweise Ödeme im Oberschenkelbereich auf, kann auf Oberschenkelkompressionsstrümpfe oder Kompressionsstrumpfhosen zurückgegriffen werden. Der Oberschenkelkompressionsstrumpf bedarf in der Regel einer zusätzlichen Befestigung mit Hautkleber, Haftband oder einseitiger Befestigung mit Bauchgurt. Auch die Verordnung eines Strumpfhosenteils zur Befestigung ist möglich.

Passform des MKS. Für die Wirksamkeit des MKS ist eine gute Passform des Strumpfes entscheidend. Daher muss vor jeder Abgabe eines MKS das Bein vermessen werden. Die Messung erfolgt am ödemfreien Bein, wobei insbesondere bei Oberschenkelstrümpfen und adipösen Patienten die stehende Position gewählt werden muss. Jedes Bein ist einzeln zu vermessen und muss dabei jeweils als Standbein fungieren. Die Messpunkte müssen denen der derzeitigen GZG-Norm entsprechen (Abb. 4.**6**).

Bei Übereinstimmung der gemessenen Beinumfangs- und Längenmaße mit den vorhandenen Konfektionsgrößen soll ein Serienkompressionsstrumpf verordnet werden, anderenfalls ist eine Maßanfertigung notwendig.

Verordnung des MKS

Hilfsmittelrezepte. Die Verordnung der MKS erfolgt auf einem Hilfsmittelrezept unter Angabe der Anzahl, der Länge und der Kompressionsklasse der medizinischen Kompressionsstrümpfe. Bei speziellen Befestigungen müssen diese auf dem Rezept vermerkt werden. Ist eine Maßanfertigung erforderlich, so muss dies ebenfalls auf dem Rezept aufgeführt sein. Die routinemäßige Angabe „nach Maß, wenn erforderlich" ist nicht sinnvoll, da die Entscheidung hierüber dann einzig und allein dem ausführenden Sanitätshaus überlassen wird. Eine ausschließliche Maßanfertigung verlangt der Kompressionsstrumpf der Kompressionsklasse IV. In der Kompressionsklasse III, insbesondere bei deformierten Beinmaßen, ist häufig eine Maßanfertigung erforderlich. Auf keinem Kompressionsstrumpfrezept darf die Diagnose fehlen (Abb. 4.**7**).

> Nach den gültigen Richtlinien können medizinische Kompressionsstrümpfe zweimal pro Jahr verordnet werden. Darüber hinaus kann aus hygienischen Gründen, insbesondere bei Erstversorgung, eine Mehrfachversorgung erfolgen. Dies muss auf dem Rezept vermerkt werden. Die Verordnung von MKS unterliegt nicht dem Arzneimittelbudget.

Produktpalette. Auf dem Rezept kann auch die genaue Produktbezeichnung des Kompressionsstrumpfes angegeben werden, entweder direkt oder anhand der Hilfsmittelnummer. Dazu ist es erforderlich, dass der Verordner eine Auswahl von Produkten verschiedener Hersteller kennt, um unter Berücksichtigung der besonderen Erfordernisse bei seinem Patienten eine Entscheidung zu treffen. Dies ist durchaus sinnvoll, da in den einzelnen Kompressionsklassen bei praktisch allen Herstellern unterschiedliche Strumpfqualitäten mit unterschiedlicher Dicke und Elastizität des Materials zur Verfügung stehen. So kann beispielsweise eine stärkere Ödemneigung bei einem Varikosepatienten mit einem Kompressionsstrumpf der Kompressionsklasse II aus etwas dickerem, weniger elastischen Material besser kompensiert werden als mit einem dünneren, elastischeren Strumpf desselben Herstellers. Nicht immer ist in einem solchen Fall eine höhere Kompressionsklasse erforderlich, manchmal reicht auch die Auswahl des geeigneten Produkts in der niedrigeren Klasse.

■ Apparative intermittierende Kompression

Therapieablauf. Für die apparative intermittierende Kompression (AiK) stehen Mehrkammer- und Einkammersysteme zur Verfügung. Die Luft wird intermittierend in doppelwandige Beinmanschetten gepumpt, die bei der Therapie venöser und lymphatischer Krankheitsbilder den Fuß mit umschließen sollen (12). Der Druck wird in definierten Zeitabständen auf- und abgebaut. Er muss manuell einstellbar sein und sollte in keinem Fall mehr als 100 mmHg betragen. Neben den strömungsmechanischen Effekten auf das venöse und das lymphatische System spielt auch die systemische Aktivierung der Fibrinolyse eine Rolle. Die Druckzeiten, die Druckstärken und die Pausen, die jeweilige Behandlungszeit pro Sitzung und die Behandlungsdauer müssen entsprechend der Diagnose und dem klinischen Befund festgelegt werden. Zu Beginn ist normalerweise ein Kompressionsdruck von 40 mmHg mit einer Kompressionsphase von 40 s und einer Entlastungsphase von 20 s üblich. Die Behandlungszeit pro Sitzung sollte mindestens 20 min betragen. Der Therapieverlauf muss ärztlich überwacht werden.

> Bei der Behandlung des Lymphödems ist darauf zu achten, dass das Ödem nicht aus dem Bein in den Becken- oder Genitalbereich verschoben wird. Treten während der Behandlung Schmerzen oder Kreislaufprobleme auf, so ist die Behandlung abzubrechen.

4.2 Kompressionstherapie

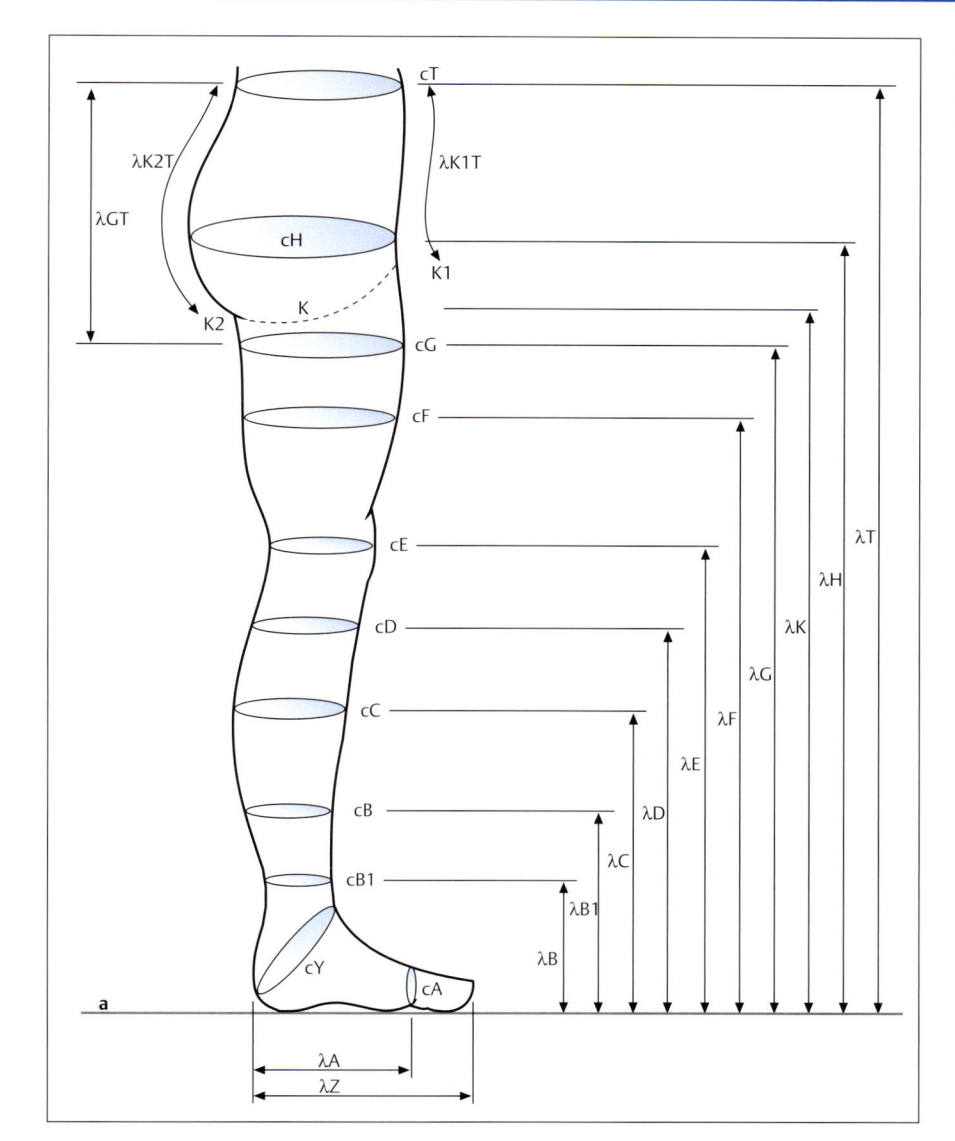

Abb. 4.6 Messstellen, Längen und Umfänge am Bein zum Anpassen von Kompressionsstrümpfen.

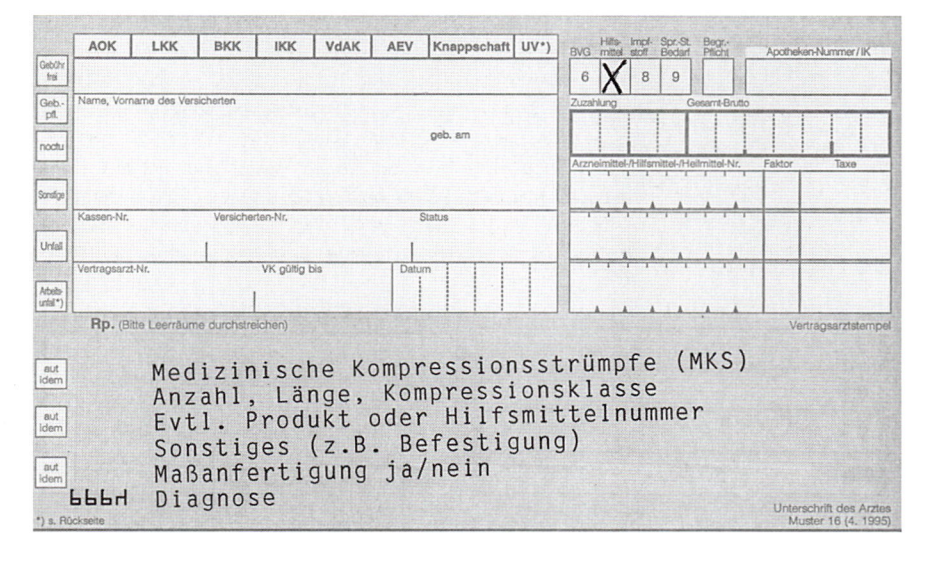

Abb. 4.7 Rezept über einen Kompressionsstrumpf. Die Diagnose darf nicht fehlen, Nr. 7 (Hilfsmittel) muss angekreuzt werden.

Langzeittherapie. Geräte zur apparativen intermittierenden Kompression können auch als Heimgeräte verordnet werden. Dies kommt insbesondere bei Langzeitbehandlungen in Betracht. In diesen Fällen müssen Indikation und Kontraindikation streng beachtet werden und eine regelmäßige ärztliche Kontrolle muss gewährleistet sein.

Ergebnisse

Tiefe Beinvenenthrombose und oberflächliche Thrombophlebitis. Seit Jahrzehnten gilt der phlebologische Kompressionsverband als Basismethode in der Behandlung der tiefen Beinvenenthrombose und der oberflächlichen Thrombophlebitis im deutschsprachigen Raum. Er ist in der Lage, Thromben im oberflächlichen und tiefen Venensystem teilweise zu fixieren und eine rasche Reduktion der Schmerzen und des Ödems herbeizuführen.

Prophylaxe des postthrombotischen Syndroms. Auf diesem Gebiet hat sich die Kompressionstherapie ebenfalls bewährt. Brandjes konnte zeigen, dass die Entwicklung des postthrombotischen Syndroms durch die regelmäßige Anwendung der Kompressionstherapie auf die Hälfte reduziert werden kann (1).

Ulcus cruris. Bei der Behandlung des Ulcus cruris venosum stellt die Kompressionstherapie ebenfalls eine Basismaßnahme dar. In zahlreichen Untersuchungen konnte nachgewiesen werden, dass mit dem phlebologischen Kompressionsverband, aber auch mit dem phlebologischen Kompressionsstrumpf in Kombination mit einer Lokaltherapie eine hohe Abheilrate des Ulcus cruris erreicht werden kann (9). Ein großes Problem in der Phlebologie stellt das Rezidiv des abgeheilten Ulcus cruris venosum dar. In zwei Studien konnte gezeigt werden, dass ohne Kompressionstherapie nach Abheilung die Rezidivrate des Ulcus cruris zwischen 69 und 100 % liegt, während sie mit konsequenter Kompressionstherapie auf unter 30 % gesenkt werden kann (8, 11).

Lymphödem. Auch beim Lymphödem konnte für die Kompressionstherapie im Rahmen der komplexen physikalischen Entstauungstherapie ein guter entödematisierender Effekt nachgewiesen werden.

Thromboembolieprophylaxe. Für die apparative intermittierende Kompression liegen die meisten Daten zum thromboembolieprophylaktischen Effekt dieser Methode vor. In zahlreichen Untersuchungen konnte die eindeutige Wirksamkeit belegt werden (10).

> Die Kompressionstherapie hat sich bewährt bei tiefer Beinvenenthrombose und oberflächlicher Thrombophlebitis, als Thromboembolieprophylaxe und Prophylaxe des postthrombotischen Syndroms sowie bei CVI, Ulcus cruris und Lymphödem.

Literatur

1. Brandjes DPM, Büller HR, Heijboer et al. Randomised trial of effect of compression stockings in patients with symptomatic proximal-vein thrombosis. Lancet 1997; 349: 759–62.
2. Gallenkemper G, et al. Leitlinie zur Diagnostik und Therapie des Ulcus cruris venosum. Phlebologie. 2004: 33: 166–85.
3. Hammersen F, Hesse G. Strukturelle Veränderungen der varikösen Venenwand nach Kompressionsbehandlung. Phlebol Proktol. 1990; 19: 193–9.
4. Jünger M, Galler S, Klysc T, Steins A, Hahn M. Improvement of cutaneous microangiopathy by compression therapy in chronic venous insufficiency. Phlebology. 1996; 11(Suppl.1): 10–3.
5. Jünger M, Wollina U, Kohnen R, Rabe E. Wirksamkeit und Verträglichkeit eines Ulkus-Kompressionsstrumpfes zur Therapie des Ulcus cruris venosum im Vergleich zu einem Unterschenkelkompressionsverband – Resultate einer prospektiven, randomisierten, multizentrischen Studie. Current Medical Research. 2004; 20: 1613–24.
6. Jünger M, Partsch H, Ramelet AA, Zuccarelli F. Efficacy of a Ready-Made Tubular Compression Device Versus Short-Stretch Compression Bandages in the Treatment of Venous Leg Ulcers. Wounds. 2004; 16 (10): 313–20.
7. Knox P. Fibrinolytischer Effekt und biochemische Aspekte der intermittierenden Beinkompression. In: Brunner U, Schrey A, Hrsg. Die intermittierende Kompression. Monheim: Sanol; 1983.
8. Mayberry JC, Moneta G, Taylor L, Porter J. 15 years results of ambulatory compression therapy for chronic venous ulcers. Surgery. 1991; 109: 575–81.
9. Partsch H, Horakova MA. Kompressionsstrümpfe zur Behandlung venöser Unterschenkelgeschwüre. WMW. 1994; 144: 242–9.
10. Partsch H, Blättler W. Leitlinien zur Thromboembolieprophylaxe. Phlebologie. 1998; 27: 98–104.
11. Samson RH, Scher L, Veith F, Ascer F, Gupta S. Compression stocking therapy for patients with chronic venous insufficiency. J Cardiovasc Surg. 1985; 26.
12. Wienert V, Waldermann F, Zabel M, Rabe E, Jünger M. Leitlinie: Medizinischer Kompressionsstrumpf. Phlebol. 2004; 33: 139–44.
13. Wienert V, Waldermann F, Zabel M, Rabe E, Jünger M. Leitlinie: Phlebologischer Kompressionsverband. Phlebol. 2004; 33: 131–34.
14. Wienert V, Partsch H, Gallenkemper G, Gerlach H, Jünger M, Marshall M, Rabe E. Leitlinie: Intermittierende pneumatische Kompression (IPK oder AIK). Phlebol. 2005: 34.

4.3 Medikamentöse Therapie
E. Rabe

Indikationen und Substanzen

Systemische Therapie bei akuten Venenkrankheiten. Für akute Venenkrankheiten, insbesondere die tiefe Beinvenenthrombose, stellt die Therapie mit Antikoagulanzien vom Typ des Heparins oder mit oralen Antikoagulanzien vom Typ der Cumarinderivate die Standardbehandlung dar. In einem Teil der Fälle ist eine Fibrinolysetherapie indiziert (12).

Systemische Therapie bei chronischen Venenkrankheiten. Auch bei chronischen Venenkrankheiten kann eine systemische medikamentöse Therapie mit Substanzen, für die eine Wirksamkeit nachgewiesen ist, indiziert sein. Dies ist insbesondere der Fall, wenn physikalische Maßnahmen keinen ausreichenden Erfolg haben oder nicht möglich sind. Außerdem kann eine systemische medikamentöse Therapie bei der CVI symptombezogen unter besonderen Begleitumständen eingesetzt werden, z. B. Antiphlogistika bei entzündlicher Dermatoliposklerose oder rheologische Substanzen in fortgeschrittenen Stadien der CVI. Als mögliche Ansatzpunkte einer angewandten systemischen Pharmakotherapie im Rahmen der Pathophysiologie der CVI können ambulatorische Hypertonie, Hämokonzentration, Mikroangiopathie, abnormale kapilläre Permeabilität und Ödem, perikapilläre Fibrinmanschette, verminderte fibrinolytische Aktivität, erhöhte Plasmafibrinogenspiegel, abnormale Leukozytenfunktion, pathologische Hämorheologie und lokale Lyphdrainagestörung gelten (4).

Substanzgruppen. In der systemischen medikamentösen Therapie phlebologischer Krankheitsbilder kann man prinzipiell folgende Gruppen unterscheiden:
- Antikoagulanzien,
- Fibrinolytika,
- venentonisierende Mittel,
- Ödemprotektiva,
- Diuretika,
- Rheologika.

Lokale Therapie. Demgegenüber muss eine lokale medikamentöse Therapie kritisch gewertet werden. Patienten mit chronischer venöser Insuffizienz sind in Abhängigkeit von der Dauer und dem Schweregrad ihrer Erkrankung bis zu 80% gegen Bestandteile der zuvor lokal angewendeten Substanzen sensibilisiert. Das kann auch Corticosteroide und Wundauflagen betreffen. Zusätzlich können nichtallergische Unverträglichkeitsreaktionen auftreten. Aus diesem Grund soll die Indikation zur Anwendung von Externa streng gestellt werden. Wegen des geringen Stellenwertes der lokalen medikamentösen Therapie bei chronischen Venenkrankheiten wird im Folgenden vorwiegend zur systemischen medikamentösen Therapie Stellung genommen. Die externe Therapie des Ulcus cruris venosum wird im entsprechenden Kapitel (S. 120) besprochen.

Antikoagulanzien

■ Definition und Wirkprinzip

Man unterscheidet unfraktionierte Heparine und niedermolekulare Heparine sowie Cumarinderivate als orale Antikoagulanzien. Daneben können bei Kontraindikationen gegen Heparine weitere Substanzen wie Hirudin zur Antikoagulation eingesetzt werden.

Unfraktioniertes Heparin. Unfraktioniertes Heparin wird technisch aus Schweinedarmmukosa gewonnen und ist ein Mukopolysaccharid mit einem Molekulargewicht zwischen 3000 und 50 000 Dalton. Im Gerinnungssystem inaktiviert Heparin zusammen mit dem Kofaktor Antithrombin III das aktive Thrombin und ist so antikoagulatorisch wirksam. Die Halbwertszeit liegt zwischen 30 und 150 min nach intravenöser Gabe (6, 7).

Niedermolekulare Heparine. Diese bestehen demgegenüber vorwiegend aus dem stärker gerinnungsaktiven Teil des Heparinmoleküls und haben ein mittleres Molekulargewicht zwischen 4000 und 7000 Dalton. Sie hemmen zusammen mit dem Kofaktor Antithrombin III die Aktivität der Faktoren Xa und IIa im Vorfeld der Thrombinbildung in der Gerinnungskaskade. Die Halbwertszeit nach subkutaner Gabe beträgt 2–5 h. Die auf dem Markt befindlichen niedermolekularen Heparine haben eine unterschiedliche Anti-Faktor-Xa-Aktivität und müssen daher auch unterschiedlich dosiert werden.

Cumarinderivate. Als orale Antikoagulanzien sind sie Vitamin-K-Antagonisten und hemmen die Vitamin-K-abhängige Bildung der Gerinnungsfaktoren II, X, IX und VII in der Leber. Auch die Vitamin-K-abhängige Produktion des Protein C in der Leber wird gehemmt.

■ Indikationen

Hauptindikationen für die Heparine sind die Prophylaxe und die Therapie thromboembolischer Krankheitsbilder wie der tiefen Beinvenenthrombose und der Lungenembolie. Während die Primärprophylaxe beispielsweise nach operativen Eingriffen oder Immobilisation in der Regel mit unfraktioniertem oder niedermolekularem Heparin erfolgt, wird die längerfristige Rezidivprophylaxe nach tiefer Beinvenenthrombose in der Mehrzahl der Fälle mit oralen Antikoagulanzien durchgeführt.

> Heparine dienen vor allem der Prophylaxe und Therapie thromboembolischer Krankheitsbilder, während zur Rezidivprophylaxe nach tiefer Beinvenenthrombose Cumarinderivate zum Einsatz kommen.

■ Kontraindikationen, Risiken

Für die Antikoagulanzientherapie gibt es zahlreiche Kontraindikationen und Risiken, wobei die Unterscheidung zwischen absoluten und relativen Kontraindikationen nicht immer eindeutig ist. In jedem Einzelfall müssen der Nutzen oder der mögliche Schaden durch eine Antikoagulanzientherapie gegeneinander abgewogen werden.

Die wichtigsten Kontraindikationen zeigt Tabelle 4.**10** (6).

Tabelle 4.10 Die wichtigsten Kontraindikationen für eine Antikoagulanzientherapie

- Hämorrhagische Diathese (Ausnahme Verbrauchskoagulopathie)
- Ulzera im Magen-Darm-Trakt
- Lebererkrankungen mit Auswirkungen auf die Blutgerinnung
- Hypertonie, insbesondere mit diastolischen Werten über 105 mmHg
- Zerebrovaskulärer Insult bei Hirnblutung
- Intrazerebrale Metastasen
- Ausgeprägte Niereninsuffizienz
- Nierensteine mit Blutungen aus dem Harntrakt
- Schwangerschaft (absolute Kontraindikation für Cumarinderivate, nicht für Heparin)
- Nichtblutende Hämorrhoiden
- Malabsorptionssyndrom
- Kavernöse Tuberkulose
- Retinopathie mit Fundusblutungen
- Bakterielle Endokarditis
- Trauma mit akuter Blutung
- Mangelnde Compliance (insbesondere bei Dauerantikoagulation)
- Chronischer Alkoholabusus
- Leukosen

Cumarinderivate sind in der Schwangerschaft absolut kontraindiziert, da sie beim Kind Entwicklungsdefekte hervorrufen.

■ Nebenwirkungen

Nebenwirkungen der Antikoagulanzientherapie treten sowohl unter Heparinen als auch unter Cumarinderivaten auf.

Blutungskomplikationen

Blutungskomplikationen gehören zu den häufigsten Nebenwirkungen der Heparintherapie. Die Häufigkeit nimmt mit steigendem Alter der Patienten zu und ist außerdem von der Heparindosierung abhängig. Bei der oralen Antikoagulation nimmt die Häufigkeit der Blutungen mit steigendem INR-Wert (International Normalized Ratio) bzw. sinkendem Quick-Wert ebenfalls deutlich zu. Die häufigsten Blutungen finden sich im Bereich der Niere und der ableitenden Harnwege im Sinne einer Mikro- oder Makrohämaturie. In absteigender Häufigkeit folgen Blutungen im Nasen-Rachen-Raum, im Magen-Darm-Trakt, im Augenbereich, im zentralen Nervensystem, im Mundbereich und im Atemtrakt (6).

Bei leichten Blutungskomplikationen genügt im Allgemeinen eine Dosisreduktion oder ein Absetzen des Medi-

Tabelle 4.11 Zeitpunkte der Thrombozytenkontrolle bei parenteraler Anwendung heparinhaltiger Arzneimittel

- Vor Beginn der Heparingabe
- Zwischen dem 3. und 5. Tag nach Beginn der Heparingabe
- Zweimal pro Woche während der ersten 3 Wochen nach Beginn der Heparingabe
- Am Ende der Heparinbehandlung

kaments. Bei schwerwiegenden Blutungen können die Wirkung von Cumarinderivaten mit Konakion und die von Heparin mit Protamin antagonisiert werden. Bei bedrohlichen Komplikationen unter Cumarinderivaten muss zusätzlich mit Prothrombinkonzentraten behandelt werden.

Heparininduzierte Thrombozytopenie

Bei der Heparingabe kann es zum Abfall der Thrombozyten kommen. Man unterscheidet zwei Formen der heparininduzierten Thrombozytopenie (HIT): die HIT Typ I und die HIT Typ II (6, 7).

HIT Typ I. Bei der leichten Form (HIT I) kommt es in den ersten Tagen der Therapie zu einem leichten bis mäßigen Abfall der Thrombozytenwerte, die aber meist noch im unteren Normbereich liegen. Bei Fortführung der Therapie normalisieren sich die Thrombozytenwerte langsam. Besondere Maßnahmen sind nicht erforderlich.

HIT Typ II. Bei der schweren Form der heparininduzierten Thrombozytopenie (HIT II) kommt es im Rahmen eines immunologischen Geschehens zu einem schweren Thrombozytenabfall auf Werte unter 80 000/μl. Eine HIT Typ II kann aber auch bei höheren Thrombozytenwerten vorliegen, wenn die Thrombozytenzahl auf unter die Hälfte des Ausgangswertes abfällt.

Der Thrombozytenabfall tritt meist 5–25 Tage nach Beginn der Heparinbehandlung auf. Bei wiederholter Therapie kann es auch sofort zum Thrombozytenabfall kommen. Im Rahmen der HIT Typ II kommt es in mindestens 50 % der Fälle zu zusätzlichen thromboembolischen Komplikationen sowohl im venösen als auch im arteriellen Bereich mit hoher Amputations- und Letalitätsrate. Beim Vorliegen einer HIT Typ II muss die Heparingabe sofort abgebrochen werden. Im Verlauf einer Heparintherapie ist eine regelmäßige Kontrolle der Thrombozytenwerte erforderlich. Das empfohlene Vorgehen ist in Tab. 4.11 dargestellt (13).

Unter der Gabe von niedermolekularen Heparinen scheint das Risiko einer HIT deutlich niedriger zu sein. Zur Therapie der HIT II stehen Hirudin und Orgaran zur Verfügung.

> Schwere Blutungskomplikationen und die heparininduzierte Thrombopenie Typ II sind die gravierendsten Nebenwirkungen der Antikoagulanzientherapie.

Osteoporose

Bei der Langzeittherapie mit Heparinen kann eine Osteoporose begünstigt werden. Dies scheint unter der Gabe von niedermolekularen Heparinen wesentlich seltener zu sein als unter der Gabe von fraktioniertem Heparin.

Cumarinnekrose

In der Initialphase der Behandlung mit oralen Antikoagulanzien kann es in seltenen Fällen zu Hautnekrosen kommen. Die vorwiegend bei Frauen beobachtete Komplikation hat ihre Prädilektionsstellen an den Mammae, der Bauchhaut, den Oberschenkeln und im Gesäßbereich. In der Initialphase der oralen Antikoagulanzientherapie kommt es wegen der unterschiedlichen Halbwertszeiten einzelner betroffener Gerinnungsfaktoren zu einem rascheren Abfall der Protein-C-Konzentration im Blut und damit zu einem Ungleichgewicht im Gerinnungssystem. Patienten mit einem vorher bestehenden Protein-C-Mangel sind besonders betroffen, daher wird heute die Initialtherapie mit niedrigeren Dosen von Cumarinderivaten eingeleitet.

Weitere Nebenwirkungen und Wechselwirkungen

Weitere Nebenwirkungen der Antikoagulanzientherapie sind:
- Anstieg der Leberenzymwerte, insbesondere unter Heparin,
- Freisetzung von freien Fettsäuren unter Heparingabe,
- diffuser Haarausfall,
- Urtikaria,
- kutane Intoleranzreaktionen unter Heparin bis zur Nekrose.

Wechselwirkungen. Antikoagulanzien können mit zahlreichen anderen Medikamenten in ihrer Wirkung interferieren und zu einer Wirkungsverstärkung oder einer Wirkungsabschwächung führen. Insbesondere die Kombination mit Thrombozytenaggregationshemmern wie der Acetylsalicylsäure ist problematisch, da hierdurch das Blutungsrisiko verstärkt werden kann.

■ Durchführung der Therapie

Unfraktioniertes Heparin. Unfraktioniertes Heparin kann subkutan oder intravenös verabreicht werden. Bei der therapeutischen Anwendung wird die Wirksamkeit des unfraktionierten Heparins mit der partiellen Thromboplastinzeit (PTT) kontrolliert, die bei therapeutischer Anwendung auf das 2–3fache der Norm erhöht sein sollte.

Bei der prophylaktischen Anwendung wird 2- oder 3-mal täglich, je nach Risikosituation, eine fixe Dosierung subkutan verabreicht. Bei hohem Thromboembolierisiko kann auch hier eine PTT-adaptierte Gabe erfolgen, wobei die Werte im oberen Normbereich liegen sollten.

Niedermolekulare Heparine. Niedermolekulare Heparine werden in einer gewichtsadaptierten Dosis 1- oder 2-mal täglich subkutan appliziert. Da die verschiedenen Präparate in ihrer Wirksamkeit nicht identisch sind, müssen hierbei die einzelnen Empfehlungen für die Dosierung berücksichtigt werden. Die Kontrolle der Wirkung anhand von Gerinnungsparametern ist in der Regel nicht routinemäßig erforderlich. In Risikosituationen kann die Anti-Faktor-Xa-Aktivität gemessen werden.

Cumarinderivate. In der Langzeitprophylaxe wird die Therapie mit oralen Antikoagulanzien überlappend mit der Heparintherapie eingeleitet. Die Wirkung der Cumarinderivate wird mit der Thromboplastinzeit (Quick-Wert) kontrolliert. Der therapeutische Bereich liegt zwischen 15 und 25 %. Da es zwischen einzelnen Labors und einzelnen Thromboplastinreagenzien zu Unterschieden kommen kann, wurde die International Normalized Ratio (INR) eingeführt, die als Quotient aus Thromboplastinzeit des Patienten in Sekunden und der Thromboplastinzeit eines Normalplasmas in Sekunden definiert ist. Es wird empfohlen, die Therapie mit oralen Antikoagulanzien an diesem INR-Wert zu orientieren. Der angestrebte therapeutische Wert nach tiefer Beinvenenthrombose liegt zwischen 2,0 und 3,0.

> Die Wirksamkeit unfraktionierten Heparins wird anhand der PTT, die Wirkung der Cumarinderivate anhand des INR-Wertes überprüft. Während der Heparintherapie müssen die Thrombozyten gemäß Tab. 4.11 kontrolliert werden.

Fibrinolytika

■ Definition und Wirkprinzip

Fibrinolytisch wirksame Substanzen sind in der Lage, auf der Seite der Fibrinolyse in das Gerinnungssystem einzugreifen und Thromben aufzulösen (6).

Die Fibrinolytika initiieren entweder über einen Aktivatorkomplex wie bei der Streptokinase oder direkt die Umwandlung von Plasminogen zu Plasmin. Das aktive Plasmin wiederum kann dann Fibrin spalten und damit die Auflösung des Thrombus einleiten.

Die wichtigsten Fibrinolytika sind:
- Streptokinase als Stoffwechselprodukt von β-hämolysierenden Streptokokken,
- Urokinase, die aus menschlichem Urin gewonnen wird, und der
- rekombinante Gewebeplasminogenaktivator (r-TPA).

■ Indikationen

Die wichtigsten Indikationen im phlebologischen Bereich sind die fibrinolytische Behandlung der akuten tiefen Beinvenenthrombose und der massiven Lungenembolie.

Tabelle 4.12 Die wichtigsten Kontraindikationen für die Fibrinolysetherapie

- Manifeste oder kurz zurückliegende Blutungen
- Kurz zurückliegender zerebraler Insult
- Innerhalb von 7–14 Tagen nach Operationen
- In den ersten 8 Wochen nach neurochirurgischen Eingriffen
- Magen-Darm-Karzinome, Bronchialkarzinome
- Colitis ulcerosa, Magen-Darm-Ulzera, Pankreatitis
- Glomerulonephritis
- Schwerer Diabetes mellitus mit Augenhintergrundveränderungen
- Hämorrhagische Diathese
- Hypertonie mit einem diastolischen Druck über 105 mmHg
- Mitralvitium mit Vorhofflimmern
- Aneurysma
- Endocarditis lenta
- Streptokokkensepsis (für Streptokinase)
- Antistreptokinasetiter von mehr als 300 IE Streptokinase pro ml (für Streptokinase)

Tabelle 4.13 Relative Kontraindikationen für eine Fibrinolysetherapie

- Hohes kalendarisches Alter, je nach biologischem Zustand
- Schwangerschaft vor der 16. Schwangerschaftswoche
- Nach Organbiopsie oder Punktion größerer Gefäße
- Schwere Lebererkrankungen
- Frische Lungentuberkulose
- Streptokinasebehandlung vor weniger als 3 Monaten (für Streptokinase)

Ziel der Thrombolysetherapie bei der akuten tiefen Beinvenenthrombose ist die Restitutio ad integrum des tiefen Beinvenensystems mit Erhalt der Klappenfunktion und damit die Verhinderung eines postthrombotischen Syndroms. Die Erfolgsaussichten sind umso größer, je frischer der Thrombus ist. Vor Durchführung der Therapie müssen die Kontraindikationen beachtet werden und wegen der möglichen Risiken der Therapie müssen Risiko und Nutzen sorgfältig gegeneinander abgewogen werden.

> Je früher bei einer tiefen Beinvenenthrombose eine Fibrinolysetherapie durchgeführt wird, desto größer ist die Chance, ein postthrombotisches Syndrom zu verhindern.

■ Kontraindikationen, Risiken

Die wichtigsten Kontraindikationen für die Fibrinolysetherapie nach Jaenicke sind in Tab. 4.12 zusammengefasst (6). Die relativen Kontraindikationen zeigt Tab. 4.13 (6).

■ Nebenwirkungen

Wichtigste Nebenwirkungen der Fibrinolysetherapie sind Blutungen. Die Häufigkeit tödlicher Hirnblutungen ist abhängig von der Fibrinolysedauer und der verwendeten Substanz und liegt insgesamt bei ca. 1 %. Weitere Nebenwirkungen sind Übelkeit, Erbrechen, Kopf- und Gliederschmerzen sowie Luftnot und Blutdruckabfall bei der initialen Streptokinasebehandlung, außerdem Temperaturanstieg und Anstieg der Leberwerte.

Venentonisierende Substanzen

■ Definition und Prinzip

Venentonisierende Substanzen sind in der Lage, den Querschnitt der Venen zu reduzieren. Dabei sollen durch Dilatation insuffizient gewordene Venenklappen wieder funktionsfähig werden. Außerdem soll die Strömungsgeschwindigkeit des venösen Blutes durch die Querschnittsverkleinerung größer werden. Hauptvertreter der venentonisierenden Medikamente in der Phlebologie ist das Dehydroergotamin. Es tonisiert vorwiegend die Gefäßwand des venösen Systems. Im Bereich des arteriellen Schenkels kann es abhängig vom bestehenden Sympatikotonus sowohl tonisierend als auch dilatierend wirken. Längere tonisierende Wirkungen sind auch für Ruscusglykoside, Triterpenglykoside und für Rutoside gezeigt worden.

■ Indikation

Die venentonisierenden Substanzen werden bei der CVI eingesetzt. Die Therapie mit diesen Pharmaka ist jedoch keine Alternative zur Kompressionsbehandlung.

> Die venentonisierde Wirkung dieser Substanzen ist belegt. Ihre klinische Wirksamkeit bei der chronischen venösen Insuffizienz darf jedoch nicht überbewertet werden.

■ Kontraindikationen, Risiken

Gegenanzeigen bestehen bei:
- Überempfindlichkeit gegen Mutterkornalkaloide,
- schwere Koronarinsuffizienz,
- Hypertonie,
- periphere arterielle Gefäßerkrankungen.

In der Schwangerschaft ist die parenterale Anwendung kontraindiziert. Niereninsuffizienz und schwere Leberfunktionsstörungen können verschlechtert werden.

■ Nebenwirkungen und Wechselwirkungen

Als Nebenwirkungen können gastrointestinale Beschwerden, wie Übelkeit oder Erbrechen, besonders bei höherer Dosierung und Langzeitanwendung auftreten.

In Kombination mit Makroliden und Tetracyclinen kann besonders bei oraler Anwendung eine verstärkte Vasokonstriktion auftreten.

Ödemprotektiva

■ Definition und Prinzip

Ödemprotektiva sind Substanzen, die die Durchlässigkeit der Gefäßwand für Flüssigkeit und Eiweiß erschweren und damit die Entstehung eines Ödems verringern oder verhindern können.

Ödemprotektiva sind zum größten Teil pflanzliche Extrakte. Zusätzlich gibt es einige synthetische Produkte. Es können mehrere Gruppen von ödemprotektiven Extrakten und Substanzen unterschieden werden (11):
- Flavonoide (roter Weinlaubextrakt, Rutin, Hesperidin, Diosmin),
- Steroidglykoside (Ruscusglykoside aus Mäusedornwurzelstock),
- Triterpen-Saponine (Aescin aus Rosskastaniensamenextrakt),
- Cumarine (z. B. aus Steinkleekraut).

■ Indikationen

Indikation ist die symptomorientierte Behandlung der chronischen venösen Insuffizienz mit Ödem. Die nicht rezeptpflichtigen Ödemprotektive sind nicht erstattungsfähig.

■ Kontraindikationen, Risiken

Kontraindikationen gegen die pflanzlichen Einzelsubstanzen sind nicht bekannt. Für verschiedene Kombinationspräparate, die im Handel sind, bestehen aber im Einzelfall Kontraindikationen, beispielsweise für die Anwendung in der Schwangerschaft aufgrund zusätzlicher Substanzen der Präparate.

■ Nebenwirkungen

An Nebenwirkungen werden in Einzelfällen Juckreiz, Übelkeit oder Magenbeschwerden beschrieben. Bei cumarinhaltigen Präparaten können in Einzelfällen arzneimittelbedingte Hepatitiden bzw. hepatotoxische Effekte, die sich in einer Erhöhung der leberspezifischen Enzymaktivitäten sowie des Bilirubins im Serum äußern, beobachtet werden.

■ Durchführung der Therapie

Obwohl pflanzliche Ödemprotektiva zum Teil schon seit dem Mittelalter traditionell eingesetzt werden, sind nur wenige Substanzen hinsichtlich ihrer klinischen Wirksamkeit ausreichend untersucht (2, 5, 8, 14). Hierzu zählen z. B. der Rote Weinlaubextrakt, der Rosskastaniensamenextrakt und Diosmin.

Wegen ihrer speziellen Pharmakokinetik sollen die Substanzen weder unter- noch überdosiert werden, weil es ansonsten in beiden Fällen zu einer Wirkungsabschwächung kommen kann (11).

> Die Therapie mit ödemprotektiven Substanzen ist eine symptomorientierte, am Ödem ausgerichtete Therapie und ergänzt andere therapeutische Maßnahmen bei der chronischen venösen Insuffizienz wie beispielsweise die Kompressionstherapie, die an mehreren Stellen komplex in den pathogenetischen Mechanismen der chronischen venösen Insuffizienz eingreift.

Diuretika

■ Definition und Prinzip

Diuretika sind Substanzen, die eine Vermehrung der Harnausscheidung bewirken. In der Therapie der venösen Ödeme sollen nur mild oder protrahiert wirkende Diuretika vom Typ der Thiazide oder Analoga eingesetzt werden (10).

■ Indikationen

Die diuretische Therapie bei chronischer venöser Insuffizienz ist eine rein symptomatische Therapie, die nicht isoliert die im Gewebe lokalisierte Flüssigkeitsansammlung beseitigt, sondern in den Salz- und Wasserhaushalt des Gesamtorganismus eingreift und nach Absetzen häufig zum Rezidiv führt (10).
Eine Indikation für ihre Anwendung besteht bei:
- kurzfristiger Ausschwemmung venöser Ödeme bei gleichzeitigem Anlegen eines Kompressionsverbands,
- vor dem Anmessen eines Kompressionsstrumpfes, falls die Entstauung mittels Kompressionsverband nicht hinreichend durchgeführt werden kann,
- zur passageren und wiederholten Ausschwemmung von venösen Ödemen, falls eine Kompressionstherapie nicht durchgeführt werden kann.

■ Kontraindikationen, Risiken

Kontrainidikationen bestehen bei Niereninsuffizienz, schwerer Leberfunktionsstörung, Hypokaliämie, Hyponatriämie, Hypovolämie, Hyperkaliämie, Überempfindlichkeit gegen Sulfonamide sowie in der Schwangerschaft und der Stillzeit.

■ Nebenwirkungen

Eine Reihe von Nebenwirkungen müssen beachtet werden. Die häufigsten unerwünschten Wirkungen sind auf die vermehrte Wasser- und Elektrolytausscheidung zurückzuführen. Dosis- und altersabhängig treten am häufigsten Hypokaliämie, Hypochloroämie und Hyperkalzämie auf. Zur Vermeidung einer Hypokaliämie werden die Thiazide deshalb in der Regel in Kombination mit einem Kalium sparenden Diuretikum (Amilorid) verabreicht.

Daneben kann es zu Hautreaktionen, gastrointestinalen Beschwerden und Herz-Kreislauf-Symptomen infolge von Dehydratation kommen.

Bei einer längeren Diuretikatherapie kann es zu einer Gegenregulation mit weiterer Wassereinlagerung im Gewebe kommen (Pseudo-Bartter-Syndrom). Die weitere Steigerung der Diuretikadosis hätte dann eine Verstärkung des sekundären Hyperaldosteronismus zur Folge (11).

■ Durchführung der Therapie

> Diuretika sollen bei chronischer venöser Insuffizienz nur kurzfristig eingesetzt werden. Sie sind zur Ödemprophylaxe nicht geeignet.

Rheologika

■ Definition und Prinzip

Rheologika sind Substanzen, die in der Lage sind, die Fließeigenschaften des Blutes zu verbessern. Dabei kommt es in erster Linie zu einer besseren Verformbarkeit oder einer verminderten Aggregationsbereitschaft korpuskulärer Blutbestandteile. Bei einigen Rheologika spielen auch vasodilatatorische Effekte eine Rolle. Typische Rheologika im phlebologischen Bereich sind beispielsweise:
➤ Plättchenaggregationshemmer vom Typ der Acetylsalicylsäure,
➤ Prostaglandinderivate wie beispielsweise das Prostaglandin E1,
➤ Pentoxifyllin.

■ Indikationen

Als Indikation gilt die adjuvante Therapie bei fortgeschrittenen Stadien der chronischen venösen Insuffizienz, insbesondere beim Ulcus cruris. Für einzelne Substanzen wurden günstige Wirkungen auf die Abheilungsgeschwindigkeit venöser Unterschenkelgeschwüre beschrieben (1, 3, 9).

■ Kontraindikationen, Risiken

Die Kontraindikationen der Einzelsubstanzen müssen beachtet werden. Additive Effekte, die zu einer erhöhten Blutungsneigung führen können, wie beispielsweise die Kombination von Acetylsalicysäure und Antikoagulanzien, müssen berücksichtigt werden.

> Die Therapie mit Rheologika ist als alleinige Therapie der CVI nicht geeignet. Bei fortgeschrittener CVI kann im Einzelfall eine Therapie zusätzlich zur Kompressionstherapie und anderen Maßnahmen erwogen werden.

Tabelle 4.14 Wertigkeit der medikamentösen Therapieansätze bei Venenkrankheiten

Substanzgruppe	Symptomatische CVI	Thrombose	Ulcus cruris
Venentonisierende Mittel	(+)	–	– (+)
Ödemprotektiva	+	–	(+)
Diuretika	(+)	–	–
Antikoagulanzien	–	+	–
Fibrinolytika	–	+	(+)
Rheologika	–	–	+

Die Wertigkeit der einzelnen medikamentösen Therapieansätze geht aus Tab. 4.14 hervor.

Literatur

1. Colgan MP, Dormandy JA, Jones PW, et al. Oxypentifylline treatment of venous ulcer of the leg. Br Med J. 1990; 300: 972–5.
2. Diehm C, Tramisch HJ, Lange S, Schmidt C. Comparison of leg compression stocking and oral horse chestnut seed extract therapy in patients with CVI. Lancet. 1996; 347: 292–4.
3. Ehrly AM, Schenk J, Bromberger U. Mikrozirkulationsstörungen bei Ulcus cruris venosum: niedrigdosierte systemische Langzeittherapie mit Urokinase. Phlebol Proktol. 1989; 18: 166–8.
4. Gallenkemper G, Bulling B, Gerlach H, et al. Leitlinien zur Diagnostik und Therapie der chronischen venösen Insuffizienz. Phlebol. 1998; 27: 32–5.
5. Großmann K. Vergleich der Wirksamkeit einer kombinierten Therapie mit Kompressionsstrümpfen und Oxerutin (Venoruton) versus Kompressionsstrümpfe und Plazebo bei Patienten mit CVI. Phlebol. 1997; 26: 105–10.
6. Jaenicke J. Antikoagulanzien- und Fibrinolysetherapie. Stuttgart: Thieme; 1991.
7. Kemkes-Matthes B, Oehler G. Blutgerinnung und Thrombose. 2. Aufl. Stuttgart: Thieme; 1998.
8. Kiesewetter H, Koscielny J, Kalus U, Vix JM, et al: Efficacy of orally administered extract of red vein leaf AS 195 (folia vitis viniferae) in chronic venous insufficiency (stages I – II). A randomised, double-blind, placebo-controlled trial. Arzneimittelforschung. 2000; 50: 109–17.
9. Layton AM, Ibbotson SH, Davies JA, Goodfield MS. Randomised trial of aspirin for chronic venous leg ulcers. Lancet. 1994; 344: 164–5.
10. Loew D, Heimsoth V, Kuntz E, Schilcher H. Diuretika. 2. Aufl. Stuttgart: Thieme; 1990.
11. Loew D, Haabs M, Klimm H-D, Trunzler G. Phytopharmakareport. Darmstadt: Steinkopf; 1997.
12. Partsch H, Blättler W. Leitlinien zur Thromboembolie-Prophylaxe. Phlebol. 1998; 27: 98–104.
13. Scherf RE, Greinacher A, Griess H, Bredin H. Unerwünschte Arzneimittelwirkungen durch fraktionierte und unfraktionierte Heparine. Dtsch Ärztebl. 1994; 91: A1736–7.
14. Schultz-Ehrenburg U, Müller B. Two Multicentre Clinical Trials of Two Different Dosages of O-(β-Hydroxyethyl)-Rutosides in the Treatment of Leg Ulcers. Phlebology. 1993; Suppl 1: 29–30.

4.4 Leitlinie Sklerosierungsbehandlung der Varikose (Deutsche Gesellschaft für Phlebologie, DPG)

E. Rabe, F. Pannier, H. E. Gerlach, F. X. Breu, S. Guggenbichler, M. Zabel

Präambel

Leitlinien sind systematisch erarbeitete Empfehlungen, um den Kliniker und den Praktiker bei Entscheidungen über die angemessene Versorgung der Patienten im Rahmen spezifischer klinischer Umstände zu unterstützen. Leitlinien gelten für „Standardsituationen" und berücksichtigen die aktuellen, zu den entsprechenden Fragestellungen zur Verfügung stehenden, wissenschaftlichen Erkenntnisse. Leitlinien bedürfen der ständigen Überprüfung und eventuell der Änderung auf dem Boden des wissenschaftlichen Erkenntnisstandes und der Praktikabilität in der täglichen Praxis. Durch die Leitlinien soll die Methodenfreiheit des Arztes nicht eingeschränkt werden. Ihre Beachtung garantiert nicht in jedem Fall den diagnostischen und therapeutischen Erfolg. Leitlinien erheben keinen Anspruch auf Vollständigkeit. Die Entscheidung über die Angemessenheit der zu ergreifenden Maßnahmen trifft der Arzt unter Berücksichtigung der individuellen Problematik.

Definition

Unter der Sklerosierungstherapie (ICD 10: I83.0, I83.1, I83.2, I83.9) versteht man die planvolle Ausschaltung von intra-, subkutanen und/oder transfaszialen (Perforansvenen) Varizen sowie die Sklerosierung subfaszialer Gefäße bei venöser Malformation durch das Einspritzen eines Sklerosierungsmittels. Die verschiedenen Verödungsmittel führen zu einer ausgeprägten Schädigung des Endothels der Gefäße und eventuell der gesamten Gefäßwand. Im Anschluss kommt es zu einer sekundären, wandständigen lokalen Thrombusbildung und längerfristig zur Umwandlung der Venen in einen bindegewebigen Strang, zur Sklerose (9, 45).

> Ziel der Verödungsbehandlung ist nicht die Thrombosierung des Gefäßes, die für sich allein genommen rekanalisieren kann, sondern die definitive Umwandlung in einen fibrösen Strang. Dieser kann nicht rekanalisieren und entspricht in seinem funktionellen Ergebnis dem operativen Vorgehen zur Entfernung einer Varize.

Indikationen

Ziele der Sklerosierungsbehandlung sind:
- Behandlung der Varikose und Vorbeugung möglicher Komplikationen,
- bestehende Symptome zu mindern oder zu beseitigen,
- eine pathologisch veränderte Hämodynamik zu bessern,
- ein ästhetisch und funktionell gutes Ergebnis zu erzielen (1).

Folgende Formen der Varikose können verödet werden:
- Stammvarizen,
- Ast- oder Seitenastvarizen,
- Varizen im Rahmen der Perforanteninsuffizienz,
- retikuläre Varizen,
- Besenreiser,
- Rest- und Rezidivvarizen nach varizenausschaltenden Maßnahmen.

Für die Behandlung von kleinkalibrigen intrakutanen Varizen (retikuläre Varizen, Besenreiser) gilt die Sklerosierungsbehandlung als Methode der ersten Wahl (1, 7, 23).

Bei der Ausschaltung von Seitenastvarizen und insuffizienten Perforanten konkurriert die Sklerosierungsbehandlung mit der perkutanen Phlebextraktion und mit der Perforantenunterbindung bzw. mit der endoskopischen Perforantendissektion (11, 36).

In der Behandlung der Stammvarikose mit Ausschaltung des proximalen Insuffizienzpunktes und des insuffizienten Venenanteils gilt die operative Therapie als Methode der ersten Wahl. Die Therapie der Stammvarikose durch Sklerosierungsbehandlung ist jedoch ebenfalls möglich (5, 11, 18, 35, 61).

Kontraindikationen

Absolute Kontraindikationen sind (1, 35, 45, 60):
- Bekannte Allergie auf das Sklerosierungsmittel,
- schwere Systemerkrankung,
- akute oberflächliche oder tiefe Venenthrombose,
- lokale, im Bereich der Sklerosierung gelegene oder schwere generalisierte Infektionen,
- Immobilität,
- Bettlägerigkeit,
- fortgeschrittene arterielle Verschlusskrankheit im Stadium III oder IV,
- Hyperthyreose (bei jodhaltigen Sklerosierungsmitteln),
- Schwangerschaft im ersten Drittel und nach der 36. Schwangerschaftswoche.

Relative Kontraindikationen sind (1, 35, 45, 60):
- Beinödem,
- diabetische Spätkomplikationen (z. B. Polyneuropathie),

- arterielle Verschlusskrankheit im Stadium II,
- schlechter Allgemeinzustand,
- Bronchialasthma,
- ausgeprägte allergische Diathese,
- bekannte Hyperkoagulabilität (13),
- Thrombophilie mit abgelaufener tiefer Beinvenenthrombose.

Komplikationen und Risiken

> Bei sachgerechter Durchführung ist die Verödungsbehandlung eine effiziente und nebenwirkungsarme Therapieform.

Im Rahmen der Therapie können prinzipiell aber eine Reihe von unerwünschten Wirkungen beobachtet werden. Diese sind im einzelnen (26, 32, 49, 62):
- allergische Reaktion (14, 15, 44),
- Hautnekrosen (2),
- überschießende Sklerosierungsreaktion (und Thrombophlebitis),
- Pigmentierung (7, 16, 24, 25, 63),
- Matting (25),
- Nervenschädigung (49, 59),
- Flimmerskotome, migräneartige Symptome,
- orthostatischer Kollaps,
- Thromboembolie (32).

Die allergische Reaktion vom Soforttyp bis hin zum anaphylaktischen Schock sowie die versehentliche intraarterielle Injektion sind sehr seltene Komplikationen, die eine Notfallsituation darstellen (14, 15, 43, 44).

Hautnekrosen werden sowohl nach paravasaler Injektion höherprozentiger Sklerosierungsmittel als auch, selten, nach lege artis durchgeführter intravasaler Injektion mit verschiedenen Konzentrationen, beispielsweise 0,5 % Polidocanol bei der Sklerosierung von Besenreisern, beschrieben (16, 25). Im zweiten Fall wird ein Mechanismus mit Übertritt des Sklerosierungsmittels über arteriovenöse Anastomosen in den arteriellen Schenkel diskutiert (4). In Einzelfällen wurde dies als Embolia cutis medicamentosa beschrieben (21, 34, 47).

Hyperpigmentierungen werden mit einer Häufigkeit zwischen 0,3 und 10 % beschrieben (20, 24, 25, 63). In der Regel bilden sie sich langsam zurück.

Das Matting, feine Teleangiektasien im Bereich einer verödeten Varize, ist eine nicht vorhersehbare individuelle Reaktion des Patienten und kann auch nach der operativen Ausschaltung einer Krampfader auftreten (25).

Nervenschädigungen sind nach paravasaler Injektion experimentell beschrieben (49).

Weitere passagere Erscheinungen nach einer Sklerosierung sind intravasale Koagula, Phlebitiden und Hämatome. Dazu kommen Komplikationsmöglichkeiten durch den Kompressionsverband, wie z. B. Blasenbildung (z. B. Blasen im Bereich des aufgeklebten Pflasters) (45). Intravasale Koagula können nach Stichinzision exprimiert werden, um die Entstehung von Hyperpigmentierungen zu vermindern.

> Die Verödungsbehandlung ist ein Eingriff, der der Aufklärung bedarf.

Fehlbehandlung

Ausgedehnte Nekrose nach intraarterieller Injektion (2, 16, 25, 43).

Diagnostik vor Sklerotherapie

Die erfolgreiche Sklerotherapie setzt ein planvolles Vorgehen voraus. Die Sklerosierungstherapie ist in der Regel in der Reihenfolge von den Insuffizienzpunkten und den großen Varizen zu den kleineren Varizen vorzunehmen. Daher ist vor der Behandlung eine ausreichende Diagnostik durchzuführen (1, 45, 60).

Hierzu zählen: Anamneseerhebung, klinische Untersuchung und Dopplersonographie.

Zusätzlich kommen Funktionsuntersuchungen (z. B. Photoplethysmographie, Phlebodynamometrie, Venenverschlussplethysmographie) und bildgebende Verfahren (z. B. Duplexsonographie, Phlebographie) in Betracht.

Mit Hilfe der Funktionsuntersuchungen kann die zu erwartende Verbesserung der venösen Funktion zur Ausschaltung der Varikose abgeschätzt werden.

Die bildgebende Diagnostik dient insbesondere der Identifikation insuffizienter Verbindungen zum tiefen Venensystem, der Lokalisation pathologischer Refluxe sowie der differenzialdiagnostischen Abklärung postthrombotischer Veränderungen und zur Einschätzung einer eventuell durchzuführenden kombinierten operativen Therapie.

Durchführung der Sklerosierungsbehandlung von Varizen

Für die Sklerosierungsbehandlung von Varizen ist in der Bundesrepublik Deutschland Aethoxysklerol mit dem Wirkstoff Polidocanol in den Konzentrationen 0,25 %, 0,5 %, 1 %, 2 % 3 % und 4 % zugelassen:

Die maximale Tagesdosis von Polidocanol beträgt 2 mg/kg Körpergewicht (35).

Das Sklerosierungsmittel kann auch per Individualrezeptur angefertigt werden. Es handelt sich hierbei allerdings nicht um ein Fertigarzneimittel, sodass die Produkthaftung des Herstellers entfällt.

Anhaltswerte für die Konzentration und Menge pro Injektion gehen aus Tabelle 4.**15** hervor (35).

Tabelle 4.**15** Anhaltswerte für Konzentration und Inhaltsmenge von polidocanolhaltigen Sklerosierungsmitteln

Indikationen	Menge/Injektion	Konzentration
Besenreiser	0,1–0,2 ml	0,25–0,5 %
Zentralvenen v. Besenreiser	0,1–0,2 ml	0,25–1,0 %
Retikuläre Varizen	0,1–0,3 ml	0,25–1,0 %
Kleine Varizen	0,1–0,3 ml	1 %
Mittelgroße Varizen	0,5–1,0 ml	2–3 %
Große Varizen	1,0–2,0 ml	3–4 %

Für die Sklerosierung benötigt man eine gutgängige Einmal- oder Glasspritze sowie dünnkalibrige Kanülen. Zur lokalen Kompression dienen Watteröllchen oder -polster und Papierpflaster. Die verschiedenen Techniken variieren erheblich (2). Für die Sklerosierung selbst gelten folgende Grundsätze:

➤ Die Punktion der zu verödenden Venen kann in aufrechter Position oder im Liegen erfolgen.
➤ Die Injektion wird üblicherweise in liegender Körperposition durchgeführt. Nach Punktion der Vene mit freier Kanüle oder aufgesetzter Spritze wird die intravasale Lage überprüft.
➤ Die intravasale Injektion des Sklerosierungsmittels erfolgt langsam, eventuell fraktioniert und unter Kontrolle der intravasalen Lage. Starke Schmerzhaftigkeit während der Injektion kann auf paravasale Injektion hinweisen.
➤ Unmittelbar nach Injektion des Sklerosierungsmittels und nach Entfernung der Kanüle erfolgt die lokale Kompression im Verlauf der verödeten Vene (9, 45, 55, 56, 64).
➤ Im Anschluss an die Sklerosierung wird die behandelte Extremität komprimiert. Bei Sklerosierung von Besenreiservarizen wird dies unterschiedlich gehandhabt. Dies ist sowohl mit einem Kompressionsstrumpf als auch mit einem Kompressionsverband möglich (9, 12, 24).
➤ Die lokale Kompression kann am Abend oder am nächsten Tag entfernt werden. Die Kompression wird je nach Kaliber und Lokalisation der Varizen für Stunden (Besenreiser) bis mehrere Tage und Wochen nach Abschluss der Sklerosierungsbehandlung durchgeführt (1, 46, 60).
➤ Nach der Sklerosierungssitzung in konventioneller Technik soll der Patient einige Zeit gehen um das Sklerosierungsmittel nach kurzer Einwirkphase rasch zu verdünnen. Auf Anzeichen für allergische Reaktionen ist zu achten.
➤ Intensive sportliche Betätigung, heiße Bäder, Sauna und ausgeprägte UV-Einstrahlung (Sonnenbank) sind in den ersten Tagen nach der Sklerosierung zu meiden.

Besondere Techniken der Sklerosierungstherapie

■ Duplexsonographisch kontrollierte Verabreichung

Bei der Sklerosierung der Krossen, der krossennahen Stammvarizen und von Perforanten hat sich in der letzten Zeit die duplexsonographisch kontrollierte Sklerosierungsbehandlung als eine Erweiterung des methodischen Spektrums dargestellt (5, 18, 27, 28, 51, 52, 53). Bei diesem Verfahren wird beim liegenden Patienten die zu verödende Vene duplexsonographisch dargestellt und unter Sicht punktiert. Die Nadel ist im sonographischen Bild sichtbar und die intravasale Injektion kann kontrolliert werden. Einige Autoren empfehlen eine intermittierende Kompression mit dem Schallkopf im Anschluss an die Injektion (51, 52, 53). Hierbei kann eine Kontraktion des injizierten Venenabschnitts und die Länge der verödeten Strecke beurteilt werden. Mit dieser Methode wird ein kontrollierteres Vorgehen mit weniger Komplikationen und größerem Effekt angestrebt (26).

■ Sklerosierungen mit aufgeschäumten Sklerosierungsmitteln

Bereits seit langem wird immer wieder über die Sklerosierung mit aufgeschäumten Sklerosierungsmitteln berichtet (6, 17, 38, 50). In den letzten Jahren wurde erneut stärker über die Sklerosierung mit Schaum diskutiert (31, 41, 48), vor allem bei der Therapie größerer Varizen. Die detergenzienartigen Sklerosierungsmittel wie Polidocanol können durch spezielle Techniken in einen feinblasigen Schaum umgewandelt werden.

Bei der Technik nach Monfreux wird durch Zurückziehen des Stempels in einer vorne dicht verschlossenen Glasspritze ein Unterdruck erzeugt, der zu einem Lufteinstrom führt, wodurch ein grobblasiger, eher flüssiger Schaum entsteht (41). Bei der Technik nach Tessari wird eine feinblasige, in niedrigen Konzentrationen flüssige, in höheren Konzentrationen eher viskose Schaumqualität durch turbulente Mischung von Flüssigkeit und Luft in zwei Spritzen, die über einen 3-Wege-Hahn verbunden sind, erreicht. Das Mischungsverhältnis Sklerosierungsmittel:Luft beträgt 1:4–5 (57, 58).

Bei der DSS(Doppel-Spritzen-System)-Technik wird 3 %iges Polidocanol mit Luft im Verhältnis Sklerosierungsmittel:Luft von exakt 1:5 durch turbulente Mischung in zwei Spritzen, die über einen Konnektor verbunden sind, vermischt. Als Produkt entsteht ein feinblasiger, eher visköser Schaum (65).

> Die standardisierte Umwandlung eines zugelassenen flüssigen Sklerosierungsmittels in einen Verödungsschaum und die Behandlung damit ist möglich, wenn der Patient ausreichend hierüber und über Nutzen und Risiko der Methode aufgeklärt wurde und die Anwendung billigt. Der behandelnde Arzt trägt die Verantwortung für diese Behandlung.

Als Ergebnis einer internationalen Expertenkonferenz zur Schaumsklerosierung vom 4.–6. April 2003 am Tegernsee können folgende Empfehlungen zur Sklerosierung mit aufgeschäumten Sklerosierungsmitteln gegeben werden:
- Die Schaumsklerosierung ist nach der Erfahrung der Experten und der verfügbaren Publikationen eine geeignete Methode zur Behandlung der Varikose. Sie ist eine Weiterentwicklung der Sklerosierung mit flüssigen Sklerosierungsmitteln bei besserer Kontrollmöglichkeit und stärkerer Wirksamkeit.
- Die Schaumsklerosierung sollte wegen der damit verbundenen höheren Risiken bei unsachgemäßer Anwendung nur von in der Sklerosierungstherapie erfahrenen Kollegen durchgeführt werden.
- Der Patient muss über die Besonderheiten der Schaumsklerosierung bezüglich Anwendung, Wirksamkeit und Nebenwirkungen aufgeklärt werden.
- Indikationen und Kontraindikationen unterscheiden sich prinzipiell nicht von der Sklerosierung mit flüssigen Sklerosierungsmitteln. Bei großkalibrigen Varizen und bei der Rezidivvarikose sind die Ergebnisse der Schaumsklerosierung besser als mit der Flüssigsklerosierung (30, 19, 22). Auch bei venösen Malformationen wurden günstige Ergebnisse berichtet (66, 67). Bei bekanntem symptomatischem offenem Foramen ovale sollte mit besonderer Vorsicht vorgegangen werden.
- Die Sklerosierung von Besenreisern ist suffizient mit flüssigen Sklerosierungsmitteln möglich. Im Fall der Schaumanwendung sollte nur ein flüssiger Schaum verwendet werden. Viskose Schäume sind für Besenreiser nicht geeignet. Bei der Sklerosierung großer Varizen soll ein eher viskoser Schaum verwendet werden.
- Bei großen Varizen wird die Hochlagerung des Beines bei der Behandlung empfohlen (der „leichtere" Schaum steigt nach „oben", die Hochlagerung der Extremität verhindert den raschen Übertritt ins tiefe Venensystem).
- Bei der Schaumsklerosierung werden weniger Injektionen pro Sitzung mit größerem Abstand voneinander benötigt. Bei der Sklerosierung großer Venen genügt oft eine einzige Punktionsstelle zur Applikation.
- Es sollte immer an der sichersten und am besten zugänglichen Stelle punktiert werden. Die Punktionsstelle bei der Stammvarikose sollte dabei mindestens 10 cm von der Krosse entfernt sein.
- Bei der Sklerosierung von großen Varizen sollte unabhängig von der Konzentration eine Gesamtschaummenge von 6–8 ml/Sitzung (DSS und Tessari-Methode) bzw. 4 ml/Sitzung (Monfreux-Methode) nicht überschritten werden. Im Allgemeinen werden aber geringere Mengen benötigt, für die Vena saphena parva maximal 3 ml (DSS, Tessari).
- Bei der Besenreisersklerosierung sollte nicht mehr als 0,5 ml Schaum pro Injektion injiziert werden.
- Da der Schaum eine stärkere Sklerosierungswirkung hat, kann das Therapieziel mit geringer konzentriertem Sklerosierungsmittel erreicht werden als bei der Flüssigsklerosierung.
- Nach der Schaumsklerosierung großer Varizen kommt es in einem höheren Prozentsatz zu einem Vasospasmus der verödeten Vene (30). Es besteht ein positiver Zusammenhang zwischen Spasmus und gutem Therapieergebnis.
- Bei der Schaumsklerosierung von Stammvenen, in der Leiste und Kniekehle, von Rezidivvarizen und bei der Perforantensklerosierung wird ein duplexkontrolliertes Vorgehen dringend empfohlen.
- Vor Applikation der Kompression sollte einige Minuten gewartet werden, um den Sklerosierungsschaum nicht vorzeitig in andere Regionen zu verschieben.
- Die unerwünschten Wirkungen der Schaumsklerosierung sind vergleichbar mit der Flüssigsklerosierung. Vorübergehende Sehstörungen, insbesondere bei Migränepatienten, scheinen bei der Schaumsklerosierung etwas häufiger zu sein.

Nach Injektion des Schaumes verbleibt das aufgeschäumte Sklerosierungsmittel für einen längeren Zeitraum lokal in dem zu verödenden Venenabschnitt und führt durch die Verdrängung des Blutes und der dadurch bedingten langsameren Verdünnung zu einer stärkeren Sklerosierungswirkung.

Effektivität

> Für die Ausschaltung intra- und subkutaner Varizen mit der Sklerosierungsbehandlung besteht eine sichere Evidenz. Die Ergebnisse der Sklerosierungsbehandlung sind je nach Technik, Sklerosierungsmittel und Venenkaliber aber uneinheitlich (11, 29, 33, 36, 54).

Für die Sklerosierung von intrakutanen Varizen (Besenreiser und retikuläre Varizen) gilt die Sklerosierungsbehandlung als Standardtherapie, mit der eine bis zu 80–90%ige Besserung erzielt werden kann (10, 29, 39, 42).

Die Kompressionstherapie mit medizinischen Kompressionsstrümpfen verbessert möglicherweise das Ergebnis der Sklerosierung von Besenreisern (37, 40, 63). Die Häufigkeit von Pigmentierungen nimmt signifikant ab (24, 63).

Die lokale exzentrische Kompression erhöht signifikant den lokalen Druck im Sklerosierungsbereich und verbessert die Effektivität der Sklerosierung (56). Bei der Sklerosierung der Stammvarikose konnten im Rahmen einer duplexsonographisch kontrollierten Sklerosierungsbehandlung gute Ergebnisse erzielt werden (52).

Verfahren zur Konsensbildung

Diese Leitlinie wurde im Auftrag der Deutschen Gesellschaft für Phlebologie (DGP) ausgearbeitet, vom Vorstand und im wissenschaftlichen Beirat der DGP Stand 6/2003 verabschiedet. Diese Leitlinie berücksichtigt den aktuellen Stand der Literatur, aber nicht die in jedem Fall unterschiedlichen Zulassungsbestimmungen für die verschiedenen Pharmaka.

Literatur

1. Baccaglini U, Spreafico G, Castoro C, Sorrentino P. Consensus Conference on Sclerotherapy or Varicose Veins of the Lower Limbs. Phlebology. 1997; 12: 2–16.
2. Baccaglini U, Stemmer R, Partsch U. Internationale Fragebogenaktion zur Praxis der Verödungsbehandlung. Phlebologie. 1997; 26: 129–42.
3. Benigni JP, Sadoun S, Thirion V, Sica M, Demagny Y, Chahim M. Télangictasies et varices réticulaires Traitement par la mousse d'Aetoxisclérol à 0,25%. Présentation d'une étude pilote. Phlébologie. 1999; 52 (3): 283–90.
4. Bergan JJ, Weiss RA, Goldman MP. Extensive tissue necrosis following high concentration sclerotherapy for varicose veins. Dermatol Surg. 2000; 26: 535–42.
5. Cavezzi A, Frullini A. Echosclerotherapy in the short saphenous vein insufficiency. Sydney: Abstract UIP; 1998.
6. Cavezzi A, Frullini A. Il ruola della mousse sclerosante nella ecosclerosi safenica e delle varici recidive. Esperienza personale. Flebologia. 1998; 9: 1–3.
7. Conrad P, Malouf GM, Stacey MC. The Australian Polidocanol (Aethoxysklerol) Study. Results at 1 year. Phlebology. 1994; 9: 17–20.
8. Conrad P, Malouf GM, Stacey MC. The Australian Polidocanol (Aethoxysklerol) study. Results at 2 years. Dermatol Surg. 1995; 21: 334–6.
9. Drake LA, Dinehart SM, Goltz RW, Graham GF, Hordinsky MK, Lewis CW, Pariser DM, Skouge JW, Webster SB, Whitaker DC, Butler B, Lowery BJ. Guidelines of care for sclerotherapy treatment of varicose and teleangiectatic leg veins. J Am Acad Dermatol. 1996; 34: 523–8.
10. Dover J, N Sadick, MP Goldman. The Role of Lasers and Light Sources in theTreatment of Leg Veins. Derm Surg. 1999; 25: 328–36.
11. Einarsson E, Eklöf B, Neglén P. Sclerotherapy or Surgery as Treatment for Varicose Veins: A Prospective Randomized Study. Phlebology. 1993; 8: 22–6.
12. Fegan WG. Continous compression technique of infecting varicose veins. Lancet. 1963; 109–12.
13. Feied CF. Deep Vein Thrombosis: The Risks of Sclerotherapy in Hypercoagulable States. Sem Dermatol. 1993; 12 (2): 135–49.
14. Feied CF, Jackson JJ, Bren TS, Bond OB, Fernando CE, Young VC, Hashemiyoon RB. Allergic Reactions to Polidocanol for Vein Sclerosis. J Dermatol Surg Oncol. 1994; 20: 466–8.
15. Feuerstein W. Schwere anaphylaktische Reaktion auf Hydroxypolyaethoxydodecan. VASA. 1973; 3 (2): 292–4.
16. Fisher DA. Regarding Extensive Tissue Necrosis Following High Concentration Sclerotherapy for Varicose Veins. Dermatol Surg. 2000; 26 (11): 1081.
17. Flückiger P. Nicht-operative retrograde Varicenverödung mit Varisylschaum. Schweiz Med Wochenschr. 1956; 48: 1368–70.
18. Frullini A, Cavezzi A. Ultrasound guided sclerotherapy in the treatment of long saphenaous vein insufficiency. Vasomed. 1999; 11 (1): 8.
19. Frullini A. Sclerosing foam in the treatment of recurrent varicose veins. In: Henriet JP, ed. Foam sclerotherapy state of the art. Paris: Editions Phlebologiques Francaises; 2002: 73–8.
20. Georgiev M. Postsclerotherapy Hyperpigmentations. J Dermatol Surg Oncol. 1993; 19: 649–52.
21. Geukens J, Rabe E, Bieber T. Embolia cutis medicamentosa of the foot after sclerotherapy. Eur J Dermatol. 1999; 9: 132–3.
22. Gobin JP. The sclerotherapy position in recurrent varicose veins treatment. Int Angiology.2001; 2 (1): 336.
23. Goldman PM. Polidocanol (Aethoxysklerol) for Sclerotherapy of Superficial Venules and Telangiectasias. J Dermatol Surg Oncol. 1989; 15: 204–9.
24. Goldman PM, Beaudoing D, Marley W, Lopez L, Butie A. Compression in the Treatment of Leg Teleangiectasia: A Preliminary Report. J Dermatol Surg Oncol. 1990; 16: 322–5.
25. Goldman MP, Sadick NS, Weiss RA. Cutaneous Necrosis, Telangiectatic Matting and Hyperpigmentation following Sclerotherapy. Dermatol Surg. 1995; 21: 19–29.
26. Goldmann PM. Complications of sclerotherapy. In: Gloviczki P, Yao J, eds. Handbook of venous disorders. London: Chapmann & Hall; 1996: 374–93.
27. Grondin L, Young R, Wouters L. Sclérothérapie ècho-guidée et sécurité: Comparison des techniques. Phlebologie. 1997; 50 (2): 241–5.
28. Guex JJ. Ultrasound Guided Sclerotherapy (USGS) for Perforating Veins. Hawaii Med J. 2000; 59 (6): 261–2.
29. Härtel SL. Fünf-Jahres Nachuntersuchungsergebnisse der Sklerosierungstherapie nach Stemmer bei 118 Patienten mit primärer Varikosis. Vasomed. 1998; 4: 272–3.
30. Hamel-Desnos C, Desnos P, Ouvry P. Nouveautés thérapeutiques dans la prise en charge de la maladie variqueuse: écho-sclérothérapie et mousse. Phlébologie. 2003; 56 (1): 41.
31. Henriet JP. One Year Experience with Sclerotherapy of Reticular Veins and Telangiectases using Polidocanol Foam in Daily Routine: Feasibility Results, Complications. Phlébologie. 1997; 50 (3): 355–60.
32. Hohlbaum G. Über iatrogene Schäden bei der Varizensklerosierung. In: Staubesand J, SchöpfE, Hrsg. Neuere Aspekte der Sklerosierungstherapie. Berlin: Springer; 1990: 70–81.
33. Hübner K. Ambulante Therapie der Stammvarikose mittels Krossektomie und Sklerotherapie – ein Beitrag aus der Praxis des niedergelassenen Phlebologen. Phlebologie. 1991; 20: 104–8.
34. Kersting E, Hornschuh B, Bröcker E-B. Embolia cutis medicamentosa nach Varizensklerosierung mit Polidocanol. Phlebologie. 1998; 27: 55–7.
35. Kreussler-Pharma. Aethoxysklerol-Fachinformation der Herstellerfirma. Wiesbaden: Chemische Fabrik Kreussler & Co GmbH; 1996.
36. Malouf GM. Ambulatory Venous Surgery Versus Sclerotherapy. Hawaii Med J. 2000; 59: 248–9.
37. Massay RA. Regarding the use of compression stockings after sclerotherapy. Dermatol Surg. 1999; 25: 517.
38. Mayer H, Brücke H. Zur Ätiologie und Behandlung der Varizen der unteren Extremität. Chir Praxis. 1957; 4: 521–8.
39. McCoy S, Evans A, Spurrier N. Sclerotherapy for Leg Telangiectasia – A Blinded Comparative Trial of Polidocanol and Hypertonic Saline. Dermatol Surg. 1999; 25: 381–6.
40. Mc Donagh B. Comments on the Use of Post-sclerotherapy Compression. Dermatol Surg. 1999; 25 (6): 519–21.
41. Monfreux A. Traitement Sclérosant des Troncs Saphèniens et leurs Collatèrales de Gros Calibre par la Méthode Mus. Phlébologie. 1997; 50 (3): 351–3.
42. Norris MJ, Carlin MC, Ratz JL. Treatment of essential telangiectasia: Effects of increasing concentrations of polidocanol. J Am Acad of Dermatol. 1989; 20 (4): 643–9.
43. Oesch A, Stirnemann P, Mahler F. The Acute Ischemic Syndrome of the Foot after Sclerotherapy of Varicose Veins. Schweiz Med Wochenschr. 1984; 114: 1155–8.
44. Pradalier A, Vincent D, Hentschel V, Cohen-Jonathan AM, Daniel E. Allergie aux sclérosants des varices. Rev Fr Allergol. 1995; 35 (5): 440–3.
45. Rabe E, Hrsg. Grundlagen der Phlebologie. 2. Aufl. Köln: Viavital; 2000.
46. Reddy P, Wickers J, Terry T, Lamont P, Moller J, Dormandy JA. What is the correct period of bandaging following sclerotherapy? Phlebology. 1986; 217–20.

47. Remy W, Vogt H-J, Borelli S. Embolia cutis medicamentosa-artige Hautnekrosen nach Sklerosierungsbehandlung. Phlebol Proktol. 1978; 7: 67–72.
48. Sadoun S, Benigni JP. La mousse de sclerosant: etat de l'art. In: Rabe E, et al., Hrsg. Phlebology '99. Köln: Viavital; 1999: 146.
49. Seydewitz V, Staubesand J. Das ultrastrukturelle Substrat der Wirkung paravasal und intraarteriell applizierter Sklerosierungsmittel: Ein experimenteller Beitrag zum Problem iatrogener Schäden nach Sklerotherapie. In: Staubesand J, Schöpf E, Hrsg. Neuere Aspekte der Sklerosierungstherapie. Heidelberg: Springer; 1990: 40–65.
50. Sigg K. Neuere Gesichtspunkte zur Technik der Varizenbehandlung. Ther Umschau. 1949; 6: 127–34.
51. Schadeck M. Duplex-kontrollierte Sklerosierungsbehandlung der Vena saphena magna. Phlebologie. 1996; 25: 78–82.
52. Schadeck M, Allaert FA. Résultats à long terme de la Sclérothérapie des Saphènes internes. Phlebologie. 1997; 50 (2): 257–62.
53. Schadeck M: Echo-Sclerotherapy. Phlébologie 1999; 52 (Special Issue 10): 103–6.
54. Schultz-Ehrenburg U, Tourbier H. Doppler-kontrollierte Verödungsbehandlung der Vena saphena magna. Phlebol u Proktol. 1984; 13: 117–22.
55. Stanley PRW, Bickerton DR, Campbell WB. Injection sclerotherapy for varicose veins – a comparison of materials for applying local compression. Phlebology. 1991; 37–9.
56. Tazelaar DJ, Neumann HAM, de Roos KP. Long Cotton Wool Rolls as Compression Enhancers in Macrosclerotherapy for Varicose Veins. Dermatol Surg. 1999; 25 (1): 38–40.
57. Tessari L, Cavezzi A, Frullini A. Preliminary experience with a new sclerosing foam in the treatment of varicose veins. Dermatol Surg. 2001; 27, 58–60.
58. Tessari L. Nouvelle Technique d'Obtention de la Scléro-Mousse. Phlébologie. 2000; 53 (1): 129.
59. Van der Plas JPL, Lambers JC, van Wersch JW, Koehler PJ. Reversible ischaemic neurological deficit after sclerotherapy of varicose veins. Lancet. 1994; 343: 428.
60. Villavicencio J, Pfeifer J, Lohr J, Goldman M, Cranley R, Spence R. Sclerotherapy for varicose veins: Practice guidelines and sclerotherapy procedures. In: Glovicki P, Yao J, eds. Handbook of venous disorders. London: Chapmann & Hall Medical; 1996: 337–54.
61. Vin F. Principes de la Sclérothéraphie des Troncs Saphènes Internes. Phlebologie. 1997; 50 (2): 229–34.
62. Weiss RA, Weiss MA. Incidence of Side Effects in the Treatment of Telangiectasias by Compression Sclerotherapy: Hypertonics Saline vs. Polidocanol. J Dermatol Surg Oncol. 1990; 16: 800–4.
63. Weiss RA, Sadick NS, Goldman MP, Weiss MA. Post-sclerotherapy compression: controlled comparative study of duration of compression and its effects on clinical outcome. Dermatol Surg. 1999; 25: 105–8.
64. Wenner L. Improvement of Immediate and Long-Term Results in Sclerotherapy. VASA. 1986; 15: 180–3.
65. Wollmann JC. Schaum – zwischen Vergangenheit und Zukunft. 8. Bonner Venentage 2002, 15.–16. Feb. Vasomed. 2002; 16 (1): 34–8.
66. Yamaki T, Nozaki M, Sasaki K. Color duplex-guided sclerotherapy for the treatment of venous malformations. Dermatol Surg. 2000; 26 (4): 323–8.
67. Yamaki T, Nozaki M, Fujiwara O, Yoshida E. Duplex-guided foam sclerotherapy for the treatment of the symptomatic venous malformations of the face. Dermatol Surg. 2002; 28 (7): 619–22.

Quelle: Rabe E, Pannier-Fischer F, Gerlach H, et al. Leitlinien zur Sklerosierungsbehandlung der Varikose. Phlebologie. 2003; 32: 101–6.

4.5 Operative Therapie
C. Langer

Definition und Zielsetzung

Extrafasziales Venensystem. Die operative Behandlung von Erkrankungen des extrafaszialen Venensystems besteht in der Ausschaltung dilatierter Anteile von hämodynamisch wesentlichen Abschnitten des oberflächlichen Venensystems. Dies gilt zumindest für die unkomplizierte primäre Varikose.

Bei Vorliegen trophischer Störungen wird in Abhängigkeit von der Grunderkrankung vorgegangen. Handelt es sich um eine Stamm- und/oder Perforansvarikose, so kann diese noch potenziell kurativ angegangen werden. Liegt als Ursache der Mikrozirkulationsstörung jedoch ein postthrombotisches Syndrom vor, so muss man sich, von wenigen Ausnahmen abgesehen, auf chirurgische Maßnahmen am Faszienskelett beschränken.

Intrafasziales Venensystem. Operationen am tiefen bzw. intrafaszialen Venensystem, wie die venöse Thrombektomie bei der Becken- und/oder Oberschenkelvenenthrombose, die Umleitungsoperationen und Ersatzplastiken sowie Klappenrekonstruktionen oder Klappenplastiken und Transpositionen haben wenige Indikationen und kommen nur selten zur Anwendung.

> Neben der Beseitigung der orthostatischen Stauungsbeschwerden und der unterschiedlichsten Komplikationen, wie Ödembildung, Stauungsdermatitis, „bursting pain" und Varikophlebitis, soll die Entwicklung von Mikrozirkulationsstörungen verhindert werden. Sind bereits trophische Störungen eingetreten, so soll die Ulkusabheilung möglich gemacht oder beschleunigt werden.

Maßnahmen. Diese Ziele können durch verschiedene Maßnahmen erreicht werden. Insuffiziente transfasziale Kommunikationen sind grundsätzlich chirurgisch zu beseitigen. Die hämodynamisch bedeutsamsten insuffizienten transfaszialen Kommunikationen sind die saphenofemorale und saphenopopliteale Verbindung und selbstverständlich die verschiedenen Vv. perforantes, von denen am Unterschenkel die Cockett-Verbindungsvenen die größte klinische Bedeutung besitzen. Die Beseitigung der strategisch wichtigen Verbindungen muss jedoch in den meisten Fällen mit einer stadiengerechten Saphenaresektion kombiniert werden.

Die Anwendung gewebeschonender Operationstechniken schließt die Beachtung lymphologischer und kosmetischer Gegebenheiten selbstverständlich ein.

4.5 Operative Therapie

Indikationen (Tab. 4.16)

■ Notfälle

Aszendierende Varikophlebitis. Eine notfallmäßige Operationsindikation ist lediglich bei der aszendierenden Varikophlebitis mit der Gefahr einer fortgeleiteten transfaszialen Phlebothrombose gegeben (12). Diese Indikation besteht am häufigsten bei Entwicklung der Phlebitis im Saphena-magna-Verlauf im mittleren und proximalen Oberschenkeldrittel, weil hier über die breite saphenofemorale Konjunktion das Fortschreiten des Prozesses in die Beckenvenen zu befürchten ist (Abb. 4.8).

Die Abklärung des tiefen Venensystems ist in diesem Fall immer erforderlich, da bei einer Varikophlebitis eine hohe Koinzidenz tiefer Venenthrombosen (Phlebothrombosen) vorliegt. Das operative Vorgehen verkürzt den Krankheitsverlauf und die Patienten sind schlagartig schmerzfrei. Die Entwicklung einer purulenten Varikophlebitis wird verhindert.

Varizenblutung. Bei einer Varizenblutung besteht die Notfalltherapie im Hochlagern der Extremität und dem Anlegen eines Kompressionsverbands. Die zugrunde liegende primäre Varikose kann dann mit aufgeschobener Dringlichkeit versorgt werden.

■ Elektiveingriffe

Elektive Operationen ergeben sich aus der hämodynamischen Bedeutung der verschiedenen Formen der primären Varikose (Stamm-, Perforans- und Seitenastvarikose). Hämodynamische Relevanz und Symptomatik korrelieren oft wenig miteinander.

Insuffiziente transfasziale Kommunikationen. Wenn Verbindungen mit dem tiefen Venensystem vorliegen, wie es für die komplette und inkomplette Stamm- und die Perforansvarikose typisch ist, stellt die Operation die effektivste Behandlungsform mit der niedrigsten Rezidivrate dar.

Ulcus cruris. Liegen bereits trophische Störungen mit einem Ulcus cruris bei unbehandelter Stamm- und/oder Perforansvarikose vor, so führt die operative Behandlung auch in diesem fortgeschrittenen Stadium noch zum Erfolg. Wegen der sekundären Femoral- und Poplitealveneninsuffizienz, die sich als Folge der lange Jahre anhaltenden Volumenüberlastung gebildet hat, ist eine Restitutio ad integrum allerdings oft nicht mehr möglich. Schwellungszustände und die Hyperpigmentierung der Haut können trotz erfolgreicher Operation zurückbleiben.

Trotzdem sollte mit dem operativen Eingriff nicht bis zur Abheilung des Geschwürs gewartet werden. Die dekompensierte Kreislaufsituation ist ja gerade die Ursache des Geschwürs und kann in der Regel nur chirurgisch behandelt werden. Eine Entstauungstherapie 1–2 Wochen vor der Operation ist jedoch sinnvoll, um die Kolonisation des Ulkusgrundes mit einem breiten Erregerspektrum zu reduzieren.

Asymptomatische Varikose. Der Operationszeitpunkt bei der asymptomatischen Varikose im Stadium der kompensierten Rezirkulation wird kontrovers diskutiert (Leitlinien der Deutschen Gesellschaft für Phlebologie, 9). Ein abwartendes Konzept berücksichtigt jedoch nicht den Spontanverlauf der Stammvarikose. Die krankhaften Veränderungen sind in der Regel irreversibel und es ist eine Frage der Zeit, wann Sekundärkomplikationen auftreten. Es handelt sich im Einzelnen um die Varikophlebitis, die Leitveneninsuffizienz, die Mikrozirkulationsstörungen der Haut des distalen Unterschenkels bzw. das Ulcus cruris und das arthrogene Stauungssyndrom, d. h. die Spitzfußbildung. Die Manifestationsfaktoren sind jedoch im Einzelnen noch zu wenig bekannt. Bei bereits vorhandenen Sekundärkomplikationen besitzt die operative Behandlung nur noch palliativen Charakter.

Die Frühoperation, die streng von der prophylaktischen Operation zu unterscheiden ist, kann mit kurativer Intention durchgeführt werden und den Eingriff auf ein minimales Maß beschränken. Frühoperation bezeichnet den operativen Eingriff vor Eintreten der genannten Komplikationen.

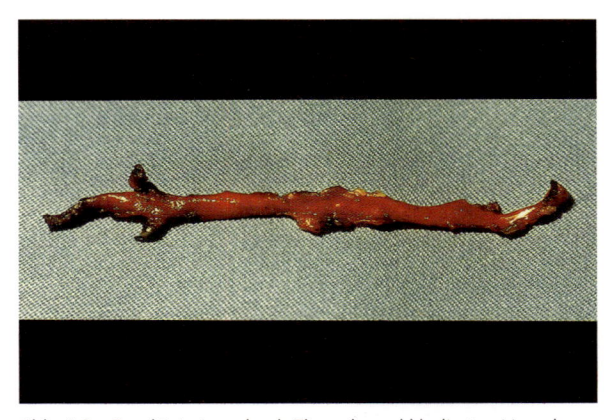

Abb. 4.8 Resektat einer durch Thromben okkludierten V. saphena magna.

Tabelle 4.16 Indikationen zur Operation

- Aszendierende Varikophlebitis am Oberschenkel
- Orthostatische Beschwerden bei nachgewiesener Stamm- und Perforansvarikose
- Nachweis weiterer insuffizienter transfaszialer Kommunikationen
- Sekundäre Leitveneninsuffizienz
- Ulcus cruris bei primärer Varikose

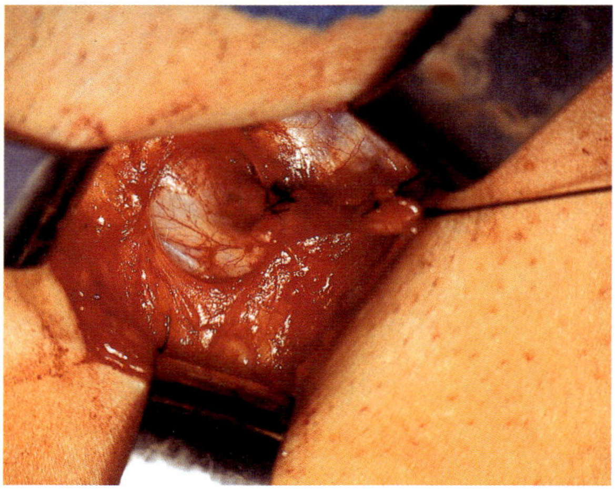

Abb. 4.9 Stumpf der V. saphena magna im Bereich der Fossa ovalis nach Abtragung aller Äste kurz vor der bündigen Ligatur im Niveau der V. femoralis communis.

Kontraindikationen (Tab. 4.17)

Ein operativer Eingriff am extrafaszialen Venensystem ist nicht indiziert, wenn eine akute tiefe Bein- und Beckenvenenthrombose (Phlebothrombose) vorliegt. Weiterhin darf die V. saphena magna nicht entfernt werden, wenn sie bei einem postthrombotischen Syndrom Teil eines Kollateralkreislaufs ist. Diese Frage kann mit Hilfe der cw- oder Duplexsonographie anhand der Strömungsrichtung geklärt werden. Auch die periphere Phlebodynamometrie erlaubt im Rahmen des Kompressionsversuchs die eindeutige Identifizierung von Kollateralkreisläufen.

Operationsverfahren

Diagnostik im Vorfeld. Die operative Behandlung kann nur so gut wie die vorausgegangene subtile Diagnostik sein. Daher ist die Erhebung eines morphologischen Befunds des oberflächlichen und tiefen Venensystems mit einem bildgebenden Verfahren unerlässlich. Dabei kann es sich sowohl um ein sonographisches Verfahren (Duplexsonographie oder cw-Dopplersonographie mit B-Bild-Sonographie) handeln als auch um eine aszendierende Phlebographie. Wesentlich ist die Darstellung sowohl des extra- als auch intrafaszialen Venensystems.

> Die Operation der primären Varikose orientiert sich an den anatomischen und pathophysiologischen Gegebenheiten. Zur Vermeidung von operationstechnisch bedingten Rezidiven müssen neben den Verbindungen zwischen oberflächlichem und tiefem Venensystem die ektatischen Abschnitte der V. saphena magna oder parva entfernt werden.

Zur Verfügung stehen im Einzelnen die verschiedenen Resektionsverfahren, die Exhairese, die Saphenastumpfligaturen beim Rezidiv und die Eingriffe am Faszienskelett bei Mirkozirkulationsstörungen der Haut (Tab. 4.18).

■ Krossektomie

Bei der Stammvarikose der V. saphena magna und parva ist die Krossektomie in Kombination mit der Resektion der betreffenden Stammvene das Verfahren der Wahl. Die Krossektomie umfasst die Abtragung des Mündungssegments, die Dissektion der Seitenäste und die bündige Ligatur der Stammvenen (Abb. 4.9).

■ Resektionsverfahren

Die Beseitigung der saphenofemoralen und saphenopoplitealen Verbindungen ist wesentlich, bedarf aber der Kombination mit der Stammvenenresektion der erkrankten Abschnitte der betreffenden Stammvene. Dabei hat sich das Konzept der stadiengerechten Resektion durchgesetzt. Die Saphenektomie nach Babcock wird nicht

Tabelle 4.17 Kontraindikationen für die operative Therapie

Absolute Kontraindikationen
- Phlebothrombose der Bein- und Beckenvenen
- V. saphena magna ist Teil eines Kollateralkreislaufs beim postthrombotischen Syndrom

Relative Kontraindikationen
- Schwere Allgemeinerkrankung
- Bettlägerigkeit
- Störung der Hämostase
- Arterielle Verschlusskrankheit je nach Schweregrad
- Lymphödem

Tabelle 4.18 Operationsverfahren
- Krossektomie
- Resektionsverfahren
- Exhairese
- Selektive und endoskopische Perforansdissektion
- Fasziotomie und Fasziektomie

> Grundsätzlich ist die Indikation zur Operation gegeben, wenn eine Besserung der Beschwerden oder Komplikationen erwartet werden kann. Dabei sollen Aufwand und Gefahren des Eingriffs in einem vertretbaren Verhältnis zum erwarteten Erfolg stehen. Die Patientenaufklärung muss dem Rechnung tragen.

mehr routinemäßig durchgeführt. Dadurch können distal lokalisierte gesunde Segmente als potenzielle Autotransplantate erhalten werden. Von größter Bedeutung ist jedoch die Minimierung des Eingriffs und die Senkung der neurogenen Komplikationen, d. h. der Sensibilitätsstörungen durch Läsionen des N. saphenus beim Strippingmanöver.

■ Exhairese

Die Exhairese von hämodynamisch nicht relevanten Varizen ist pathophysiologisch gesehen von untergeordneter Bedeutung (Abb. 4.**10**).

■ Operative Behandlung der Vv. perforantes

Liegen trophische Störungen und/oder venöse Geschwüre vor, so kann die nichtselektive Dissektion konventionell oder endoskopisch werden. Der Vorteil beider Verfahren ist der die Haut schonende Zugang fernab der Mirkozirkulationsstörungen.

Endoskopische Verfahren. Inzwischen haben sich die modernen endoskopischen Verfahren durchgesetzt (Abb. 4.**11** und 4.**12**).

Das Ziel der Dissektion ist neben der Ausschaltung hämodynamisch relevanter insuffizienter Verbindungsvenen die Schonung trophisch gestörter Hautbezirke und damit die Senkung der Sekundärheilungsrate. Eine präoperative Abheilung der Ulzera wird heute nicht mehr gefordert.

■ Eingriffe am Faszienskelett

Das Faszienskelett des Unterschenkels wurde bisher nur in seiner Funktion als Führungs- und Transmissionseinrichtung für die synergistisch und antagonistisch funktionierenden Muskelgruppen betrachtet. Die Fascia cruris scheint jedoch unabhängig von der mechanischen Funktion eine zunehmende Bedeutung in der Pathophysiologie der chronischen venösen Insuffizienz zu spielen.

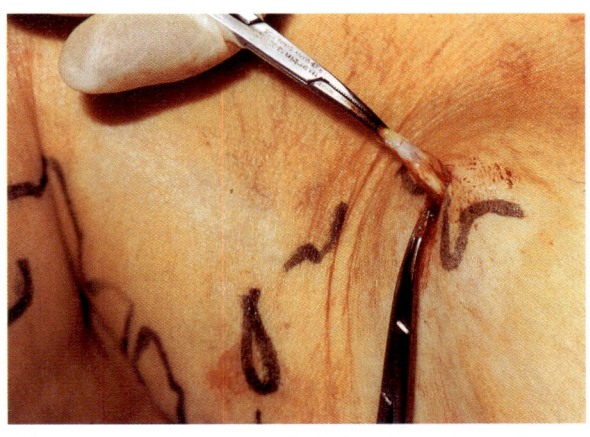

Abb. 4.**10** Minimal-invasive Technik der schonenden Entfernung von Seitenästen.

Störungen der Faszienstruktur. Elektronenmikroskopische Untersuchungen weisen darauf hin, dass die an sich geordnete Struktur der Faszie im Bereich des distalen Unterschenkels bei Vorliegen einer Venenerkrankung aufgelöst ist (7). Aber auch auf der makroskopischen Ebene wurde in den letzten Jahren zunehmend die Erkenntnis gewonnen, dass der strukturelle Umbau möglicherweise Folge der Minderperfusion ist. Studien, in deren Rahmen die Computertomographie aber auch die Kernspintomographie zum Einsatz kamen, ergaben Unregelmäßigkeiten und Verdickungen der distalen Faszienanteile. Die Veränderungen beschränken sich dabei nicht auf die Hüllgewebe, sondern betreffen auch die intrafaszialen Struktu-

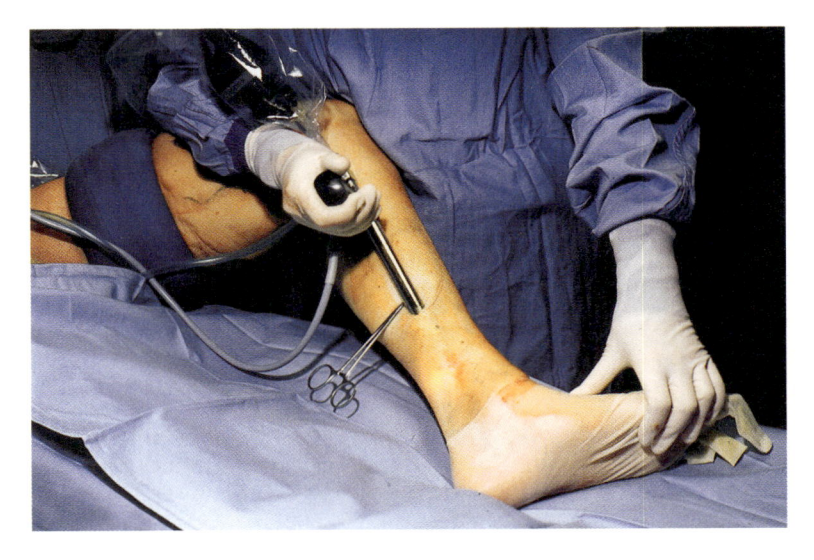

Abb. 4.**11** Operationssitus bei der endoskopischen Perforansdissektion (Diaphanoskopie).

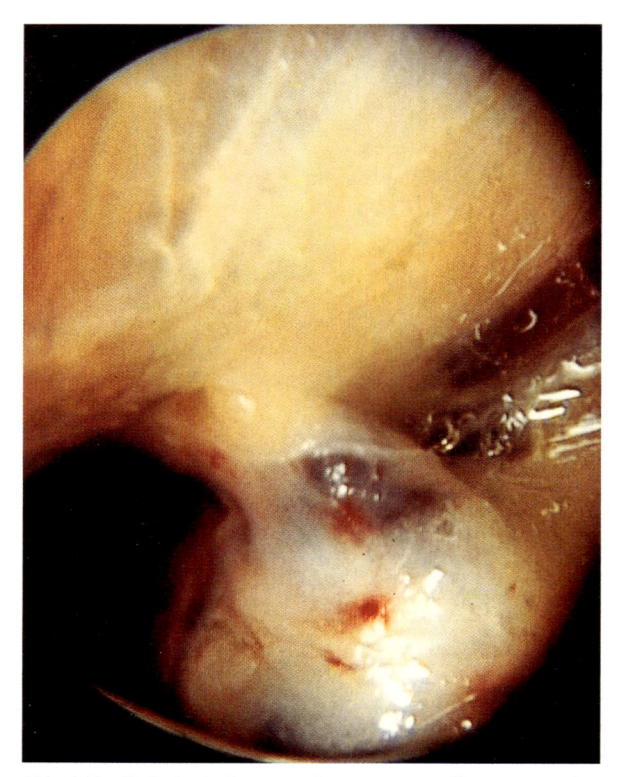

Abb. 4.**12** Endoskopische Darstellung einer insuffizienten mittleren V. perforans (Cockett).

Tabelle 4.**19** Komplikationen der operativen Therapie

- Hämatome
- Wundheilungsstörungen
- Lymphfisteln, Lymphzysten
- Gefäßverletzungen (A. und V. femoralis communis oder poplitea)
- Neurogene Schäden (N. suralis, N. peronaeus)
- Pathologische Narbenbildungen
- Pigmentierungsstörungen

ren, d. h. die Muskulatur und die Röhrenknochen (13). Die unspezifischen Veränderungen im Sinne einer interstitiellen Fibrose erklären auch das Übergreifen auf die periartikulären Gewebe, insbesondere des oberen Sprunggelenks. Dieser Pathomechanismus kann zu einer irreversiblen Ankylose des Talokruralgelenks und damit zum funktionellen Ausfall der Wadenmuskelpumpe führen. Der Circulus vitiosus von Makro- und Mikrozirkulationsstörungen ist dann nicht mehr zu unterbrechen. Die venöse Fasziopathie führt möglicherweise über den Schrumpfungsprozess und die Veränderung der Compliance, d. h. Rigidität der Faszie, zu einer Erhöhung der intramuskulären Drücke.

Fasziotomie und Fasziektomie. Möglicherweise ist durch die dargestellte Hypothese der Effekt der Fasziotomie und Fasziektomie zu erklären (10, 5). Liegen zirkuläre Weichteilschrumpfungen vor, so ist mit der Fasziotomie keine effektive Drucksenkung mehr zu erreichen. In diesen Fällen muss im Rahmen einer Fasziektomie das gesamte sklerotische Gewebe mit Faszie reseziert und eine plastische Spalthautdeckung (mesh-graft) vorgenommen werden. Alternativ kann eine Shave-Therapie in Erwägung gezogen werden, bei der die zirrhotischen Gewebe tangential mit dem Messer abgetragen werden. Langzeitergebnisse stehen hiervon nur vereinzelt zur Verfügung (14).

Komplikationen

Komplikationen bei Varizenoperationen sind, insbesondere angesichts der großen Anzahl durchgeführter Eingriffe, selten. Treten jedoch Zwischenfälle auf, so können sie gravierender Natur sein (Tab. 4.**19**).

Perioperatives Management

Kompressionstherapie. Die Kompressionstherapie mit textilelastischen Binden (nichtelastische Baumwollbinden) beginnt bereits auf dem Operationstisch.

> Bei der unkomplizierten Varikose kann postoperativ frühzeitig vom Kompressionsverband auf den Kompressionsstrumpf der Kompressionsklasse II umgestiegen werden.

Hinsichtlich der Dauer der Kompression werden unterschiedliche Angaben gemacht. Normalerweise reichen 3–4 Wochen aus. Die Kompressionsstrumpftherapie kann beendet werden, wenn die Hämatome und Infiltrationen zurückgegangen sind. Im Zweifelsfall können die Patienten dies selbst am besten entscheiden.

Dies gilt nicht bei Vorhandensein von Ödemen, trophischen Störungen oder Ulzera. Hier müssen die Patienten die Verbandstechnik erlernen, und Strümpfe können erst nach Abheilen der Sekundärkomplikationen verordnet werden.

Thromboembolieprophylaxe. Die Frage der Thromboembolieprophylaxe ist inzwischen zugunsten des niedermolekularen Heparins entschieden. Die Dauer richtet sich nach dem Grad der postoperativen Einschränkung der Beweglichkeit und kann bis zu 10 Tagen in Anspruch nehmen (1, 3, 6).

Evidenzbasierte Medizin

Für die operativen Techniken, die perioperativen Komplikationen und die Lebensqualität liegen Studien auf dem höchsten Evidenzlevel A vor. Studien zur Häufigkeit von Rezidiven leiden aufgrund unsauberer Definitionen des Begriffs „Rezidiv" an Mängeln (11).

Literatur

1. Baca J, Schneider B, Köhler T, Misselwitz S, Zehle A, Mühle S. Thromboembolieprophylaxe bei minimal-invasiven Eingriffen und kurzstationärer Behandlung. Chirurg. 1997; 68: 1275–80.
2. Gloviczki P. Safety, feasibility and early efficacy of subfascial endoscopic perforator surgery (SEPS): A preliminary report from the North American Registry. Presented at the 50th Annual Meeting of the Society for Vascular Surgery. Chicago, June 9–12, 1996.
3. Greinacher A. Heparin-induzierte Thrombozytopenie. Internist. 1996; 37: 1172–8.
4. Hach W, Hach-Wunderle V. Die Rezirkulationskreise der primären Varikose – Pathophysiologische Grundlagen zur operativen Therapie. Berlin: Springer; 1994.
5. Hach W, Schwahn-Schreiber C, Kirschner P, Nestle HW. Die krurale Fasziektomie zur Behandlung des inkurablen Gamschen-Ulkus (chronisches Faszienkompressionssyndrom). Gefäßchirurgie. 1997; 2: 101–7.
6. Hartel W. Empfehlungen zur stationären und ambulanten Thromboembolie-Prophylaxe in der Chirurgie. Veröffentlichung der Deutschen Gesellschaft für Chirurgie. 1997; G 79: 26 (5).
7. Hauer G, Staubesand J, Li Y, Wienert V, Lentner A, Salzmann G. Die chronisch venöse Insuffizienz. Chirurg. 1996; 67: 505–14.
8. Lang W, Böckler D, Meister R, Schweiger H. Endoskopische Dissektion der Perforansvenen. Chirurg. 1995; 66: 131–4.
9. Kluess HG, Noppeney T, Gerlach H, Braunbeck W, Ehresmann U, Fischer R, Herrmanns H-J, Langer C, Salzmann G, Schimmelpfennig L. Leitlinie zur Diagnostik und Therapie des Krampfaderleidens. Entwicklungsstufe S2. Phlebol. 2004; 6: 211–19.
10. Langer C, Fuhrmann J, Grimm H, Vorpahl U. Orthostatische Kompartmentdruckmessung nach endoskopischer Fasziotomie. Phlebol. 1995; 24: 163–7.
11. Noppeney T, Nüllen H. Chirurgie der Varikose im Fokus der evidenz-basierten Medizin. Gefäßchirurgie. 2004; 9: 127–30.
12. Nüllen H. Ist die Krampfadererkrankung ein Risikofaktor für das Auftreten einer tiefen Beinvenenthrombose und ergibt sich daraus ggf. eine Indikation zur prophylaktischen Operation einer Krampfadererkrankung? Gefäßchirurgie. 1996; 1: 118–99.
13. Schmeller W, Rosenthal N, Gmelin E, Tichy B, Busch D. Computertomographische Untersuchungen der Unterschenkel bei Patienten mit chronischer Veneninsuffizienz und arthrogenem Stauungssyndrom. Hautarzt. 1989; 40: 281–9.
14. Schmeller W, Roszinski S. „Shave"-Therapie bei Ulcus cruris venosum mit ausgedehnter Dermatoliposklerose. Phlebol. 1995; 64: 75–6.

4.6 Lasertherapie
R. Kaufmann

Definition und Prinzip der Methode

In der Behandlung vaskulärer Neu- und Fehlbildungen des Hautorgans hat der Einsatz des Lasers eine jahrzehntelange Tradition. So sind heute zahlreiche Systeme für verschiedenste Gefäßläsionen etabliert. Im Gegensatz zu anderen gefäßdestruierenden Techniken gestattet die Laseranwendung hierbei infolge der kohärenten Lichtstrahlung ein Bündeln extrem hoher Energie auf kleinstem Raum und eine punktuelle berührungslose Arbeitsweise.

Tabelle 4.20 Parameter der Laserstrahlung

Parameter	Einheit
Wellenlänge	nm
Energie (Energiedichte)	J (J/cm2)
Leistung (Leistungsdichte)	W (W/cm2)
Pulsdauer	s
Fokusdurchmesser	mm

In der Phlebologie kommt neben der auch bei anderen vaskulären Indikationen üblichen und in diesem Kapitel abgehandelten transkutanen Laserlichtanwendung zur Behandlung superfizieller Besenreiser- und retikulärer Varizen noch die Technik der über spezielle Lichtleitfaser applizierten endoluminalen Lasertherapie bei großvolumigen Stamm- und Seitenastvarizen zum Einsatz.

> Der Vorteil der transkutanen Laseranwendung liegt in der prinzipiellen Möglichkeit, feinstkalibrige teleangiektatische Gefäße durch eingestrahlte Lichtenergie über thermische Wechselwirkungen mehr oder weniger gezielt zu zerstören, ohne hierbei die Hautoberfläche nennenswert zu verletzen.

Drei entscheidende Voraussetzungen für eine erfolgreiche transkutane Therapie kleinkalibriger Varizen sind hierbei:
- eine Wellenlänge, die vom Zielchromophor (Hämoglobin in den Gefäßen) besser absorbiert wird als von der Umgebung,
- eine Penetration des Laserlichtes bis zur Gefäßtiefe,
- ausreichende Energieeinstrahlung zur Gefäßdestruktion unter Schonung der Hautoberfläche.

Parameter der Laserstrahlung. In Abhängigkeit von den gewählten Lasertypen (Wellenlänge und Pulslänge der Strahlung) und den speziellen Behandlungsparametern (Fleckgröße, Energie, Leistungsdichte) resultieren an den Gefäßen und den benachbarten Geweben recht unterschiedliche biologische Effekte (14). Entscheidende Parameter sind in Tab. 4.20 zusammengefasst. Die Wellenlänge ist bestimmend für die Absorptions- und Streuverhältnisse im Zielgewebe. Die applizierte Energie und die Einstrahlzeit (Pulslänge) definieren die erzielbare Leistung (Leistung = Energie/Zeit). Die Fleckgröße (Fokusdurchmesser des Laserstrahles) ist entscheidend für die erzielbare Energiedichte bzw. Leistungsdichte (Leistung/Flächeneinheit) (10).

Monochromatische Laserstrahlung. Für diese existiert eine Auswahl von Gerätetypen geeigneter Wellenlänge, um die Absorption der eingestrahlten Energie in den erkrankten Gefäßabschnitten zu optimieren. Wesentliches Zielchromophor für eine Gefäßdestruktion ist hierbei Hämoglobin bzw. Oxyhämoglobin, dessen Absorptionscharakteristika in Abb. 4.13 im Vergleich zu anderen wichtigen ab-

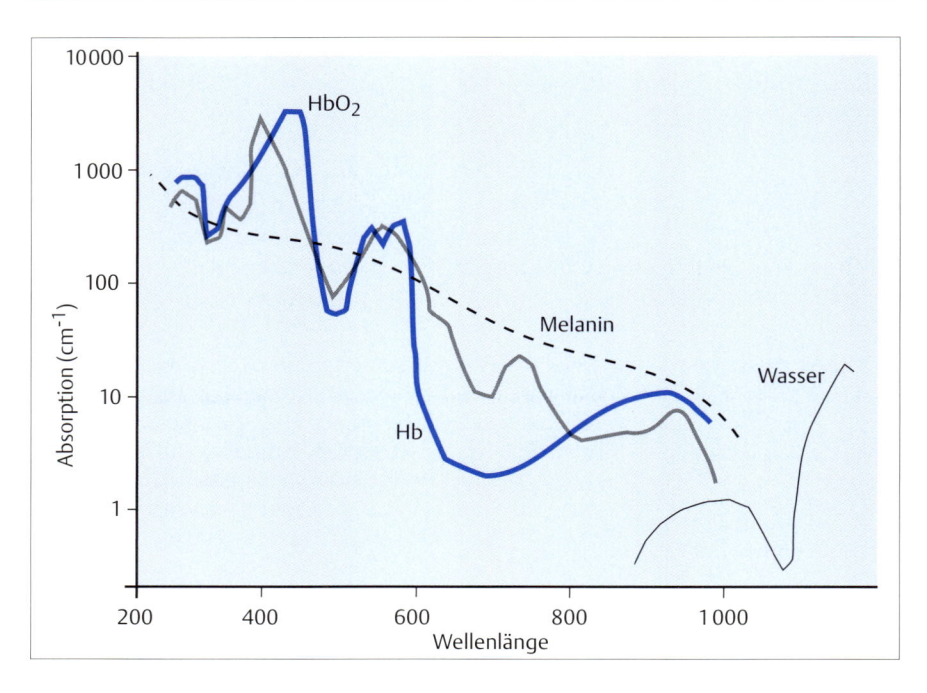

Abb. 4.13 Absorptionskurven von Hämoglobin und Oxyhämoglobin. Absorptionsmaxima bestehen im sichtbaren Spektralbereich für grünes (542 nm) und stärker für gelbes (577 nm) Licht. Laserstrahlen im nahen Infrarotbereich werden hingegen weder von Hämoglobin noch von Gewebewasser oder Melanin nennenswert absorbiert, sodass die Strahlung des Nd:YAG-Lasers (1064 nm) tief eindringt.

sorbierenden Molekülen (Gewebewasser, Melanin) veranschaulicht sind. Wenngleich eine hohe Absorption im ultravioletten oder blauen Spektralbereich bestünde, ist hier die mangelhafte Eindringtiefe des Laserstrahles infolge oberflächlicher Absorption der Lichtenergie durch andere bereits epidermal lokalisierte Moleküle (z. B. Proteine, DNS, Melanin) limitierend. Relativ günstige Verhältnisse ergeben sich allerdings bei Laser mit Emissionslinien im tiefer eindringenden grünen und gelben Wellenlängenbereich.

Dauerstrichlaser und gepulste Laser. In der Therapie kann man prinzipiell Dauerstrichlaser mit überwiegend thermischen Wirkungen (Koagulation, Vaporisation bei relativ niedrigen Leistungsdichten) von gepulsten Lasern mit der Möglichkeit einer gezielteren vaskulären Destruktion (sog. selektive Photothermolyse bei relativ hohen Leistungsdichten) unterscheiden. Bei Letzteren vermindert ein gepulster oder gütegeschalteter Laserstrahl mit extrem kurzen Einwirkzeiten (innerhalb der kaliberabhängigen sog. thermischen Relaxationszeit der Gefäße) die thermische Diffusion in umgebende gesunde Gewebeareale. Hierdurch lassen sich unerwünschte koagulatorische Begleitwirkungen reduzieren (1, 13).

Andere Lichtquellen. Neuerdings werden alternativ zu den beschriebenen Lasersystemen auch zunehmend andere hochenergetische Lichtquellen (intense pulsed light, IPL-Systeme) erfolgreich zur Gefäßdestruktion eingesetzt. Hierbei handelt es sich um nichtkohärente, polychromatische Systeme (7,16), durch die ebenfalls geeignete Wellenlängen, Energiedichten und Expositionszeiten erzielt werden können, um eine möglichst selektive Wirkung an den bestrahlten Gefäßen zu erreichen.

Eine Übersicht der einzelnen Lasersysteme, die zur Beseitigung teleangiektatischer Gefäße eingesetzt werden, ist in Tab. 4.21 zusammengestellt. Nicht alle Laser, die zur Gefäßdestruktion Anwendung finden, sind für die Therapie von Besenreiservarizen geeignet. Vor- und Nachteile der verschiedenen Lasertypen und ihre Einsatzmöglichkeiten bei Varizen sind in den nachfolgenden Abschnitten getrennt nach überwiegend thermisch wirkenden Dauerstrichlasern und gefäßselektiveren Systemen beschrieben.

Pigmentlaser. Ein weiterer Abschnitt ist den Pigmentlasern gewidmet, da sie im Rahmen der Phlebologie in Einzelfällen zur Beseitigung postsklerotherapeutischer und postinflammatorischer Hyperpigmentierungen eingesetzt werden.

Leistungsfähigkeit der Methode. Die potenziellen Einsatzgebiete der Lasertherapie im Rahmen der phlebologischen Therapie sind in Tab. 4.22 zusammengestellt und können sowohl „Gefäßlaser" als auch „Pigmentlaser" betreffen. Trotz der Vielzahl verfügbarer Laser und der bei zahlreichen teleangiektatischen Prozessen erzielbaren hervorragenden Behandlungsergebnisse sind die Erfolge im Rahmen des phlebologischen Indikationsgebiets allerdings in der Regel weniger überzeugend. Die Erwartungen der Patienten an die Methode stehen meist im Widerspruch zu den reell erzielbaren Ergebnissen. Ein befriedigender „Allround-Laser" zur suffizienten Behandlung aller Arten von Besenreisern und retikulären Varizen steht bisher nicht zur Verfügung. Ebenso ist zumindest die transkutane Therapie großkalibriger Seitenast- oder retikulärer Varizen mit Hilfe von Laserlichtenergie aufgrund der begleitenden thermischen Schädigung bei tief reichender und großvolumiger Koagulation nicht zweckmäßig.

Tabelle 4.21 Laser zur Behandlung vaskulärer Läsionen

Wellenlänge (nm)	Laser	Modus	Hauptwirkung	Eignung bei Besenreisern
Sichtbarer Bereich				
488/514	Argon	cw	Koagulation	lineare kleinkalibrige Gefäße
532	KTP	p	Koagulation	kleinkalibrige Gefäße
	Versapulse	p	Koagulation	klein- bis mittelkalibrige Gefäße
	Diodenlaser	p	Koagulation	kleinkalibrige Gefäße
568	Krypton	cw	Koagulation	kleinkalibrige Gefäße
585	Farbstoff	p	Photothermolyse	flächenhafte Besenreiser
585, 590, 595	Sclerolaser	Langpuls	Photokoagulation	klein- bis mittelkalibrige Gefäße
800, 810, 930	Diodenlaser	Langpuls	Photokoagulation	klein- bis mittelkalibrige Gefäße
Infrarotbereich				
1064	Nd:YAG	Langpuls	Photokoagulation	mittel- bis großkalibrige Besenreiser und retikuläre Varizen

Individuelle Kombinationsbehandlungen. Aufgrund der mitunter eingeschränkten Möglichkeiten einer alleinigen Lasertherapie ist daher in der Regel ein Behandlungskonzept mit individuell konzipierter Strategie zu bevorzugen, in dem Sklerosierungsbehandlungen, Phlebektomien und Laserbestrahlungen bedarfsweise einander ergänzen (17). Hierbei sind größerkalibrige Besenreiser und retikuläre Varizen zunächst durch Sklerotherapie oder in hierfür ungeeigneter Lokalisation durch Phlebektomie zu entfernen (9). Anschließend können feinkalibrige Residuen bedarfsweise linear mit thermisch wirkenden Lasersystemen koaguliert oder eher flächenhaft durch Photothermolyse behandelt werden (Abb. 4.**14**) (2, 5, 6).

Tabelle 4.22 Potenzielle Indikationsgebiete in der Phlebologie

- Einzelstehende Besenreiser (hellrot, dünn)
- Flächenhafte Besenreiser (kleinkalibrig)
- Residuelle feine Besenreiser bei Zustand nach Sklerotherapie
- Problemzonen der Sklerotherapie (popliteal, malleolär)
- Postinflammatorische melaninhaltige Hyperpigmentierungen
- Postsklerotherapeutische Hyperpigmentierungen

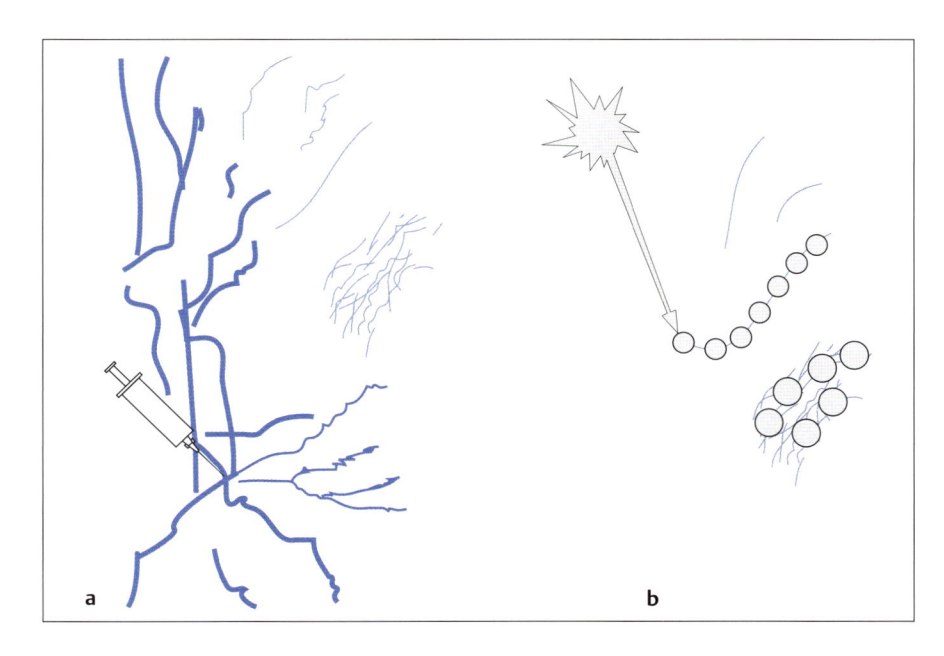

Abb. 4.**14 a, b** Schematische Darstellung der differenziellen Therapie bei unterschiedlich kalibrigen Besenreiservarizen.
a Initiale Sklerotherapie tief gelegener blauroter Besenreiservarizen.
b Ergänzende punktuelle Laserkoagulation feiner, linearer zartroter Teleangiektasien oder selektive Photothermolyse bei eher flächenhafter Anordnung residueller Besenreiser („matted type").

Die Laseranwendung zur Gefäßdestruktion sollte sich in erster Linie auf die Beseitigung kleinkalibriger, zart hellroter Besenreiservarizen (< 0,2 mm Durchmesser) beschränken. Ferner sind gleichartige residuelle Besenreiser nach erfolgter Sklerosierung Kandidaten für die Lasertherapie. Ebenfalls stellt die Lasertherapie eine alternative Option zur primären Sklerosierung in Problemzonen der Verödungstherapie dar (popliteal, malleolär). Bei dickeren, blauroten Gefäßen ist aufgrund der notwendigen großvolumigeren Koagulation vermehrt mit Nebenwirkungen zu rechnen. Hier stehen heute für Gefäße bis etwa 1–3 mm Durchmesser langgepulste Laser mit stärkeren Koagulationswirkungen zur Verfügung, bei denen die verstärkten Hitzenebenwirkungen durch speziell entwickelte Applikatoren mit entsprechender Kühlung der Hautoberfläche am Einwirkort vermieden werden.

Kontraindikationen und Risiken

> Da bei den lasertherapeutisch behandelbaren kleinkalibrigen Besenreisergefäßen und ebenso bei Hyperpigmentierungen eine Behandlungsindikation nicht in funktioneller, sondern in primär ästhetisch-korrektiver Zielsetzung besteht, ist der Anspruch an eine möglichst nebenwirkungsfreie Therapie hoch.

Vorbereitung der Therapie. Der Erfolg lässt sich nicht erzwingen, nur der Misserfolg. In allen Fällen empfiehlt sich daher eine initiale Probebehandlung mit unterschiedlichen Parametern, um Verträglichkeit und potenzielle Nebenwirkungen (Narben, Hyper- oder Depigmentierungen) im Einzelfall abschätzen zu können. Eine sorgfältige Aufklärung der Patienten über potenzielle Risiken der Laserbehandlung ist unerlässlich. In Abhängigkeit von den Lasern und Indikationsgebieten sind diese unterschiedlich. Tabelle 4.**23** vermittelt hierzu einen Überblick. Besondere Kontraindikationen bestehen nicht. Eine Lokalanästhesie ist aufgrund der relativ geringen Schmerzhaftigkeit entbehrlich. Gegebenenfalls können in sensiblen Arealen prätherapeutisch anästhesierende Externa eingesetzt werden.

Maßnahmen nach der Therapie. Posttherapeutisch empfehlen wir zur Vermeidung unnötiger Entzündungsreaktionen kurzfristige Applikationen von Antiseptika-Steroid-Externa und zur Vermeidung von Hyperpigmentierungen die konsequente Anwendung von Lichtschutzmitteln. Eine posttherapeutische Kompression ist im Gegensatz zur Sklerotherapie nicht erforderlich.

Durchführung und Ergebnisse

Richtlinien zum Einsatz der verschiedenen Lasersysteme, die im Rahmen der Phlebologie als „Gefäßlaser" in der Therapie von Besenreisern oder als „Pigmentlaser" bei Hyperpigmentierungen Anwendung finden, werden nachfolgend systematisch gegliedert nach den einzelnen Lasertypen erörtert.

■ Laserkoagulation

> Unter den thermisch wirkenden Lasern ist der Dauerstrich-Argonlaser neben den neueren Diodenlasern oder dem KTP-Laser zur superfiziellen Koagulation feiner Gefäße und vor allem der langgepulste Neodym-YAG-Laser zur tief reichenden großvolumigen Koagulation blauroter tieferer oder dickerer Gefäße im Einsatz.

Oberflächlich wirkende photokoagulierende Laser

Aufgrund der bevorzugten Absorption seiner blaugrünen Emissionslinien (488, 514 nm) im Hämoglobin und der geringen Eindringtiefe wird vielerorts noch der Argonlaser zur Koagulation superfizieller vaskulärer Fehl- und Neubildungen und daher gerade auch für die Therapie teleangiektatischer Neubildungen eingesetzt (2, 14). Wenngleich über entsprechende Gefäßläsionen im Extremitätenbereich im Schrifttum eher enttäuschende Ergebnisse berichtet wurden, sind mit fokussiertem Strahl (Durchmesser 0,05–1 mm) und gewebeschonenden kurzen Einstrahlzeiten (0,1 s) bei verhältnismäßig niedrigen Ausgangsleistungen (ca. 1,2–1,8 Watt) in mehreren Sitzungen schrittweise akzeptable Ergebnisse zu erzielen (Abb. 4.**14**) (10).

Im Gegensatz zur großflächigen Applikation anderer Systeme kann beim Argonlaser punktuell entlang den feinen teleangiektatischen Gefäßen behandelt werden (Abb. 4.**15**). Sichtbare Koagulationspunkte oder Vaporisationen sind hierbei zu vermeiden. Bei zu groß gewähltem Laserstrahldurchmesser und entsprechend langen Expositionszeiten mit unmittelbar posttherapeutisch sichtbarer koagulationbedingter grauweißer Hautverfärbung resultieren unerwünschte depigmentierte, atrophische kleine Narben, die perlenkettenartig dem Gefäßverlauf folgen (Abb. 4.**16**).

Tabelle 4.**23** Risiken der Lasertherapie bei phlebologischen Indikationen

Vaporisierende und koagulierende Systeme:
Akut: Entzündungsreaktionen, Krusten
Spät: Narben, Atrophien, Pigmentstörungen (vor allem Hypo- und Depigmentierungen)
Selektive Photothermolyse von Gefäßen:
Akut: Purpura, Sugillationen, Entzündungsreaktionen
Spät: Pigmentstörungen (vor allem Hyperpigmentierungen)
Selektive Photothermolyse von Hyperpigmentierungen:
Akut: Entzündungsreaktionen
Spät: überschießende Depigmentierungen

4.6 Lasertherapie

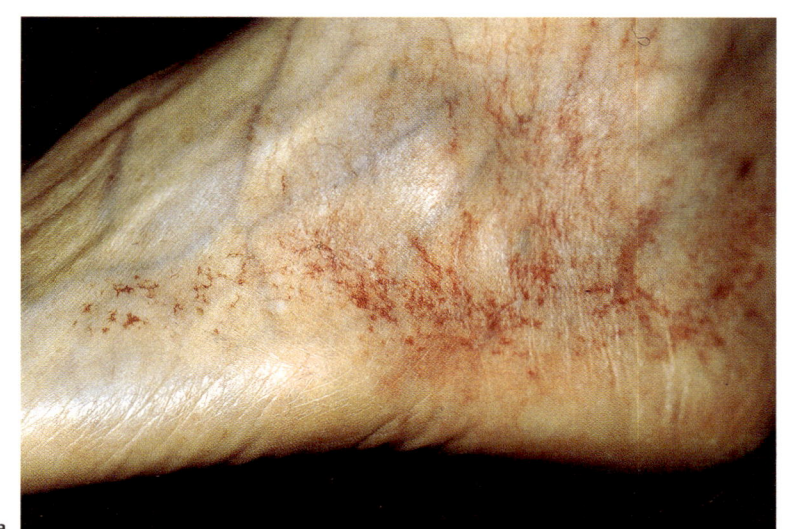

Abb. 4.**15 a, b**
Photokoagulation feiner Besenreiservarizen im für die Sklerotherapie ungünstigen Malleolarbereich.
a Ausgangsbefund.
b Zustand nach schrittweiser Behandlung in 8 Sitzungen.

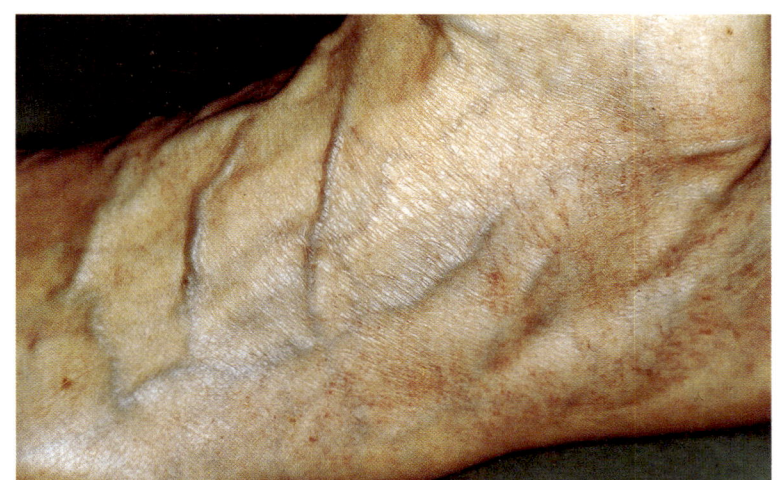

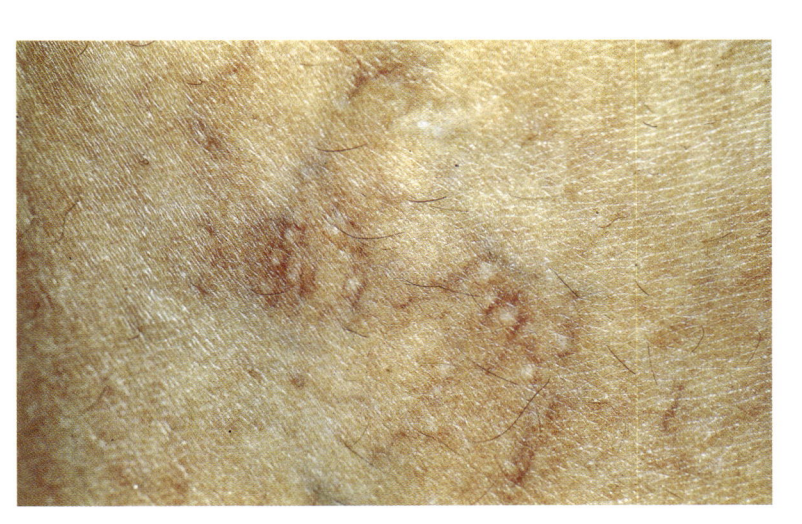

Abb. 4.**16** Punktförmige atrophische Narben als typische Nebenwirkung einer thermisch koagulierenden Lasertherapie von Besenreiservarizen.

Alternativ zum Argonlaser wird heute der bei längeren Pulsen ebenfalls photokoagulierende KTP-Laser eingesetzt. Das zum roten Blutfarbstoff komplementäre grüne Licht des KTP-Lasers (532 nm) liegt nahe an einem der Hb-Absorptionsgipfel (542 nm). Im Einsatz bei unterschiedlichen Teleangiektasien sind die Ergebnisse vergleichbar mit den Effekten des Argonlasers. Längere Pulszeiten (Versapulslaser) mit Energiedichten von 10–16 J/cm² je Sitzung bewirken unter Kühlung der Hautoberfläche eine stärkere Koagulation größerer Besenreiser bis etwa 1,5 mm Durchmesser (4). Ebenso lassen sich photokoagulierende Wirkungen bei oberflächlichen Besenreiservarizen mit Diodenlaser verschiedener Wellenlänge zwischen 800–930 nm erzielen (16).

Tiefer wirkende photokoagulierende Laser

Die relative optische Durchlässigkeit der Hautoberfläche für die Strahlung des Nd:YAG Lasers (1064 nm) aufgrund eines weitgehenden Fehlens entsprechend absorbierender Chromophore resultiert in tief reichenden thermischen Wechselwirkungen infolge großer Streustrahlung (12, 15). Hiermit ist die transkutane Koagulation größerer retikulärer Varizen zwischen 1–3 mm möglich, wegen der erheblichen thermischen Begleitschädigung allerdings nur unter Anwendung entsprechender Kühlverfahren zur Schonung der Hautoberfläche.

■ Selektive Gefäß-Photothermolyse durch gepulste Laser

In der Vorstellung einer selektiveren vaskulären Destruktionsmöglichkeit mit verbesserter Schonung gefäßbenachbarter dermaler und epithelialer Strukturen werden gepulste Farbstofflaser bei Wellenlängen meist um 585 nm eingesetzt, entsprechend einem der Absorptionsgipfel von Oxyhämoglobin (Abb. 4.13) (3, 18). Hauptindikation ist der Naevus flammeus im Kindesalter in seiner noch zartroten rein makulösen Ausprägung. Bei Besenreiservarizen hingegen hat die selektive Photothermolyse in ihrer ursprünglichen Konzeption mit zielchromophorenadaptierter Wellenlänge und einer Pulsdauer im Bereich der thermischen Relaxationszeiten (ca. 300–400 µs) in der praktischen Anwendung eher enttäuscht und kann allenfalls nach erfolgreichen Probebehandlungen dicht gelagerter netzartig bis makulös aggregierter Anteile hellroter haarfeiner Besenreiservarizen sinnvoll sein (Abb. 4.15 b). Posttherapeutisch kommt es anders als bei der Laserkoagulation aufgrund von Kapillarwandrupturen in der Mehrzahl der Fälle zu purpurartigen oder flächenhaften Einblutungen. Residuelle Hyperpigmentierungen infolge von Hämosiderinablagerungen sind daher als Komplikation möglich.

In der Vorstellung einer doch notwendigen tiefer reichenden Koagulation der Besenreisergefäße hat man bei neueren Entwicklungen zwei Ziele verfolgt: Höhere Wellenlängen sollen ein tieferes Eindringen (Durchdringen) in die Kapillargefäßlogen ermöglichen. Längere Pulszeiten sollen eine thermische Begleitkoagulation auch bei größerkalibrigen Besenreisern sicherstellen (bei größerem Durchmesser entsprechend längere thermische Relaxationszeiten) (8). Ein speziell für diese Zwecke konzipierter Farbstofflaser (Sclerolaser) mit Wellenlängen von 590–600 nm und längerer Expositionszeit (ca. 1,5 ms) ermöglicht die Behandlung von dickeren Besenreiservarizen bis zu ca. 1,5 mm Durchmesser. Allerdings sind zur Erzielung befriedigender Resultate relativ hohe Energiedichten am Gewebe erforderlich (ca. 20 J/cm²). Auch ist eine Oberflächenkühlung erforderlich. Als Nebenwirkungen sind passagere Hyperpigmentierungen nahezu obligat, sodass sich zunächst Probebehandlungen empfehlen.

■ Lasertherapie von Hyperpigmentierungen

Die selektive Photothermolyse wurde mit verschiedenen gepulsten oder gütegeschalteten Lasern auch erfolgreich zur Beseitigung von unterschiedlichen dermal gelegenen Pigmenten eingesetzt.

> Neben dem 510-nm-Farbstofflaser und dem Rubinlaser (694 nm) stehen heute für die selektive Pigmentphotothermolyse der Alexandritlaser (755 nm) und der frequenzverdoppelbare, gütegeschaltete Nd:YAG-Laser (532 nm, 1064 nm) zur Verfügung (11).

Im Rahmen der Phlebologie stellt sich die Frage nach möglichen Indikationen bei postsklerotherapeutisch resultierenden oder postpurpurischen Hyperpigmentierungen. In der Regel sind diese durch Hämosiderineinlagerungen verursacht und passagerer Natur. Prinzipiell kann es aber auch nach stärkerer phlebitischer Reizung zu persistierenden postinflammatorischen, melaninhaltigen Hyperpigmentierungen kommen. In beiden Fällen kann der Einsatz von „Pigmentlasern" an umschriebenen Stellen im Sinne einer Probebehandlung geprüft werden. Die Resultate bei postinflammatorischen Hyperpigmentierungen unterschiedlicher Genese sind jedoch im Vergleich zu den bei anderen melaninhaltigen Pigmentläsionen oder den bei Tätowierungen erzielbaren Ergebnissen enttäuschend.

Literatur

1. Anderson RR. Laser-tissue interactions in dermatology. In: Arndt KA, Dover JS, Olbricht SM, eds. Lasers in cutaneous and aesthetic surgery. Philadelphia: Lippincott Raven; 1997: 25–51.
2. Beranger P. Role of the argon laser in the treatment of varicose veins of the leg. Apropos of 17 cases. Phlebologie. 1984; 37: 229–34.
3. Bernstein EF, Lee J, Lowery J, et al. Treatment of spider veins with the 595 nm pulsed dye laser. J Am Acad Dermatol. 1998; 39: 746–50.
4. Bethge S, Stadler R. Der langgepulste frequenzverdoppelte Neodymium:YAG-Laser in der Behandlung von Besenreisern. Erste klinische Erfahrungen. Hautarzt. 1999; 50: 181–5.

5. Dover JS, Sadick NS, Goldman MP. The role of lasers and light sources in the treatment of leg veins. Dermatol Surg. 1999; 24: 328–36.
6. Goldman MP, Fitzpatrick R. Sclerotherapy and laser therapy of leg teleangiectasia. J Dermatol Surg Oncol. 1990; 16: 338–44.
7. Goldman MP, Eckhouse S. Photothermal sclerosis of leg veins. ESC Medical Systems, LTD Photoderm VL Cooperative Study Group. Dermatol Surg. 1996; 22: 232.
8. Hohenleutner U, Walther T, Wenig M, Landthaler M. Erste Erfahrungen mit dem Sklerolaser. Hautarzt. 1997; 48 (Suppl 1): 29.
9. Kaufmann R, Landes E. Die Phlebektomie – eine Alternative zur Varizensklerosierung? Phlebol u Proktol. 1983; 12: 101–4.
10. Kaufmann R, Podda M, Landes E. Dermatologische Operationen. Lehrbuch und Atlas der Hautchirurgie. 3. Aufl. Stuttgart: Thieme; 2005: 61–76.
11. Kaufmann R, Hartmann R, Boehncke WH. Einsatz gepulster Laser bei Pigmentläsionen der Haut. In: Tilgen W, Petzoldt D, Hrsg. Operative und konservative Dermatoonkologie. Berlin: Springer; 1995: 345–52.
12. Kauvar AN. The role of lasers in the treatment of leg veins. Semin Cutan Med Surg. 2000; 19: 245–52.
13. Kienle A, Hibst R. Optimal parameters for laser treatment of leg teleangiectasia. Lasers Surg Med. 1997; 20: 346–53.
14. Landthaler M, Haina D, Brunner R, Waidelich W, Braun-Falco O. Effects of argon, dye and Nd:YAG lasers on epidermis, dermis, and venous vessels. Lasers Surg Med. 1986; 6: 87–93.
15. Sadick NS. Laser treatment with a 1064-nm laser for lower extremity Class I-III veins employing variable spots and pulse width parameters. Dermatol Surg. 2003; 29: 916–9.
16. Sadick NS. Laser treatment of leg veins. Skin Therapy Lett. 2004; 9: 6–9.
17. Weiss RA, Dover JS. Leg vein management: sclerotherapy, ambulatory phlebectomy, and laser surgery. Semin Cutan Med Surg. 2002; 21: 76–103.
18. Wiek K, Vanscheidt W, Ishkhanian S, Weyl A, Schöpf E. Selektive Photothermolyse von Besenreisern und Telengiektasien der unteren Extremität. Hautarzt. 1996; 47: 258–63.

4.7 Endovenöse Lasertherapie der Stammvarikose

F. Pannier

Definition und Wirkprinzip

Für die Stammvarikose der V. saphena magna/V. saphena parva ist bisher die Krossektomie und Teilexhairese die Standardtherapie.

Eine prinzipiell neue Sichtweise in der Behandlung der Stammvarikose und der Seitenäste stellen hingegen die endovenösen Therapieformen dar. Zu diesen zählen:
➤ die Radiowellentherapie (2) und
➤ die endovenöse Lasertherapie (1, 3, 5, 7, 9).

> Das Prinzip dieser beiden Therapieformen ist ihre endovenöse Wirkungsweise durch Hitzeapplikation und die Vermeidung eines inguinalen Schnittes durch den distalen Zugang zum Gefäß (8, 15).

Unter der endovenösen Lasertherapie ist die planvolle Ausschaltung von subkutanen und intrafaszial gelegenen Varizen durch intraluminale Laseranwendung zu verstehen. Die endovenöse Lasertherapie bewirkt einen Verschluss und eine Lumenreduktion der behandelten Vene.

Das Wirkprinzip beruht auf der Wärmewirkung des Lasers. Diese Wärmewirkung ist ein komplexes Geschehen, das mehrere Schritte beinhaltet (8, 10):
➤ die Umwandlung von Licht in Wärme,
➤ die Übertragung von Wärme,
➤ die Dampfblasenbildung des Blutes,
➤ die Denaturierung der Gewebebestandteile durch Wärme,
➤ der nachfolgende thrombotische Verschluss der geschädigten Vene,
➤ die Umwandlung der Vene in einen fibrotischen Strang.

Die meisten Ergebnisse liegen zu den Diodenlasern mit 810, 940 und 980 nm vor. Auch über Erfahrungen mit 1064 und 1332 nm wurde berichtet.

Indikationen

Das Ziel der endovenösen Lasertherapie bei der Behandlung von varikös veränderten Venen besteht in der:
➤ Normalisierung und/oder Besserung der venösen Hämodynamik,
➤ Besserung/Beseitigung von Stauungsbeschwerden,
➤ Abheilung/Senkung der Rezidivrate von venösen Ulzera und anderen trophischen Störungen
➤ Verhinderung von weiteren Komplikationen, z. B. der Varikophlebitis.

Damit ist ihre Zielsetzung die gleiche wie für das operative Verfahren, die Krossektomie und das Stripping.

Die Indikation zur endovenösen Lasertherapie ist dann gegeben, wenn durch diese eine Besserung der Beschwerden und Komplikationen erwartet werden kann. Dabei orientiert sich die Indikation zur endovenösen Lasertherapie der primären Varikose an den anatomischen und pathophysiologischen Gegebenheiten. Als gesicherte Indikationen können heute gelten (11):
➤ komplette und inkomplette Stammvarikose der V. saphena magna und der V. saphena parva.

Mögliche weitere Indikationen sind:
➤ Transfasziale Varikose der V. saphena accessoria lateralis, wenn anatomisch möglich.
➤ Perforansvarikose, wenn anatomisch möglich.
➤ Sekundäre Varikose im Rahmen des postthrombotischen Syndroms, bei denen die Kollateralfunktion und die Verschlechterung der Hämodynamik durch funktionelle Ausschaltung präoperativ ausgeschlossen werden konnte.

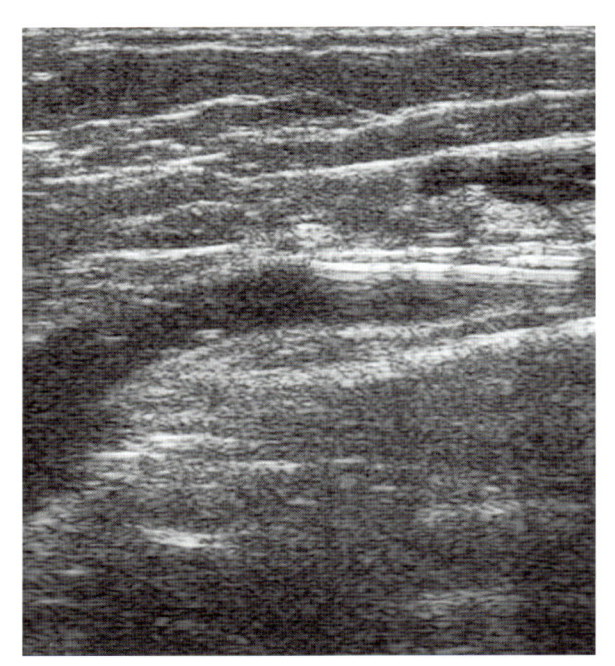

Abb. 4.17 Sonographische Lagekontrolle der Laserfaser im Crossenbereich der Vena saphena magna.

Tabelle 4.24 Kontraindikationen

Absolute Kontraindikationen
- Akute tiefe Bein- und Beckenvenenthrombose (Phlebothrombose)
- Hämodynamisch relevante Kollateralfunktion von Venensegmenten (z. B. beim postthrombotischen Syndrom)

Relative Kontraindikationen
- Schwere Allgemeinerkrankungen
- Störung der Hämostase
- Arterielle Verschlusskrankheit Stadium III und IV nach Fontaine
- Varikose in der Schwangerschaft
- Schwere diabetische Polyneuropathie
- Neoplasie oder schwere konsumierende Erkrankungen
- Herzinsuffizienz im Stadium NYHA > II–III

▶ Im Rahmen der Behandlung eines Ulcus cruris. Hier können die zuführenden Varizen einer endovenösen Lasertherapie unterzogen werden.
▶ Rezidivvarikose.

Kontraindikationen

Die Kontraindikationen sind mit denen der operativen Therapie vergleichbar. Man unterscheidet absolute und relative Kontraindikationen (Tab. 4.24).

Suffiziente Stammvenen und suffiziente Anteile von Stammvenen, soweit sie als Transplantatmaterial für koronaren und peripheren Gefäßersatz in Frage kommen, sollten nicht verschlossen werden.

Durchführung

Präinterventionelle Diagnostik. Die Indikationsstellung basiert auf der Anamnese, Inspektion und Palpation sowie auf dem Nachweis klappeninsuffizienter Venenabschnitte. Als bildgebende Verfahren steht dabei vornehmlich die Duplexsonographie zur Verfügung. Für die Beurteilung der Hämodynamik können unterschiedliche Verfahren angewendet werden (plethysmographische Verfahren, Phlebodynamometrie). Sie können die Indikation zur Behandlung untermauern und sind für Erfolgs- und Verlaufskontrollen hilfreich. Für weitere differenzierende Fragestellungen sind unter Umständen zusätzliche Verfahren einzusetzen (z. B. Phlebographie). Damit werden an die präinterventionelle Diagnostik die gleichen Anforderungen wie bei der klassischen Varizenchirugie gestellt (8).

Präoperative Markierung. Nach Indikationsstellung zur endovenösen Lasertherapie erfolgt die präoperative Markierung des Verlaufs der zu behandelnden Vene mit Hilfe der Duplexsonographie durch den Operateur (8).

Punktion. Die Punktion erfolgt duplexkontrolliert bei der V. saphena magna meist unterhalb des Knies mit einer Venüle. Über die Venüle wird die Laserfaser mittels Seldinger-Technik in die Vene eingeführt und unter Ultraschallkontrolle bis zur Krosse vorgeschoben (Abb. 4.17).

Positionierung der Laserfaserspitze. Unter Duplexkontrolle wird die Spitze der Laserfaser so positioniert, dass sie etwa 2–3 cm aus dem Katheter hinausragt und sich ca. 1–2 cm vom Mündungsniveau der V. saphena magna/V. saphena parva entfernt befindet. Als zusätzliche Kontrolle für die richtige Positionierung der Laserfaserspitze dient die transkutane Illumination des roten Laserpilotstrahls im abgedunkelten Eingriffsraum.

Anästhesie. Der Eingriff kann in Allgemeinnarkose oder Lokalanästhesie durchgeführt werden. Im zweiten Fall wird – ebenfalls unter Duplexkontrolle – das Lokalanästhetikum von der Krosse abwärts bis zur Punktionsstelle oder umgekehrt appliziert. Hierbei hat sich eine z. B. 1 %ige Xylonest Tumeszenzlokalanästhesie bewährt.

Laserstrahlmodus. Die Laserbehandlung erfolgt in einem gepulsten oder kontinuierlichen Laserstrahlmodus. Bei einem gepulsten Laserstrahl erfolgt die Laserapplikation mit einem 1–1,5-s-On-Puls von 7–15 W. Während des Off-Intervalls wird die Laserfaser um ca. 3 mm je 1–1,5 s zurückgezogen. Die Möglichkeit einer kontinuierlichen Laserapplikation über den gesamten Venenverlauf ist ebenfalls gegeben.

Als wichtigste Zielgröße hat sich die applizierte Energie pro cm Vene (J/cm) herausgestellt. Die meisten Arbeitsgruppen streben mehr als 60 J/cm an. Bei niedrigen Werten muss mit einer höheren Rekanalisationsrate gerechnet werden (14).

Kompression. Nach Abschluss der Behandlung wird eine exzentrische Kompression über der behandelten Vene angebracht. Hierbei kann z. B. ein wattegepolsterter Schlauch von ca. 3 cm Breite unter einem Kompressionsverband mit Kurzzugbinden oder einem Kompressionsstrumpf verwendet werden. Im Anschluss daran trägt der Patient einen Oberschenkelkompressionsstrumpf der Klasse II für mehrere Wochen.

Nachsorge. Zusätzlich erhält der Patient eine Thromboembolieprophylaxe mit niedermolekularem Heparin. Der Patient wird sofort mobilisiert. Ihm wird normale Aktivität empfohlen, von sportlicher und starker körperlicher Aktivität wird zunächst abgeraten.

Komplikationen

Unerwünschte Wirkungen können interinterventionell oder postinterventionell auftreten (Tab. 4.**25**).

> Gravierende Nebenwirkungen sind selten. Die Thromboserate liegt in den meisten Publikationen deutlich unter 1 %. Meist handelt es sich um Appositionsthromben im Krossenbereich. Lungenembolien wurden nicht beobachtet (1, 7, 3, 12, 13).

Nach Abklingen der Wirkung der Lokalanästhesie berichten manche Patienten über leichte bis mäßige Schmerzen im Bereich der behandelten Venenstrecke (9). 1 Tag postinterventionell zeigen sich in einigen Fällen geringe bis mäßig ausgeprägte Ecchymosen, seltener Hämatome im behandelten Venenverlauf, die aber 2–3 Wochen postinterventionell reversibel sind (9).

In der Literatur wird des Weiteren über thrombophlebitische Reaktionen unbehandelter variköser Seitenäste berichtet (9). Eine Therapie mit einem Antiphlogistikum per os wird als ausreichend genannt. Im Verlauf der behandelten Venen kann es zu Hyperpigmentierungen kommen. Auch über Parästhesien im behandelten Venenverlauf wurde berichtet. Diese waren nur zum Teil vollständig reversibel (13).

Ergebnisse

> Die endovenöse Lasertherapie der Stammvenen ist nach den bisher vorliegenden Ergebnissen eine sowohl sichere als auch effektive Behandlungsmethode.

Häufig beobachtete Nebenwirkungen wie Hämatome/Ekchymosen sowie strangartige Indurationen im Venenverlauf scheinen methodisch bedingt, sind kaum vermeidbar und stellen die direkte Folge möglicher Venenwandperforationen und der endovenösen Thrombusformation dar. Diese Nebenwirkungen sind jedoch vorübergehend und erreichen in ihrer Ausprägung in der Regel nicht das Ausmaß möglicher Folgezustände nach klassischer Phlebochirurgie.

Die Vorteile der endovenösen Technik gegenüber der klassischen Varizenchirurgie sind vor allem der minimalinvasive Venenzugang über eine Kanüle und der fehlende Inguinalschnitt.

Des Weiteren erscheint die endovenöse Lasertherapie insbesondere für Patienten mit schwereren chronischen Erkrankungen von Vorteil, da diese sonst häufiger von einer chirurgischen Therapie ihrer Varikose ausgeschlossen werden müssten. Beispielsweise können sich Patienten unter einer Antikoagulation ohne Umstellung einer endovenösen Lasertherapie unterziehen.

Die ebenfalls endovenös angewandte Radiowellentherapie erreicht eine hohe wandwirksame Temperatur von 85 °C (2). In der Vene erreicht der Laser ebenfalls sehr hohe Temperaturen, durch die die intraluminale Dampfblasenbildung entsteht und die zur thermischen Schädigung der inneren Venenwand führen.

Eine hierzu durchgeführte Untersuchung konnte zeigen, dass mit einem 980 nm Diodenlaser mit einer Energie von 15 W, 1,5-s-On/Off-Puls im umliegenden Gewebe nur ca. 40–50 °C erreicht werden (4, 16). Dies bedeutet, dass sich die Schädigung durch die endovenöse Lasertherapie auf die inneren Schichten der behandelten Vene beschränkt.

Vorteile gegenüber der Sklerosierungstherapie sind die präzise räumliche Steuerbarkeit und die lückenlose Kontrollmöglichkeit des Lasereinsatzes.

Die Rezidivrate nach zwei Jahren liegt bei unter 10 % und ist mit operativen Ergebnissen vergleichbar (6, 12, 13). Die Frage nach den Langzeitresultaten der endovenösen Lasertherapie kann zurzeit jedoch noch nicht beantwortet werden. Auch die Frage der langfristigen Wiedereröffnung der behandelten Venenabschnitte und die Frage der Häufigkeit von Krossenrezidiven aus unbehandelten Seitenästen, wie z. B. der V. accessoria lateralis, muss geklärt werden.

> Mit der endovenösen Lasertherapie steht eine komplikationsarme, minimal-invasive Technik zur Ausschaltung pathologischer Refluxe in Stammvenen zur Verfügung. Mit unterschiedlichen Laser-Wellenlängen gelingt die räumlich definierte Okklusion der behandelten Venen bei insgesamt moderaten Therapienebenwirkungen.

Literatur

1. Chang CJ, Chua JJ. Endovenous laser photocoagulation (EVLP) for varicose veins. Lasers Surg Med. 2002; 31: 257–62.
2. Fassiadis N, Kianifard B, Holdstock JM, Whiteley MS. A Novel Endoluminal Technique für Varicose Vein Management: The VNUS Closure. Phlebology. 2002; 16: 145–8.
3. Gerard JL, Desgranges P, Becquemin JP, Desse H, Melliere D. Feasibility of ambulatory endovenous laser for the treatment of greater saphenous varicose veins: one-month outcome in a series of 20 outpatients. J Mal Vasc. 2002; 27: 222–5.
4. Lahl W, Jelonek M, Nagel T. Thermometrische Untersuchungen zur perivasalen Temperatur bei endovenöser Lasertherapie der Varikosis. Vasomed. 2004; 16: 132.
5. Min RJ, Zimmet SE, Isaacs MN, Forrestal MD. Endovenous Laser Treatment of the Incompetent Greater Saphenous Vein. J Vas Interv Radiol. 2001; 12: 1167–71.
6. Min RJ, Khilnani N, Zimmet SE. Endovenous laser treatment of saphenous vein reflux: long term results. J Vasc Interv Radiol. 2003; 14: 991–6.
7. Navarro L, Min RJ, Boné C. Endovenous Laser: A New Minimally Invasive Method of Treatement of Varicose Veins – Preliminary Observations Using an 810 nm Diode Laser. Dermatol Surg. 2001; 27: 117–22.
8. Pannier F, Proebstle TM. Endovenöse Laserbehandlung der Varikose. In: Rabe E, Hrsg. Grundlagen der Phlebologie. 3. Aufl. Köln: Viavital; 2003.
9. Proebstle TM, Lehr HA, Kargl A, Espinola-Klein C, Rother W, Bethge S, Knop J. Endovenous Treatment of the Greater Saphenous Vein with a 940 nm Diode-Laser: Thrombotic occlusion after Endoluminal Thermal Damage by Laser-Generated Steam Bubbles. J Vasc Surg. 2002; 35: 729–36.
10. Proebstle TM, Sandhofer M, Kargl A, Gül D, Rother W, Knop J, Lehr HA. Thermal Damage of the Inner Vein Wall During Endovenous Laser Treatment: Key Role of Energy Absorption by Intravascular Blood. Dermatol Surg. 2002; 28: 596–600.
11. Proebstle TM, Pannier FM, Schuller-Petrovic S, Offermann M, Hohenleutner U. Konsensus zur endovenösen Lasertherapie der Varikose. Phlebologie. 2004; 14: 98–104.
12. Proebstle TM, Gül D, Lehr HA. Infrequent early recanalization of the greater saphenous vein after endovenous laser treatment. J Vasc Surg. 2003; 38: 511–6.
13. Proebstle TM, Gül D, Kargl A, Knop J. Endovenous Laser Treatment of the Lesser Saphenous Vein with a 940 nm Diode Laser – Early Results. Dermatol Surg. 2003; 29: 357–61.
14. Proebstle TM, Gül D, Kargl A, Knop J. Non-Occlusion and early reopening of the great saphenous vein after endovenous laser treatment is fluence dependent. Dermatol Surg. 2004; 30: 174–8.
15. Weiss RA. Comparison of Endovenous Radiofrequency Versus 810 nm Diode Laser Occlusion of Large Veins in an Animal Model. Dermatol Surg. 2002; 28: 56–61.
16. Zimmet SE, Min RJ. Temperature changes in perivenous tissue during endovenous laser treatment in a swine model. J Vasc Interv Radiol. 2003; 14: 911–5.

5 Phlebologische Krankheitsbilder

5.1 Tiefe Beinvenenthrombose
H. Partsch

Definition

Bei einer tiefen Beinvenenthrombose handelt es sich um eine Gerinnselbildung in den tiefen Beinvenen. Die Loslösung derartiger Gerinnsel und ihre Verschleppung in die Lungenendstrombahn wird als Lungenembolie bezeichnet. Der resultierende Krankheitskomplex ist die Entität einer thromboembolischen Erkrankung.

Epidemiologie

Die Inzidenz beträgt bei unserer erwachsenen Bevölkerung zwischen 1 und 3 Promille pro Jahr, wobei die Tendenz mit zunehmendem Lebensalter ansteigt.

Ungefähr 0,6 % der tiefen Venenthrombosen verlaufen tödlich. In den USA wurde geschätzt, dass zwischen 100 000–200 000 Todesfälle pro Jahr durch eine Lungenembolie hervorgerufen werden.

Nach einer Thrombose entwickelt sich in 30–50 % ein postthrombotisches Syndrom, wobei die Latenz einige Jahre betragen kann. Postthrombotische Unterschenkelgeschwüre treten mit einer Häufigkeit von 4–8 % auf (13).

Ätiologie

Die entscheidenden ätiologischen Faktoren hat Rudolf Virchow als eine Trias herausgestellt:
➤ Stase,
➤ erhöhte Gerinnungsbereitschaft,
➤ Endothelläsion.

■ Risikofaktoren

Bei den Risikofaktoren können prädisponierende und auslösende Faktoren unterschieden werden (21). Die wichtigsten disponierenden Risikofaktoren sind in der Tab. 5.1 zusammengestellt, die häufigsten Thromboseauslöser in der Tab. 5.2.

Durch Laboruntersuchungen diagnostizierbare Störungen. Zu den anhand von Laborbefunden fassbaren Störungen, die mit einer erhöhten Rate von venösen Thromboembolien assoziiert sind, zählen der kongenitale Mangel von Antithrombin III, von Protein C und Protein S sowie die kongenitale Resistenz gegenüber aktiviertem Protein C (APC-Resistenz) bei Faktor-V(Leiden)-Defekt, welche in Europa die Hälfte der heute nachweisbaren Ursachen der Thrombophilie ausmachen. Erhöhte Spiegel des Von-Willebrand-Faktors und des Faktors VIII, eine Hyperhomozysteinämie sowie eine Faktor-II-20210-Mutation (Polymorphismus von Prothrombin) konnten als weitere thrombophile Faktoren nachgewiesen werden. Auch Dysfibrinogenämien, essenzielle Thrombozythämie sowie Störungen des fibrinolytischen Systems können thrombogene Störungen darstellen. Oft kommen verschiedene Defekte kombiniert vor.

Menschen mit Blutgruppe 0 haben ein niedrigeres Thromboserisiko als Träger der anderen Blutgruppen.

Tabelle 5.1 Thrombosedisposition

Risikofaktor
• Höheres Alter (> 50 Jahre, Risikozunahme mit dem Alter)
• Frühere Thrombose
• Chronische venöse Insuffizienz
• Herzinsuffizienz NYHA III oder IV
• Schwere systemisch wirksame Infektion
• Nephrotisches Syndrom
• Übergewicht (BMI > 30)
• Malignom und Malignomtherapie
• Therapie mit oder Blockade von Sexualhormonen (einschließlich Kontrazeptiva und Hormonersatztherapie)
• Gravidität und Wochenbett
• Thrombophile Hämostasestörungen
• Positive Familienanamnese

Tabelle 5.2 Thromboseauslöser

- Operationen
- Traumen
- Geburt
- Überanstrengung („thrombose par l'effort")
- Immobilisierung, schwere Erkrankung
- Langes Sitzen (z. B. Reisethrombose)

Zu den häufigsten, vorwiegend erworbenen Störungen gehören die Antiphospholipid-Antikörper-Syndrome und das Lupus-Antikoagulans, welche primär oder im Rahmen einer Grundkrankheit (Autoimmunerkrankung, z. B. Lupus erythematodes) vorkommen können. Die Prävalenz von venösen Thromboembolien, die sich überwiegend zwischen dem 18. und 50. Lebensjahr manifestieren, beträgt bei den Trägern der genannten Störungen über 50%.

> Ein „Thrombophilie-Screening" ist bei idiopathischen Thrombosen von unter 50-Jährigen besonders bei positiver Familienanamnese und Rezidiven angezeigt – am besten nach Abklingen der akuten Thromboembolie und nach Absetzen der Antikoagulanzien.

Pathophysiologie

Die Gerinnselbildung erfolgt durch eine Störung des Gleichgewichts zwischen ständig ablaufender Gerinnung und Fibrinolyse.

Akute Phase. Der Thrombus nimmt oft von den Taschenklappen seinen Ausgang, wobei häufig Venenabschnitte im Nebenschluss (z. B. die Wadenmuskelsinus) Startpunkte darstellen. Ein rezidivierendes Abreißen von Thrombusanteilen, welche – meist ohne klinische Symptome zu verursachen – in die Lunge embolisieren, gehört zum natürlichen Ablauf der Thrombose. In der Regel werden die Embolien aufgrund des hohen fibrinolytischen Potenzials der Lungenendstrombahn in kurzer Zeit spontan aufgelöst.

Postthrombotische Phase. Im weiteren Verlauf tritt eine bindegewebige Organisation des Thrombus ein, wobei es im Rahmen der sehr früh einsetzenden Rekanalisation zu einer Zerstörung der Klappen kommt. Die hämodynamischen Spätfolgen sind dementsprechend in erster Linie geprägt von pathologischen Refluxen infolge Klappenzerstörung, in zweiter Linie durch Strombahnhindernisse aufgrund von inkomplett wiedereröffneten Venenlumina. Die Realisationsfaktoren, die im Einzelfall zur Entwicklung schwerer Hautveränderungen (Ulcus cruris postthromboticum) führen, liegen noch im Unklaren.

Unter den verschiedenen Kompensationsmechanismen, welche in den Jahren zwischen akuter Thrombose und postthrombotischem Syndrom für eine erscheinungsfreie Latenz sorgen, dürfte die Lymphdrainage eine besondere Rolle spielen.

Anamnese und klinisches Bild

Die meisten Thrombosen verlaufen klinisch oligo- oder asymptomatisch. Dementsprechend wird in dieser großen Patientengruppe nur ein kleiner Teil diagnostiziert.

Erscheinungen eines postthrombotischen Syndroms, wie etwa ein Unterschenkelgeschwür, sind gelegentlich das erste Symptom, das zu einer medizinischen Konsultation führt.

Besonders bei chirurgischen, orthopädischen und traumatologischen Patienten verläuft eine Thrombose oft klinisch stumm.

In der Anamnese mobiler Patienten mit einer Thrombose lassen sich häufig Angaben von durchgemachten Krankheiten (Bettruhe), von langem Sitzen (Reisethrombose, „car drivers' thrombosis", „economy class thrombosis") von Überanstrengungen („thrombose par l'effort", Thrombose des ersten Urlaubstages) sowie von Traumen (Hämatome, Verstauchungen) erheben. Diese „sekundären Thrombosen" auf Basis eines reversiblen Auslösers sind vor allem im Hinblick auf die Dauer der Antikoagulation von den „idioathischen Thrombosen", welche ohne erkennbaren Auslöser aus heiterem Himmel auftreten, zu unterscheiden.

Subjektive Symptome sind Schmerzen besonders beim Auftreten, ein Wadenschmerz bei dorsaler Extension des Sprunggelenks (Homans-Zeichen), eine Druckschmerzhaftigkeit der Waden (Lowenberg-Test mit Hilfe einer Blutdruckmanschette) sowie eine Druckschmerzhaftigkeit der Fußsohle (Payr-Zeichen). Unruhegefühl und leicht erhöhte Temperatur können vorkommen.

> Der objektive Befund einer tiefen Beinvenenthrombose ist oft wenig eindrucksvoll und äußert sich nur in einer gewissen Konsistenzerhöhung im tiefen Unterschenkelkompartment („subfasziales Ödem") sowie in einer Überwärmung des erkrankten Beins.

Eine Umfangsdifferenz der Beine, livide Verfärbung im Stehen (Strömungszyanose), die Ausbildung von Kollateralvenen, besonders in der Leiste und im Unterbauch, sowie die sogenannten „Pratt-Warnvenen" über der Tibia werden nur bei ausgeprägten Thrombosen beobachtet, die hämodynamisch wichtige Abstromabschnitte blockieren. Das Bild einer Phlegmasia coerulea dolens mit kühllivider, im Extremfall pulsloser Extremitätenschwellung ist selten (Abb. 5.**1**).

Die Sensitivität der genannten Symptome liegt bei ambulanten Patienten, die wegen ihrer Beinsymptomatik zur Untersuchung kommen, bei 70%, bei bettlägrigen, asymptomatischen Patienten unter 50%.

Ein Modell, das von Wells und Mitarbeitern anhand verschiedener anamnestischer und klinischer Fakten evaluiert wurde, ist bezüglich der entscheidenden Charakteristika in der Tab. 5.**3** wiedergegeben (38).

Es wurde angenommen, dass Patienten mit einem Score unter zwei keine Thrombose haben, jene mit einem Score von zwei oder mehr wahrscheinlich schon.

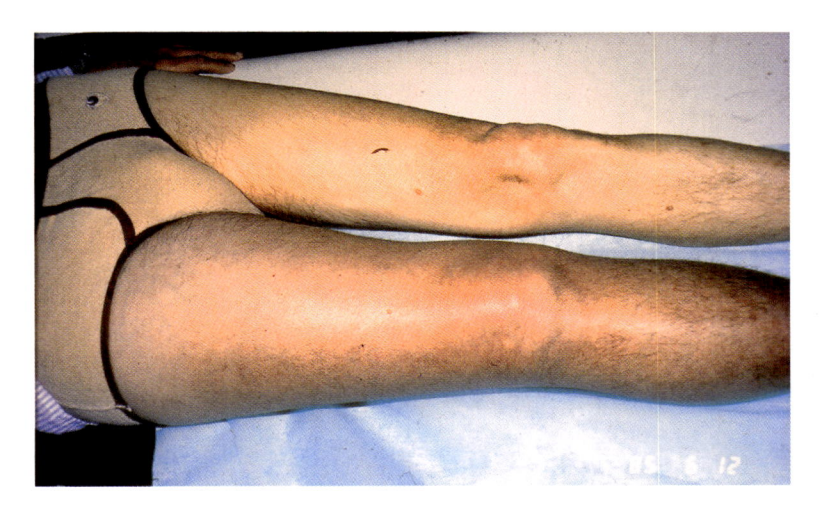

Abb. 5.1 Phlegmasia coerulea dolens.

Differenzialdiagnose

Die wichtigsten Differenzialdiagnosen der tiefen Beinvenenthrombose sind in der Tab. 5.4 zusammengefasst.

Diagnostik

Suchmethoden

In Abhängigkeit von der Anzahl der zu begutachtenden Patienten und dem jeweiligen Ausstattungsstand im Hinblick auf Personal und Apparate kann – speziell in Ergänzung zu den oben genannten klinischen Kriterien – ein nichtinvasives Screening mit folgenden Verfahren sinnvoll sein:

- cw-Dopplersonographie,
- Venenstauplethysmographie,
- Photoplethysmographie,
- Thermographie,
- D-Dimer-Test.

Die dopplersonographische Untersuchung – auch mit einfachen Taschengeräten – eignet sich in der Hand des Erfahrenen als Suchmethode für ein proximales venöses Abstromhindernis im Becken- oder Oberschenkelbereich.

Tab. 5.3 Klinische Zeichen einer tiefen Beinvenenthrombose nach Wells (38)

Bestimmung der klinischen Wahrscheinlichkeit einer Venenthrombose nach Wells [16]	
Aktive Krebserkrankung	1
Lähmung oder kürzliche Immobilisation der Beine	1
Bettruhe (> 3 Tage); große Chirurgie (< 12 Wochen)	1
Schmerz/Verhärtung entlang der tiefen Venen	1
Schwellung ganzes Bein	1
Unterschenkelschwellung > 3 cm gegenüber Gegenseite	1
Eindrückbares Ödem am symptomatischen Bein	1
Kollateralvenen	1
Frühere, dokumentierte TVT	1
Alternative Diagnose mindestens ebenso wahrscheinlich wie tiefe Venenthrombose	−2
Klinische Wahrscheinlichkeit	
Wahrscheinlichkeit hoch	≥ 2,0
Wahrscheinlichkeit nicht hoch	< 2,0

Tabelle 5.4 Wichtigste Differenzialdiagnosen der tiefen Venenthrombose

- Hämatom (sichelförmige Verfärbung hinter dem Innenknöchel)
- Muskel- und/oder Bänderzerrung
- Baker-Zyste (Ultraschall der Kniekehle!)
- Postthrombotisches Syndrom, Lipodermatosklerose
- „Hypodermitis"
- Phlebitis superficialis, Vaskulitis
- Erysipel, Lymphangitis
- Acrodermatitis chronica atrophicans
- Lymphödem, Lipödem
- Selbststauartefakte
- Kardiale, nephrogene, dysproteinämische Ödeme
- Kompartmentsyndrom
- „Thrombophobie" (Thromboseangst, vorwiegend bei Patienten mit Thromboseerfahrung)

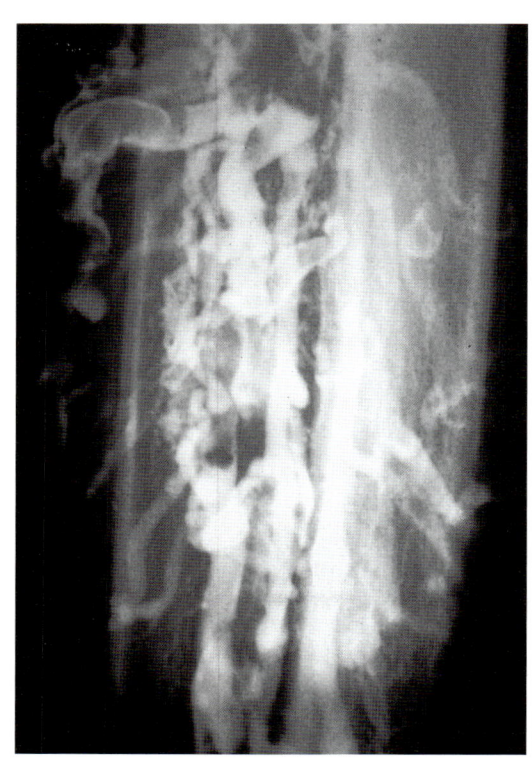

Abb. 5.2 Phlebographischer Nachweis einer Unterschenkelvenenthrombose (umflossene Thromben in den tiefen Venen und Vv. perforantes).

Die anderen angeführten Methoden sind delegierbar.

Als ein sehr brauchbarer D-Dimer-Test hat sich der einfach zu handhabende „Bed-side"-Agglutinationstest SimpliRED, vor allem aufgrund seines hohen negativen Vorhersagewertes, sehr gut bewährt (5). In Kombination mit einer geringen klinischen Wahrschenlichkeit schließt ein negativer D-Dimer-Test eine venöse Thrombembolie praktisch aus.

▪ Nachweisverfahren

Für den eindeutigen Ausschluss bzw. Nachweis einer tiefen Beinvenenthrombose ist der sachkundige Einsatz einer visualisierenden Nachweismethode erforderlich.

> Zu den visualisierenden Nachweismethoden gehören die Röntgenphlebographie und bei entsprechender Verfügbarkeit die Kompressionssonographie sowie für spezielle Fragestellungen die Isotopenphlebographie, die Computertomographie und die Magnetresonanzuntersuchung.

Röntgenphlebographie. Die Röntgenphlebographie ist heute in der Routinediagnostik durch die verschiedenen bildgebenden sonographischen Methoden zurückgedrängt worden. Besondere Vorteile sind jedoch die gute Dokumentationsmöglichkeit sowie die Tatsache, dass die Methode, allerdings in wechselnder Qualität, sehr weit verbreitet zur Verfügung steht (Abb. 5.**2**) (17).

Hauptsächlich zur Verlaufsdokumentation nach Therapie, wozu sich verschiedene Score-Systeme bewährt haben, ist die Phlebographie nach wie vor unersetzlich. Sie ist damit unverzichtbar bei Indikationsstellung und Verlaufskontrolle einer thrombolytischen oder operativen Thrombosetherapie.

Thrombosen in Nebenschlussvenen (z. B. Muskelsinusvenen, V. femoralis profunda, V.-saphena-magna-Mündung) können einer standardmäßig durchgeführten Röntgenphlebographie entgehen. Bei ca. 10 % gelingt keine aussagekräftige Venendarstellung.

Kompressionssonographie. Die Kompressionssonographie ist jene Methode, welche die Diagnostik der tiefen Beinvenenthrombose revolutioniert hat. Ein erfahrener Untersucher vermag innerhalb von 15–20 min sämtliche Venensegmente eines Beines bezüglich offener oder nicht komprimierbarer verschlossener Abschnitte zu beurteilen (11, 34) (Abb. 5.**3**). Die Möglichkeit, mittels gepulsten Ultraschalls auch die Flusskomponente in der Vene zu beurteilen (Duplexsonographie), gewährleistet wichtige zusätzliche Informationen.

Voraussetzung für eine verlässliche Befundung ist allerdings ein erfahrener Untersucher. Das Untersuchungsergebnis sollte nicht nur bildlich oder in Form eines Videos dokumentiert, sondern am besten auch in einer einfachen Schemazeichnung festgehalten werden.

Isotopenphlebographie. Die Isotopenphlebographie unter Verwendung von ^{99m}Tc-markierten Mikrosphären erbringt zwar nur ein grobes Bild über den venösen Abstrom im Bereich der Leistenregion und der Vv. iliacae, hat aber den Vorteil, ein Perfusionsszintigramm der Lungen mitzuliefern (30) (Abb. 5.**4**).

Computertomographie und MRT. Diese Verfahren eignen sich vor allem für die Darstellung von Thrombosen im Becken- und V.-cava-Bereich. Mittels MRT kann besonders bei proximalen Thrombosen oft eine Thrombusausdehnung bis in die V. cava nachgewiesen werden (27). Einen „diagnostischen Algorithmus" zur Abklärung des Verdachts auf eine tiefe Thrombose, wie er in den Leitlinien der Deutschen Gesellschaft für Phlebologie ausgearbeitet wurde, zeigt Abb. 5.**5** (4).

5.1 Tiefe Beinvenenthrombose

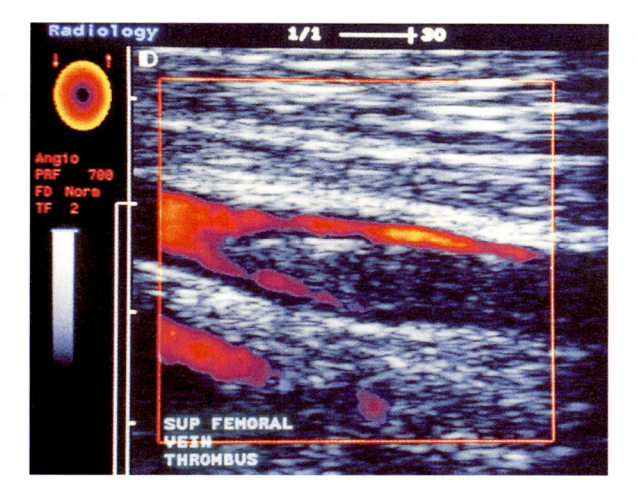

Abb. 5.3 Thrombusnachweis in der V. femoralis mittels farbkodierter Duplexuntersuchung.

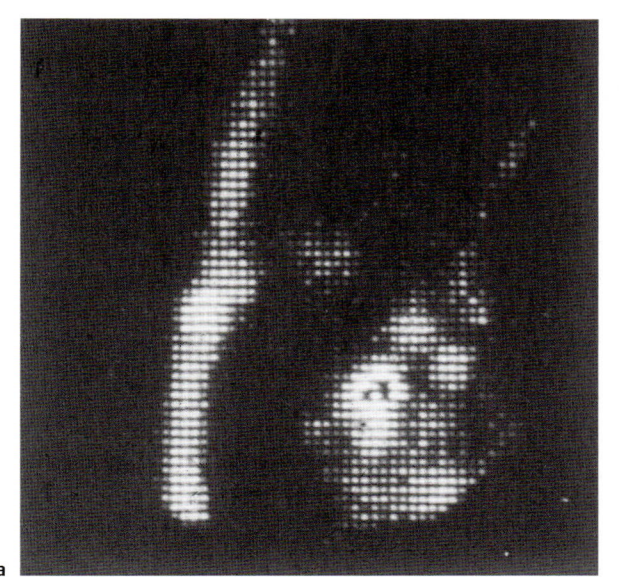

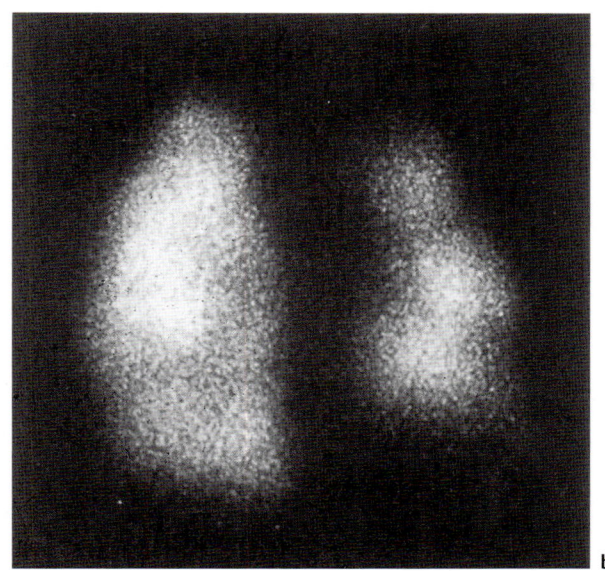

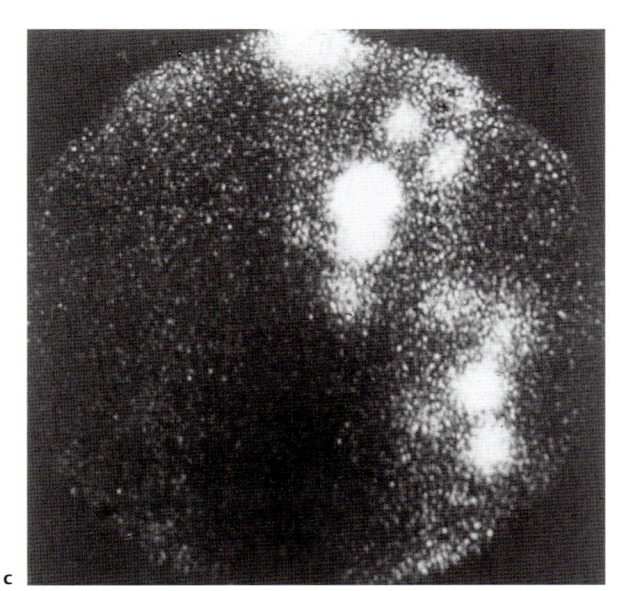

Abb. 5.4 a–c Isotopenphlebographie mit Lungenszintigraphie nach Injektion von ^{99m}Tc-markierten Mikrosphären in eine Fußrückenvene bds.
a Summiertes Durchflussbild der Beckenregion; links unbehinderter Abstrom über V. femoralis und V. iliaca in die V. cava; rechts Strömungsstopp mit angedeuteten Kollateralen.
b Im gleichen Untersuchungsgang zeigen sich mehrere keilförmige Perfusionsausfälle im Lungenszintigramm.
c Spätaufnahme der Beckenregion lässt „hot spots" im Bereich der Thromben erkennen.

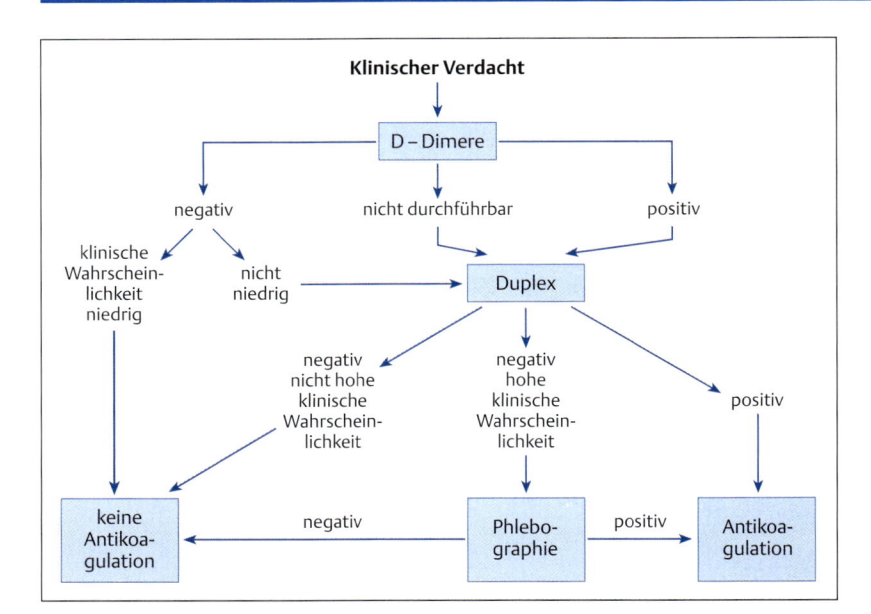

Abb. 5.5 Diagnostischer Algorithmus bei Thromboseverdacht.

■ Zusatzdiagnostik

Neben einer allgemeinen internistischen sowie einer Basislaboruntersuchung sind gezielt folgende Fragenkomplexe von Interesse:
➤ Thrombophiliestatus,
➤ Malignomsuche,
➤ Voruntersuchungen vor oraler Antikoagulation (Ausschluss von Kontraindikationen).

"**Thrombophiliestatus**". Spezielle Laboruntersuchungen auf verschiedene Gerinnungsdefekte sind besonders bei positiver Familienanamnese, Thrombosen vor dem 50. Lebensjahr und bei Rezidivthromboembolien zu empfehlen.

Malignomsuche. Eine Malignomsuche vermag bei proximalen Thrombosen in ca.10% eine maligne Grunderkrankung aufzudecken. Ebenso häufig sind Malignome bei Diagnosestellung der Thrombose bereits bekannt (27). Ein Malignomscreening sollte umfassen: Röntgenaufnahme des Thorax, Ultraschalluntersuchung des Abdomens, PSA und urologische Untersuchung beim Mann, gynäkologische Untersuchung (inklusive Mammadiagnostik) bei der Frau, Haemoccult-Test des Stuhles.

Voruntersuchungen vor einer oralen Antikoagulation. Hierzu gehören eine Haemoccult-Untersuchung des Stuhles und Blutdruckkontrollen, gegebenenfalls eine Fundusuntersuchung sowie eine Gastroskopie bei positiver Anamnese für Magenerkrankungen. Eine Schwangerschaft sollte ausgeschlossen werden.

Therapie

■ Heparinbehandlung

Bei Patienten mit einer nachgewiesenen venösen Thromboembolie ist Heparin das Medikament der ersten Wahl für die Initialbehandlung.

Von Brandjes und Mitarbeitern wurde in einer Doppelblindstudie nachgewiesen, dass bei phlebographisch verifizierter, proximaler tiefer Beinvenenthrombose die Häufigkeit einer asymptomatischen Ausdehnung der Thrombose bzw. die Frequenz einer Pulmonalembolie bei jener Patientengruppe signifikant niedriger lag (8,2%), welche Heparin plus orale Antikoagulanzien erhielt, verglichen mit der Gruppe, bei der primär nur orale Antikoagulanzien verarbeicht wurden (39,6%) (6).

Die Heparingruppe zeigte außerdem seltener symptomatische Ereignisse (6,7% gegenüber 20%) sowie signifikant geringere Blutungskomplikationen (3% gegenüber 5%).

Alternative Schemata einer Heparintherapie sind in Tab. 5.**5** zusammengefasst.

Standardheparin i. v.

Bevorzugt wird eine intravenöse Dauerinfusion, welche gegenüber intermittierenden Injektionen eine niedrigere Blutungskomplikationsrate aufweist. Üblicherweise wird mit einem Bolus von 80 IE/kg Körpergewicht begonnen, an den sich eine Dauerinfusion mit 18 IE/kg Körpergewicht und Stunde anschließt, wobei eine Verlängerung der APTT-Werte (aktivierte partielle Thromboplastinzeit) auf das Zwei- bis Dreifache anzustreben ist.

Subkutanes Heparin

Subkutan verabreichtes Heparin ist wegen der einfachen Verabreichung sowie vor allem der Möglichkeit einer Sofortmobilisierung des Patienten vorteilhaft (24), erfordert aber besonders sorgfältige APTT-Kontrollen. Nach einer Bolusinjektion von 5000 IE werden entweder 250 IE/kg alle 12 h oder 3-mal tgl. 12 500 Einheiten s.c. verabreicht, wobei jeweils 4 h nach Injektion die APTT-Werte auf das 2–3fache verlängert sein sollten. Unter der Voraussetzung, dass eine Verlängerung der APTT in den therapeutischen Bereich innerhalb der ersten 24 h gelingt, besteht bezüglich der Effektivität der subkutanen Anwendung kein Unterschied gegenüber der intravenösen Infusionstherapie (3).

Niedermolekulares Heparin

Unfraktioniertes Heparin weist einige Einschränkungen auf bezüglich seiner pharmakokinetischen, gerinnungshemmenden und biophysikalischen Eigenschaften. Heparin geht Bindungen mit Plasmaproteinen ein, die eine Konkurrenz zur Bindung mit Antithrombin darstellen. Dies erklärt die ausgeprägte Variabilität bezüglich des Ansprechens auf eine bestimmte Dosis sowie das Phänomen der Heparinresistenz. Außerdem verbindet sich Heparin auch mit Endothelzellen und Makrophagen. Fibringebundenes Thrombin und Faktor Xa sind im Prothrombinkomplex auf der Plättchenoberfläche relativ resistent gegenüber einer Inaktivierung durch die Kombination von Heparin und Antithrombin. Durch Plättchenbindung von Heparin und die damit verbundene Funktionseinschränkung der Thrombozyten erklärt sich ein erhöhtes Blutungsrisiko unter Heparin.

Eigenschaften. Durch die Fraktionierung in kleinere Moleküle konnten diese Einschränkungen des unfraktionierten Heparins weitgehend überwunden werden. Die Komponente mit einem Molekulargewicht zwischen 4500–5000 Dalton hat pharmakologische und pharmakokinetische Vorteile, die sich klinisch in einer besseren Wirksamkeit und Sicherheit äußern. Niedermolekulare Heparine binden in geringerem Maß an Plasmaproteine und Endothelzellen. Daraus sowie aus der längeren Plasmahalbwertszeit resultiert eine besser vorhersagbare, dosisabhängige Wirkung. Bei vergleichbarer antithrombotischer Wirksamkeit wurde im Tierexperiment aufgrund der geringeren Plättchenbindung auch ein geringeres Blutungsrisiko nachgewiesen.

Einsatzmöglichkeiten und Präparate. Aufgrund dieser Eigenschaften eignen sich niedermolekulare Heparine hervorragend für die Behandlung der venösen Thromboembolie, wobei gewichtsadaptierte fixe Dosen s.c. verabreicht werden. In zahlreichen Einzelpublikationen sowie großen Metaanalysen wurde die überlegene Wirksamkeit von niedermolekularem Heparin im Vergleich zu intravenösem Standardheparin nachgewiesen (23, 24, 37, 18).

In den deutschsprachigen Ländern sind die in der Tab. 5.5 angeführten Präparate zur Behandlung der venösen Thrombose zugelassen.

Tabelle 5.5 Alternativ anwendbare Heparinschemata bei akuter Thrombose

1. Intravenöse Heparinisierung	
Unfraktioniertes Heparin: 80 IE/kg KG als Bolus, danach Dauerinfusion mit 18 IE/kg KG/h	
2. Subkutanes Depotheparin	
5000 IE Heparin als Bolus i. v., danach Depotheparin s.c. 3 × tgl. 12 500 IE oder 2 × tgl. 25 000 IE	
Bei Verwendung von unfraktioniertem Standard-Heparin (bei beiden Therapieformen) ist eine APTT-Adaptierung der Dosen essenziell (2–3facher Normwert, 55–85 s)!	
3. Subkutanes niedermolekulares Heparin	
Certoparin (Mono-Embolex)	8000 I.E. s.c. 2 × tgl.
Dalteparin (Fragmin)	100 I.E./kg KG s.c. 2 × tgl.
Dalteparin (Fragmin)	200 I.E./kg KG s.c. 1 × tgl.
Enoxaparin (Clexane)	1,0 mg/kg KG s.c. 2 × tgl.
Nadroparin (Fraxiparin)	0,1 ml/10 kg KG s.c. 2 × tgl.
Nadroparin (Fraxodi)	0,1 ml/10 kg KG s.c. 1 × tgl.
Tinzaparin (innohep*)	175 I.E./kg KG s.c. 1 × tgl.
Pentasaccharid	
Fondaparinux Arixtra*	7,5 mg s.c. 1 × tgl. Körpergewicht < 50 kg: 5 mg; > 100 kg: 10 mg

2005 in Deutschland zur Thrombosebehandlung zugelassen
* auch Zulassung zur Behandlung der hämodynamisch stabilen Lungenembolie

Cave: Die für die Therapie erforderlichen Dosen sind für alle Präparate wesentlich höher als jene für die Prophylaxe!

Laboruntersuchungen. Spezifische Laborkontrollen sind nicht erforderlich (in Frage käme die Bestimmung des Faktor-Xa-Spiegels, nicht aber die APTT). Thrombozyten sollten vor Beginn jeder Heparintherapie sowie zweimal wöchentlich kontrolliert werden. Die bedrohliche, immunologisch ausgelöste, heparininduzierte Thrombopenie vom Typ II (HIT II) ist eine ausgesprochene Rarität, die unter niedermolekularen Heparinen noch seltener auftritt als unter unfraktioniertem Heparin. Bei Abfall der Thrombozyten unter 100 000 bzw. auf weniger als die Hälfte des Ausgangswertes und vor allem bei neuen thromboembolischen Komplikationen trotz laufender Therapie muss die Heparinisierung abgebrochen werden. Mögliche Alternativen stellen Thrombinantagonisten wie etwa das Hirudin beziehungsweise seine rekombinant gewonnene Form Lepirudin (Refludan) dar, deren Wirkung mittels APTT überprüft werden kann.

Neue Antithrombotika

Fondaparinux, ein synthetischer Faktor-Xa-Hemmer ist seit kurzem für die Therapie zugelassen, neue Thrombinantagonisten (Ximelagatran) dagegen noch nicht.

Tabelle 5.6 Orale Antikoagulation mit Marcumar

Wünschenswert vor Therapiebeginn
PTZ-Ausgangswert (Prothrombinzeit), negativer Haemoccult, Gastroskopie bei Magenerkrankung in der Anamnese

Dosierung
- 1. Tag: 3 Tabletten
- 2. Tag: 2 Tabletten
- 3. Tag: 1 Tablette

Erforderlich während der Therapie
INR-Kontrollen (international normalized ratio) ab 3. Tag; angestrebter Bereich INR 2,0–3,0;
Beendigung der Heparingabe erst zwei Tage nach Erreichen eines therapeutischen INR-Bereichs

Tabelle 5.7 Kompressionstherapie bei Thrombose

- Fixverband mit Kurzzugbinde, exakt anmodelliert. Andruck am distalen Unterschenkel ca. 50 mmHg (vorher Arterienpulse tasten, evtl. Dopplerdruckmessung!).
  Unterschenkel: Zinkleim (Varicex F) + Rosidal K
  Knie und Oberschenkel: Panelast
- Verbandswechsel bei Lockerwerden (anfangs nach 1–2 Tagen)
- Wochen lang Fixverbände mit einmal wöchentlichem Verbandswechsel
- Kompressionsstrümpfe Klasse II–III (bevorzugt Wadenstrümpfe), solange Restschwellung vorhanden ist (Minimum 12 Monate).
  Dauerkompression vermag die Rate postthrombotischer Spätfolgen zu halbieren!

Dauer der Heparinbehandlung

Derzeit überwiegt die Empfehlung, mit Heparin und oraler Antikoagulation gleichzeitig zu beginnen und die Heparintherapie für mindestens 5 Tage fortzuführen. Zwei randomisierte Studien, welche eine initiale Heparinisierung bei gleichzeitiger früher oraler Antikoagulation mit einer 7–10 Tage langen Heparintherapie und erst anschließender Antikoagulation verglichen, bestätigten die Sicherheit und Effektivität dieses Regimes (14, 19).

Bei entsprechenden Risikopatienten wird man mit einer oralen Antikoagulation erst beginnen, wenn eine Blutungsquelle im Gastrointestinaltrakt ausgeschlossen ist (Haemoccult im Stuhl, evtl. Gastroskopie).

■ Sekundärprophylaxe

Nach der initialen Heparintherapie sollte bei Patienten mit einer ersten Episode einer sekundären Thrombose auf Basis eines reversiblen Risikofaktors eine Antikoagulation für 3–6 Monate durchgeführt werden, bei einer idiopathischen Thrombose für mindestens 6–12 Monate, nach neuesten Empfehlungen noch länger (8). Die Sekundärprophylaxe erfolgt routinemäßig mit Vitamin-K-Antagonisten, bei Vorliegen eines Malignoms empfiehlt es sich, NMH über 3–6 Monate zu verabreichen (22).

Ein einfaches Dosierungsschema ist in der Tab. 5.6 zusammengefasst.

Dauer der Antikoagulation

Die optimale Dauer einer Antikoagulation hängt von der zugrunde liegenden Risikosituation des Patienten ab. Bei rezidivierenden Thrombosen sowie bei Vorliegen einer Thrombophilie wird eine Daueranitkoagultion empfohlen, wobei jeweils das Rezidivrisiko mit dem Blutungsrisiko abzustimmen ist (33, 36, 8). Bei fortlaufender Antikoagulation ist eine wiederholte Neueinschätzung dieses Risikoverhältnisses ratsam, wobei die Beurteilung der Restthromben mittels Duplexsonographie sowie der D-Dimer-Test eine gewisse Entscheidungshilfe gewährleisten (31, 10).

Aufgrund von randomisierten Studien, die verschiedene Regime einer Antikoagulation überprüften, hat sich die Einstellung auf einen INR-Wert zwischen 2 und 3 als optimal erwiesen (8)

■ Kompressionstherapie, Gehübungen

Bettruhe schützt im Vergleich zu Gehübungen unter Kompression nicht vor neuen Lungenembolien (1, 35).

Wenn Patienten bis zur Diagnosestellung der Thrombose mobil waren, ist keine Bettruhe erforderlich. In diesen Fällen sind feste, exakt angelegte Kompressionsverbände (Fischerverbände) zu empfehlen, mit denen der Patient zu Gehübungen angehalten werden soll (Tab. 5.7). Unter dieser Voraussetzung konnte in prospektiven Studien mit zweimaliger Lungenszintigraphie auch bei bis in das Becken reichenden Thrombosen weder mit unfraktioniertem Heparin noch unter niedermolekularem Heparin eine erhöhte Rate von Lungenembolien beobachtet werden (27). Eine gute Kompression führt zu einer schlagartigen Schmerzreduktion sowie zu einem raschen Rückgang der Extremitätenschwellung, sodass die Patienten weiterhin gehen können (28).

Die sichere Antikoagulation in Form von subkutan verabreichtem, niedermolekularem Heparin hat dazu geführt, dass heute ein Großteil von Thrombosepatienten zu Hause behandelt werden kann (20, 25).

Im Anschluss an eine Thrombose können Kompressionsstrümpfe, welche zwei Jahre lang getragen werden sollten, die Rate eines postthrombotischen Syndroms stark reduzieren (7, 32). Nach Sofortmobilisierung im akuten Stadium ist die Häufigkeit eines postthrombotischen Syndroms niedriger als nach initialer Bettruhe (29).

Thrombolyse

Vor- und Nachteile. Eine gezielte Katheterlyse hat gegenüber einer konservativen Therapie potenzielle Vorteile bezüglich der Auflösung von Thromben mit einer Wiederherstellung der venösen Strombahn ohne Schädigung der Venenklappen (2). Wenn eine vollständige Lyse gelingt, kann die Häufigkeit des postthrombotischen Syndroms klar reduziert werden. Eine Systemlyse kann vor allem wegen der beträchtlichen Komplikationsrate heute nicht mehr empfohlen werden.

Das Auftreten eines schweren postthrombotischen Syndroms ist nach konservativer Therapie mit sorgfältiger Langzeitkompression als wesentlich seltener anzusehen, als früher beschrieben wurde (13, 29). Gewinn und Nutzen einer Lysebehandlung müssen in jedem Einzelfall mit dem Patienten sorgfältig besprochen werden.
Eine Lysebehandlung ist zu diskutieren bei:
- jungen Patienten (bevorzugt unter dem 65. Lebensjahr),
- frischen, höchstens 7 Tage alten Thrombosen sowie
- ausgedehnten, proximalen Thrombosen.

Thrombektomie

Als Indikation für eine Thrombektomie gilt die ausgeprägte Phlegmasia coerulea dolens mit Gefährdung der Extremität.

Vor allem aufgrund der noch immer unakzeptabel hohen Mortalitätsrate von bis zu 3% in Sammelstatistiken kann das Verfahren nur bei sehr selektiver Indikationsstellung, keinesfalls aber als Therapie der ersten Wahl, diskutiert werden.

Kavaschirm

Die Implantation eines Kavaschirms ist zu diskutieren, wenn, etwa bei rezidivierenden Lungenembolien, eine Antikoagulation kontraindiziert (z. B. bei Malignomen) oder wirkungslos ist (z. B. bei Gehirntraumen).

Mögliche Indikationen, vor allem für einen passageren Schirm, bestehen, wenn unmittelbar nach der Diagnose einer tiefen Beinvenenthrombose eine Operation, z. B. wegen eines im Rahmen der Durchuntersuchung diagnostizierten Malignoms, erforderlich ist.

Leider fehlen bisher eindeutige Studien, die einen positiven Effekt bei gleichzeitig niedriger Komplikationsrate im Vergleich zur konventionellen Therapie beweisen (9).
Abb. 5.6 zeigt einen zusammengefassten therapeutischen Algorithmus in Anlehnung an Ginsberg (16).

Therapeutische Fehlermöglichkeiten

In Tab. 5.8 sind die häufigsten therapeutischen Fehlermöglichkeiten dargestellt.

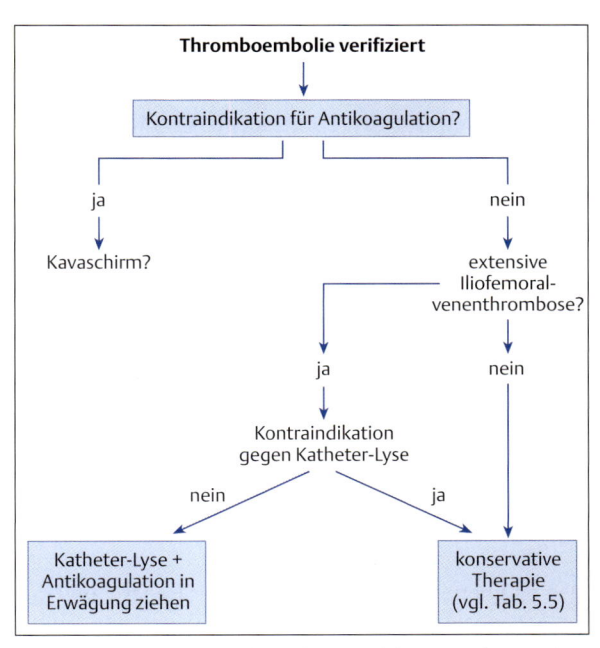

Abb. 5.6 Entscheidung über die Initialtherapie der venösen Thromboembolie.

Tabelle 5.8 Häufige therapeutische Fehlermöglichkeiten bei Antikoagulation und Kompressionstherapie

Antikoagulation
- Nichterreichen des erforderlichen Therapiespiegels unter unfraktioniertem Heparin in den ersten 24 h (APPT-Kontrollen!); erübrigt sich bei niedermolekularem Heparin
- Bei niedermolekularem Heparin: Prophylaxe statt Therapiedosen
- Zu geringe Heparindosen
- Zu kurze Heparinisierung (mindestens 5–14 Tage!)
- Absetzen von Heparin bei Beginn von Marcumar (Heparin erst absetzen, wenn INR für 2–3 Tage zwischen 2,0 und 3,0 liegt!)

Kompressionstherapie
- Zu spät begonnen (richtig ist sofort nach Diagnosestellung!)
- Insuffiziente Kompression (Prüfung der arteriellen Zirkulation!)
- Zu kurze Kompression (soll durchgeführt werden, so lange Ödeme bzw. Beschwerden bestehen!)

Überwachung und Kontrollmaßnahmen

Tabelle 5.9 liefert einen Überblick über die wichtigsten Überwachungsmaßnahmen im Rahmen der Antikoagulation und der Kompressionstherapie.

Tabelle 5.9 Überwachungsmaßnahmen bei Antikoagulation und Kompressionstherapie

Antikoagulation

APPT jeweils 4 h nach Injektion bzw. Infusionsbeginn von unfraktioniertem Heparin

Thrombotest bzw. Quickwert unter Marcumar (INR 2,0–3,0)

Thrombozytenkontrollen unter Heparintherapie länger als eine Woche

Von Anfang an regelmäßige Haemoccult-Tests

RR-Kontrollen

Gastroskopie bei positiver Anamnese für Magenerkrankungen

Fundus- und evtl. neurologische Kontrollen

Kompressionstherapie

Patientencompliance

Qualität der Kompression

Prophylaxe

Die nachfolgenden Empfehlungen orientieren sich an einer interdisziplinären Leitlinie der Arbeitsgemeinschaft der Medizinischen Fachgesellschaften (12).

Die Unterscheidung von drei Risikokategorien beruht auf in der Literatur dokumentierten Thrombosefrequenzen ohne entsprechende Prophylaxe (Tab. 5.**10**) (26). In einem amerikanischen Konsensuspapier werden vier Risikogruppen unterschieden (15).

Die drei Risikokategorien werden nach den in Tab. 5.**11** wiedergegebenen Kriterien definiert.

Die wichtigsten thromboseprophylaktischen Maßnahmen sind in der Tab. 5.**12** zusammengestellt (12, 26). Bei der Auswahl eines bestimmten Präparats sollte immer die in entsprechenden Studien nachgewiesene Wirksamkeit und Verträglichkeit für die jeweilige Indikation berücksichtigt werden. Üblicherweise werden medikamentöse Maßnahmen immer mit einer physikalischen Prophylaxe (Antithrombosestrümpfe) kombiniert.

Tabelle 5.10 Thromboserisikokategorien mit Thrombosefrequenzen (ohne spezifische Prophylaxe würden thromboembolische Ereignisse mit den angegebenen Häufigkeiten auftreten) (26)

Kategorie	Unterschenkelvenenthrombose	Proximale Thrombose	Tödliche Lungenembolie
Hohes Risiko	40–80 %	10–40 %	≥ 1 %
Mittleres Risiko	10–40 %	1–10 %	0,1–1 %
Niedriges Risiko	< 10 %	< 1 %	< 0,1 %

> Im Allgemeinen wird heute eine Prophylaxedauer von 7–10 Tagen empfohlen, bei Hochrisikopatienten und ungenügender Mobilität ist eine Prophylaxedauer von 4–5 Wochen oder länger (orale Antikoagulation, niedermolekulares Heparin) angezeigt.

Allgemeine pflegerische Maßnahmen mit Vermeidung von Dehydratation, Früh- bzw. Sofortmobilisation, Kompressionsverbänden, elektrischer Wadenstimulation, aktivierender passiver Sprunggelenkbewegung, Hochlagern der Beine, Atemübungen usw. haben sich in der täglichen Routine bewährt, wobei aber keine ausreichend stichhaltigen Studien vorliegen, um diesbezüglich klare Empfehlungen abzugeben.

Tabelle 5.11 Beispielhafte Risikogruppen

Risikokategorie	Chirurgie, Gynäkologie, Geburtshilfe	Internistische Patienten
Hohes Risiko	• größere Operationen bei Alter > 60 • große Eingriffe im Alter von 40–60 bei Malignom oder früherer Thrombembolie • Fraktur oder größere orthopädische Operationen an Becken, Hüfte oder Beinen • Thrombophilie	• Schlaganfall • Alter > 70 • kardiale Dekompensation, Schock • Vorgeschichte von Thromboembolie • Thrombophilie
Mittleres Risiko	• große Eingriffe bei Alter 40–60 ohne weitere Risikofaktoren • kleine Eingriffe bei Alter > 60 • kleine Chirurgie im Alter von 40–60 mit früherer Thrombembolie oder bei Alter > 60 mit Östrogentherapie	• Immobilisierung • kardiale Insuffizienz
Niedriges Risiko	• große Chirurgie bei Alter < 40 ohne Risikofaktoren • kleine Chirurgie ohne Risikofaktoren im Alter von 40–60 • kleinere Traumen	• leichtere internistische Erkrankungen

Tabelle 5.12 Durchführung der Thromboseprophylaxe (die einzelnen Punkte sind als Alternativen anzusehen)

Risikokategorie	Prophylaxemaßnahme
Hohes Risiko	• niedermolekulares Heparin (NMH) in der jeweils für Hochrisikopatienten empfohlenen Dosierung (4000–5000 Anti-Faktor-Xa-Einheiten alle 24 h, Beginn präoperativ 12 h) • NMH 2000–3000 Anti-Faktor-Xa-Einheiten alle 12 h, erste Injektion 2 h präoperativ, postoperativ evtl. 4000–5000 Anti-Faktor-Xa-Einheiten einmal täglich • dosisadaptiertes Heparin • orale Antikoagulation • 3 × täglich 5000 IE Standardheparin • Fondaparinux (elektive Hüft-und Kniegelenkersatz, elektive Hüftfrakturchirurgie, 2,5 mg s.c. tägl., Beginn 6 h nach Operation
Mittleres Risiko	• 1 × täglich NMH 2000–3000 Anti-Faktor-Xa-Einheiten (erste Injektion 2 h präoperativ) • 2 × täglich 5000 IE Standardheparin
Niedriges Risiko	• physikalische Thromboembolieprophylaxe

Fixierte Dosierungen von niedermolekularen Heparinen stellen heute die wirksamste Form einer medikamentösen Thromboseprophylaxe dar.

Literatur

1. Aschwanden M, Labs KH, Engel H, et al. Acute deep vein thrombosis: early mobilization does not increase the frequency of pulmonary embolism. Thromb Haemost. 2001; 85: 42–6.
2. Baldwin ZK, Comerota AJ, Schwartz LB. Catheter-directed thrombolysis for deep venous thrombosis. Vasc Endovascular Surg. 2004; 38: 1–9.
3. Basu D, Gallus A, Hirsh J, Cade J. A prospective study of the value of monitoring heparin treatment with the activated partial thromboplastin time. N Engl J Med. 1972; 287: 324–7.
4. Blättler W, Gerlach HE, Partsch H, Marshall M, Hertel T. Leitlinien zur Diagnostik und Therapie der tiefen Bein-/-und Beckenvenenthrombose. Phlebol. 2003; 32: 157–63.
5. Bounameaux H, Perrier A. Rapid diagnosis of deep vein thrombosis in symptomatic patients: a comparison between four different diagnostic strategies. Thromb Haemost. 1999; 82: 1360–1.
6. Brandjes DPM, Hejboer H, Büller HR, et al. Acenocoumarol and heparin compared with acenocoumarol alone in the initial treatment of proximal vein thrombosis. N Engl J Med. 1992; 327: 1485–9.
7. Brandjes PM, Büller HR, Heijboer H, et al. Incidence of the post-thrombotic syndrome and the effects of compression stockings in patients with proximal venous thrombosis. Lancet. 1997; 349: 759–62.
8. Büller H, Agnelli G, Hull RD et al. Antithrombotic therapy for venous thromboembolic disease. The seventh ACCP conference on antithrombotic and thrombolytic therapy. Chest. 2004; 126: 401S–428S.
9. Decousus H, Leizorovicz A, Parent F, et al. A clinical trial of vena cava filters in the prevention of pulmonary embolism in patients with proximal deep-vein thrombosis. N Eng J Med. 1988; 338 409–16.
10. Eichinger S, Minar E, Bialonczyk C, et al. D-dimer levels and risk of recurrrent venous thromboembolism. JAMA. 2003; 290: 1071–4.
11. Elias S, Le Corff G, Goubier JL, Bnouvier JL, Benichou M, Serradimigni A. Value of real time B mode ultrasound imaging in the diagnosis of deep vein thrombosis of the lower limbs. Int Angiol. 1987; 6: 175–82.
12. Enke A, Haas S, Krauspe R et al. Stationäre und ambulante Thromboembolieprophylaxe in der Chirurgie und der perioperativen Medizin: interdisziplinäre Leitlinie. Phlebologie. 2003; 32: 164–9.
13. Franzeck UK, Schalch I, Jager KA, et al. Prospective 12-year follow-up study of clinical and hemodynamic sequelae after deep vein thrombosis in low-risk patients (Zürich study). Circulation. 1996; 93: 74–9.
14. Gallus A, Jackaman J, Tillet J, et al. Safety and efficacy of warfarin started early after submassive venous thrombosis or pulmonary embolism. Lancet. 1986; II: 1293–6.
15. Geerts WH, Pineo GF, Heit JA, et al. Prevention of venous thromboembolism. The seventh ACCP conference on antithrombotic and thrombolytic therapy. Chest. 2004; 126: 338S-400S.
16. Ginsberg JSt. Management of venous thromboembolism. N Engl J Med. 1996; 335: 1816–28.
17. Hach W, Hach-Wunderle V. Phlebographie der Bein- und Beckenvenen. Berlin: Springer; 1994.
18. Harenberg J, Schmitz-Hübner U, Breddin KH, et al. Treatment of Deep Vein Thrombosis with Low-Molecular-Weight Heparins: A Consensus Statement of the German Society on Thrombosis and Haemostasis. Thromb Hemost. 1997; 23: 91–6.
19. Hull RD, Raskob GE, Rosenbloom D, et al. Heparin for 5 days as compared with 10 days in the initial treatment of proximal venous thrombosis. N Engl J Med. 1990; 322: 1260–4.
20. Koopman MMW, Prandoni P, Piovella F, et al. Treatment of venous thrombosis with intravenous unfractionated heparin administered in the hospital as compared with subcutaneous low-molecular-weight heparin administered at home. N Engl J Med. 1996; 334: 682–7.
21. Lechner K. Risikofaktoren der Venenthrombose. In: Tscherne H, Deutsch E. Postoperative Thromboembolie-Prophylaxe aus aktueller Sicht. Stuttgart: Thieme; 1981: 7–17.
22. Lee AY, Levine MN, Baker RI, et al. Low-molecular-weight heparin versus a coumarin for the prevention of recurrent venous thromboembolism in patients with cancer. N Engl J Med. 2003; 349: 146–52.
23. Leizorovicz A, Simonneau G, Decousus H, Boissel JP. Comparison of efficacy and safety of low molecular weight heparins and unfractionated heparin in initial treatment of deep venous thrombosis: a meta-analysis. Brit Med J. 1994; 309: 648–51.
24. Lensing AWA, Prins MH, Davidson BL, Hirsh J. Treatment of deep venous thrombosis with low-molecular-weight heparins. A meta-analysis. Arch Intern Med. 1995; 155: 601–7.
25. Levine M, Gent M, Hirsh J, et al. A comparison of low-molecular-weight heparin administered primarily at home with unfractionated heparin administered in the hospital for proximal deep-vein thrombosis. N Engl J Med. 1996; 334: 677–81.

26. Nicolaides AN, Bergqvist D, Hull R, et al. Prevention of venous thromboembolism. Int Angiol. 2001; 16: 3–38.
27. Partsch H. Therapy pf deep vein thrombosis with low molecular weight heparin, leg compression and immediate ambulation. VASA. 2001; 30: 195–204.
28. Partsch H, Blättler W. Compression and walking versus bed rest in the treatment of proximal deep venous thrombosis with low molecular weight heparin. J Vasc Surg. 2000; 32: 861–9.
29. Partsch H, Kaulich M, Mayer W. Immediate mobilisation in acute vein thrombosis reduces post-thrombotic syndrome. Int Angiol. 2004; 23: 206–12.
30. Partsch H, Oburger K, Mostbeck A, König B, Köhn H. Frequency of pulmonary embolism in ambulant patients with pelvic vein thrombosis: A prospective study. J Vasc Surg. 1992; 16: 715–22.
31. Prandoni P, Lensing AW, Prins MH et al. Residual venous thrombosis as a predictive factor of recurrent venous thromboembolism. Ann Intern Med. 2002; 137: 955–60.
32. Prandoni P, Lensing AWA, Prins MH, et al. Below- knee elastic compression stockings to prevent the post-thrombotic syndrome. Ann Intern Med. 2004; 141: 249–56.
33. Sarasin FP, Bounameaux H. Duration of oral anticoagulant therapy after proximal deep vein thrombosis: a decision analysis. Thromb Haemost. 1994; 71: 286–91.
34. Schellong SM, Schwarz T, Halbritter K, et al. Complete compression ultrasonography of the leg veins as a single test for the diagnosis of deep vein thrombosis. Thromb Haemost. 2003; 89: 228–34.
35. Schellong SM, Schwarz T, Kropp J, et al. Bed rest in deep vein thrombosis and the incidence of scintigraphic pulmonary embolism. Thromb Haemost. 1999; 82 (suppl): 127–9.
36. Schulman S, Granqvist S, Holmstrom M, et al. The duration of oral anticoagulant therapy after a second episode of venous thromboembolism. The Duration of Anticoagulation Trial Study Group. N Engl J Med. 1997; 336: 393–8.
37. Siragusa S, Cosmy B, Piovella F, Hirsh J, Ginsberg G. Low molecular weight heparins and unfractionated heparin in the treatment of patients with acute venous thromboembolism: Results of a meta-analysis. Am J Medicine. 1996; 100: 269–77.
38. Wells PS, Anderson DR, Rodger M et al. Evaluation of D-dimer in the diagnosis of suspected deep-vein thrombosis. N Engl J Med 2003; 349: 1227-35.

5.2 Oberflächliche Thrombose
H. Partsch

Definition

Unter dem Begriff der Phlebitis superficialis, also der oberflächlichen Venenentzündung, sind ätiologisch und pathogenetisch unterschiedliche Entitäten subsummiert. Die Leitsymptomatik ist durch die klassischen Entzündungssymptome charakterisiert: Rubor, Tumor, Dolor, Calor. Dies bedeutet, dass eine oberflächliche Vene gerötet erscheint, hart geschwollen ist sowie druckschmerzhaft und überwärmt imponiert.

Epidemiologie

Bei oberflächlichen Venenentzündungen handelt es sich um häufige Erscheinungen. Die Baseler Studie hat gezeigt, dass 3–11 % von Venengesunden und ca. 30 % der Patienten mit schwerer Varikose schon eine Phlebitis erlitten hatten (11).

Ätiologie

Nach H. J. Leu sollte eine primäre Thrombose von einer primären Phlebitis unterschieden werden (5, 6).

> Im Fall einer primären Thrombose kommt es aufgrund einer Gerinnungsstörung zu einem Venenverschluss mit sekundären Wandveränderungen. Bei einer primären Phlebitis steht eine Entzündung der Venenwand mit unterschiedlicher Ätiologie im Vordergrund, welche von einer sekundären Thrombose gefolgt wird. Eine sichere Unterscheidung der beiden Formen ist nur histopathologisch durch eine Biopsie zu verifizieren.

Thrombosen. Eine Thrombose, die in einer Varize entsteht und in erster Linie durch Stase bedingt ist, wird als Varikothrombose bzw. Varikophlebitis bezeichnet.

Für eine Thrombose in einer nichtvarikösen Vene kommen verschiedene Ursachen in Frage, welche in der Tab. 5.13 zusammengefasst sind.

Gelegentlich kann eine primäre Thrombose in einer nichtvarikösen oberflächlichen Vene das Bild einer Phlebitis migrans verursachen.

Phlebitiden. Bei jenen Phlebitiden, bei denen primär Wandveränderungen im Vordergrund stehen, sind drei Hauptgruppen zu differenzieren (5):
➤ Phlebitis saltans oder migrans (multilokulär oder unilokulär),
➤ infektiöse Phlebitiden,
➤ andere Phlebitiden.

Besonders häufig vorkommende Beispiele sind die Infusionsphlebitis oder auch die Verödungsphlebitis. Tabelle 5.**14** zeigt die wichtigsten Ursachen für diese drei Hauptformen.

Tabelle 5.**13** Primär thrombotisch bedingte, oberflächliche Venenentzündung, wichtigste Auslöser

Varikothrombose (Varikophlebitis)	Thrombose in nichtvariköser Vene
• Lokale Stase	• Paraneoplasie
	• Gerinnungsstörungen
	• Kompression von außen

Pathophysiologie

Die pathophysiologische Bedeutung einer Phlebitis ist vor allem durch folgende drei Faktoren charakterisiert:
➤ gleichzeitiges Vorkommen von tiefen Venenthrombosen in 20–40 % (1, 2, 4, 7),
➤ Einwachsen des Thrombus vom oberflächlichen in das tiefe System (Saphena-magna- und Saphena-parva-Krosse, Vv. perforantes),
➤ asymptomatische Lungenembolien mit einer Häufigkeit von ca. 30 % (8), aber auch symptomatische Embolien (3).

An eine Paraneoplasie ist vor allem bei Thromben in nichtvarikösen Venen zu denken, wobei eine histologische Untersuchung mit dem Befund einer primären Entzündung der Venenwand (Phlebitis saltans) eine weitere Malignomsuche überflüssig macht (6).

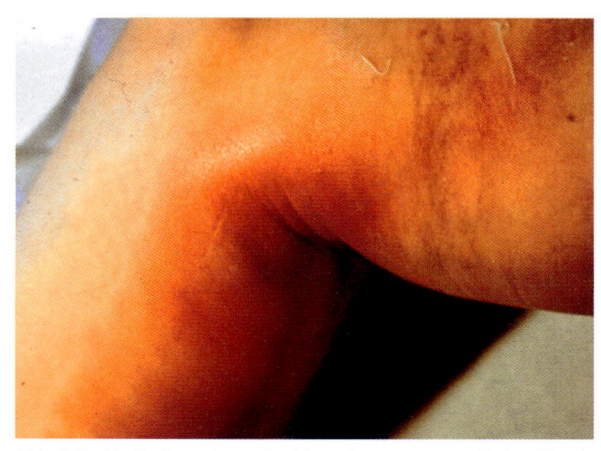

Abb. 5.**7** Varikothrombose der V. saphena magna mit den klassischen Entzündungssymptomen „Rubor, Tumor, Dolor, Calor".

Anamnese und klinisches Bild

Der Patient bemerkt schmerzhafte Stränge und Verhärtungen, vorwiegend im Bereich von Varizen (Varikothrombose). Bei der wesentlich selteneren Phlebitis nichtvariköser Venen sprechen Beschwerden in wechselnder Lokalisation, auch beide Beine betreffend, für eine Phlebitis saltans.

Bei der klinischen Untersuchung sind die klassischen Entzündungszeichen klar zu erkennen: Es bestehen gerötete, überwärmte, druckschmerzhafte Stränge und Knoten im Bereich von oberflächlichen Varizen bzw. auch nichtvariös veränderten Venen (Abb. 5.**7**).

Im Bereich der Leiste können im Extremfall bis zu hühnereigroße, schmerzhafte, verhärtete Knoten imponieren, welche differenzialdiagnostisch an entzündete Lymphknoten oder auch an eine Leistenhernie denken lassen (Abb. 5.**8**).

Relativ seltene Formen sind der Morbus Mondor, eine filiforme Venenentzündung am lateralen Thorax, sowie die Kranzfurchenphlebitis am Penis.

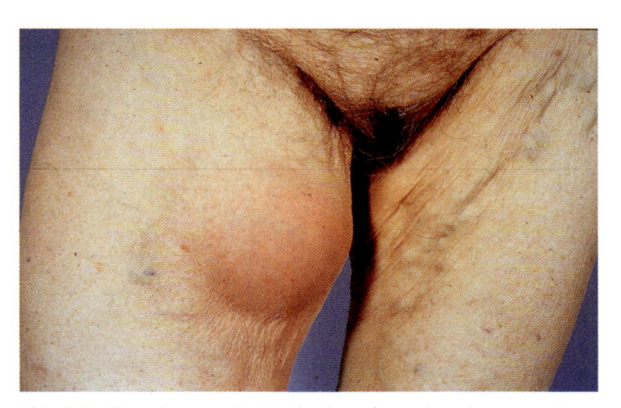

Abb. 5.**8** Fast faustgroße Varikothrombose in einem venösen Aneurysma der V. saphena magna.

Diagnostik

Im Gegensatz zur tiefen Beinvenenthrombose kann die oberflächliche Venenentzündung aufgrund des klaren klinischen Bildes in der Mehrzahl der Fälle ohne zusätzliche apparative Untersuchungen diagnostiziert werden.

Tabelle 5.**14** Hauptursachen von Phlebitiden bei primärer Wandschädigung

Phlebitis saltans/migrans	Infektiöse Phlebitiden	Andere Phlebitiden
• idiopathische Form exogene Allergene? • syptomatische Form Morbus Buerger, systemische Vaskulitiden, Kollagenosen	• bakterielle Erreger, z. B. Staphylo- oder Streptokokkeninfektion nach Drogeninjektion, Sepsis! • virale Erreger • parasitäre Erreger	• Tumoren der Venenwand • zystische Adventitiadegenerationen der Vene • Intimaverletzungen, Traumen • i. v.-Injektionen (Verödung) • granulomatöse Phlebitis (Morbus Wegener, Morbus Boeck usw.) • eosinophile Phlebitis • lymphohistiozytäre Phlebitis

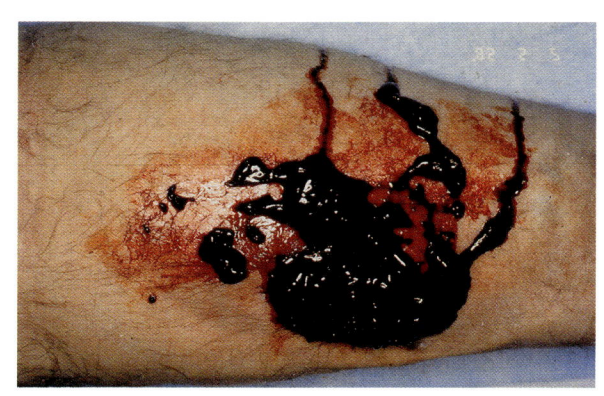

Abb. 5.9 Expression von Koagula nach Stichinzision.

Tabelle 5.15 Differenzialdiagnose der Phlebitis superficialis

- Knotige Vaskulitis
- Hypodermitis
- Erythema nodosum
- Pannikulitis
- Insektenstichreaktion
- Lymphangitis, Erysipel
- Lymphadenitis
- Hernia inguinalis (als DD der Krossenphlebitis)

Duplexuntersuchung. Eine Duplexuntersuchung sollte zumindest immer dann durchgeführt werden, wenn Anteile der Phlebitis am Oberschenkel lokalisiert sind, wobei die in diesem Fall verifizierte Thrombusausdehnung meistens wesentlich ausgeprägter ist, als der klinische Befund. Vor allem die Beantwortung der Frage, ob ein Thrombus aus den oberflächlichen Venen in die tiefen Venen reicht, sowie die Beurteilung des tiefen Venensystems im Hinblick auf eine begleitende tiefe Thrombose, haben wichtige therapeutische Implikationen.

Laboruntersuchungen. Ein D-Dimer-Test (SimpliRED) zeigt in ca. 50% der Fälle mit oberflächlicher Venenentzündung ein positives, in den anderen 50% ein negatives Resultat. Bei einer eindeutigen Varikophlebitis sind über das Genannte hinausgehende Untersuchungen nicht erforderlich. Bei häufig rezidivierenden Schüben ist besonders bei jüngeren Patienten und positiver Familienanamnese eine Gerinnungsuntersuchung zu empfehlen.

Biopsie. Eine histopathologische Untersuchung nach Biopsie empfiehlt sich vor allem bei Phlebitiden in nichtvarikös veränderten Venen sowie bei der Phlebitis saltans/migrans.

Differenzialdiagnosen. Die wichtigsten Differenzialdiagnosen sind in der Tab. 5.15 angeführt.

Therapie

Bei einer Phlebitis im Rahmen einer Grunderkrankung (Tab. 5.14) ist vor allem diese Erkrankung entsprechend zu behandeln.

■ Kompressionsbehandlung

> Die Basisbehandlung der Varikothrombose und der Phlebitis superficialis besteht in einer exakten Kompressionstherapie. Dabei kann der Kompressionsdruck lokal durch geeignete Druckpolster erhöht werden, was zu einer prompten Schmerzlinderung führt.

Bettruhe sollte nach Möglichkeit vermieden werden. Vielmehr ist häufiges Gehen (mindestens 3-mal täglich eine halbe Stunde) zu empfehlen.

■ Stichinzision

In Lokalanästhesie mit Chlorethyl wird mit einer Einmalklinge durch eine rasch und entschlossen durchgeführte Inzision die thrombosierte Vene eröffnet und anschließend mit sehr festem Druck exprimiert (Abb. 5.9). Der Eingriff führt zu einer schlagartigen Schmerzlinderung. Es konnte allerdings gezeigt werden, dass (klinisch asymptomatische) Lungenembolien nach Stichinzision vorkommen (8).

■ Lokaltherapie

Diverse heparinoidhaltige Salben stehen zur Verfügung. (**Cave**: Sensibilisierung!) Eine lokale Kälteapplikation, etwa auch in Form von Kryopack auf den Fixierverband, kann zusätzliche Erleichterung bringen.

Eine lokale Wärmeapplikation, wie sie in den USA oft propagiert wird, halten wir nicht für sinnvoll.

■ Antikoagulation

> Bei Mitbeteiligung des tiefen Venensystems (assoziierte tiefe Thrombose, Einwachsen des Thrombus in die tiefen Venen, Lungenembolie) ist eine Vollantikoagulation erforderlich (Therapie entsprechend einer tiefen Venenthrombose!).

Bei isolierter Phlebitis superficialis, insbesondere bei größerer Ausdehnung, krossennaher Lokalisation oder persistierender Entzündung ist die Behandlung mit niedermolekularem Heparin zu empfehlen. Nach aktueller Literatur ist dabei eine Prophylaxedosierung nicht ausreichend. Auch wenn endgültige Studien fehlen, scheint eine therapeutische Dosierung die Progression des Thrombus und das Entstehen einer TVT sicherer zu hemmen, wenn es lange genug gegeben wird. Nach den Empfehlungen der ACCP-Leitlinien von 2004 wird eine „mittlere" Dosierung von NMH von länger als einer Woche bis eher zu vier Wochen Dauer empfohlen (9, 10, 11).

■ Krossektomie/Varizenoperation

Wenn ein Thrombus bis in die Krosse reicht, ist eine gefäßchirurgische Thrombektomie mit exakter Krossektomie besonders dann zu empfehlen, wenn die V. femoralis betroffen ist und der Thrombus bereits zur Emboliequelle geworden ist. Im Rahmen dieses Eingriffs wird in der Regel auch die V. iliaca mit einem Thrombektomiekatheter sondiert.

Bezüglich einer gleichzeitigen Entfernung der thrombosierten Anteile der V. saphena magna am Bein gibt es unterschiedliche Meinungen. Es ist ratsam, die Operation mit der Krossektomie zu beenden und den Patienten unmittelbar postoperativ unter ausreichender Heparinprophylaxe sofort zu mobilisieren.

Eine Varizensanierung nach Abklingen der akuten Varikothrombose ist in jedem Einzelfall zu überlegen.

Literatur

1. Bergqvist D, Jaroszewski H. Deep vein thrombosis in patients with superficial thrombophlebitis of the leg. Brit med J. 1985; 292: 658–9.
2. Blättler W, Frick E. Komplikationen der Thrombophlebitis superficialis. Schweiz med Wschr. 1993; 123: 223–8.
3. Galloway JMD, Karmody AM, Mavor GE. Thrombophlebitis of the long saphenous vein complicated by pulmonary embolism. Brit J Surg. 1969; 56: 360–1.
4. Jörgensen JO, Hanel KC, Morgan AM, Hunt JM. The incidence of deep venous thrombosis in patients with superficial thrombophlebitis of the lower limbs. J Vasc Surg. 1993; 18: 70–3.
5. Leu HJ, Hoffmann U, Franzeck UK, Marty B, Bollinger A. Varikophlebitis und Thrombophlebitis saltans sive migrans. Dtsch med Wschr. 1996; 121: 527–31.
6. Leu HJ. Thrombose und Phlebitis der oberflächlichen Venen. Pathol. 1995; 16: 386–90.
7. Lutter KS, Kerr TM, Roedersheimer LR, et al. Superficial thrombophlebitis diagnosed by duplexscanning. Surgery. 1991; 110: 42–6.
8. Partsch H, Mostbeck A. Lungenembolien bei oberflächlicher Phlebitis? Acta med Austriaca. 1979; 6: 159–60.
9. Prandoni P, Tormene D, Pesavento R; Vesalio Investigators Group. High vs. low doses of low-molecular-weight heparin for the treatment of superficial vein thrombosis of the legs: a double-blind, randomized trial. J Thromb Haemost. 2005 Jun; 3(6): 1152–57.
10. Buller HR, Agnelli G, Hull RD, Hyers TM, Prins MH, Raskob GE. Antithrombotic therapy for venous thromboembolic disease: the Seventh ACCP Conference on Antithrombotic and Thrombolytic Therapy. Chest 2004; 126: 401S-428S.
11. Wichers IM, Di Nisio M, Büller HR, Middeldorp S. Treatment of superficial vein thrombosis to prevent deep vein thrombosis and pulmonary embolism: a systematic review Haematologica. 2005 May; 90(5): 672–77.

5.3 Varikose

E. Rabe

Definition

Unter einer genuinen oder primären Varikose versteht man die anlagebedingte Wanddegeneration einer epifaszialen Vene, die mit Dilatation und Funktionsverlust der Venenklappen und in der Regel der Vene selbst einhergeht.

Unter dem Begriff einer sekundären Varikose wird meist die variköse Degeneration von epifaszialen Venen im Rahmen des postthrombotischen Syndroms verstanden. Im eigentlichen Sinne handelt es sich hierbei um kompensatorische Venektasien, die als Umgehungskreislauf für subfasziale Venenverschlüsse dienen und in dieser Funktion einer Dilatation oder Elongation unterliegen. Varizen, die bei Patienten mit postthrombotischem Syndrom bestehen, aber nicht ihre Ursache darin haben, sind keine sekundären Varizen.

Epidemiologie

Varizen gehören zu den am meisten verbreiteten Krankheitsbildern in der bundesrepublikanischen Bevölkerung. Verschiedene epidemiologische Studien konnten zeigen, dass bei 50–80 % der Deutschen variköse Veränderungen unterschiedlicher Ausprägung bestehen (16).

Wie in der Bonner Venenstudie gezeigt werden konnte, weist die Mehrzahl der Betroffenen nur geringgradige Veränderungen ohne wesentlichen Krankheitswert auf (12). In der gleichen Untersuchung konnte aber auch gezeigt werden, dass 14,3 % der bundesdeutschen Wohnbevölkerung unter einer deutlichen und ausgeprägten Krampfaderbildung leiden, die einen behandlungsbedürftigen Zustand darstellt. Auch unter den 17 % Bundesbürgern mit einer chronischen venösen Insuffizienz befinden sich zahlreiche, deren Zustand seine Ursache in einer ausgeprägten Varikose hat. Damit kommt dem Krankheitsbild der Varikose auch eine große sozialmedizinische Bedeutung zu.

Ätiologie, Genetik

Die Ätiopathogenese der Varikose ist bis heute nicht in allen Einzelheiten geklärt.

> Die epidemiologischen Studien haben als wichtige Faktoren für die Varikose das Alter der Patienten und die familiäre Disposition erbracht. Wesentliche Realisationsfaktoren können weiterhin eine stehende Tätigkeit sowie mehrere Schwangerschaften und Übergewicht sein.

Auch biochemische und histochemische Veränderungen wurden gefunden. So ist die Konzentration der lysosomalen Enzyme sowohl im Serum als auch in der Venenwand erhöht (5, 10).

Familiäre Belastung. In der Tübinger Studie zeigt Fischer, dass bei positiver Familienanamnese Krampfadern, Venenentzündungen und juckende Veränderungen im Unterschenkelbereich 75–100 % häufiger als in einer erblich nicht belasteten Vergleichsgruppe auftreten. Cornu-Thenard fand 1986 bei Familienuntersuchungen von 67 Ehepaaren mit einem erkrankten Partner bei den Eltern der Betroffenen eine erhöhte Erkrankungshäufigkeit (1). Hinweise auf die Bedeutung der familiären Disposition ergeben sich auch aus zahlreichen anderen epidemiologischen Untersuchungen. Hierbei wird deutlich, dass es sich nicht um einen monogenen Erbgang, sondern um ein polyätiologisches Geschehen handelt.

■ Entstehungsmodelle

Zwei prinzipielle Entstehungsmodelle der genuinen Varikose werden diskutiert.

Hämodynamisches Modell. Das hämodynamische Modell führt die Varikose auf einen lokal umschrieben begrenzten Defekt zurück, wobei es sich in der Regel um insuffiziente Venenklappen handelt. Schon Ludbrook vertrat 1966 die Ansicht, dass eine angeborene Klappenschwäche vor allem der obersten Einmündungsklappe der V. saphena magna die Propagation des abdominellen Druckes in die Peripherie erleichtere und dass es dabei zu einer sukzessiven Erweiterung und sekundären Klappeninsuffizienz der distalen Venenklappen kommen kann (8). Schultz-Ehrenburg fand in der Bochumer Studie bei prospektiven Untersuchungen an Schulkindern eine Zunahme der Refluxlänge der V. saphena magna von proximal nach distal mit zunehmendem Alter (13). In eigenen Untersuchungen fanden wir bei dopplersonographischen Messungen an 484 Extremitäten mit einer Varikose im Verlauf der V. saphena magna in 70,5 % der Fälle auch eine Krosseninsuffizienz der V. saphena magna (13).

Wandtheorie. Ein anderes Erklärungsmodell, die sog. Wandtheorie, geht von primären Venenwandveränderungen aus, die sekundär zur Klappeninsuffizienz führen. Diese Theorie wurde 1979 von Leu vertreten (7); Thulesius fand in seinen Untersuchungen neben einem signifikant niedrigeren Klappenfunktionsdruck bei Patienten mit einer Varikose eine deutlich höhere Dehnbarkeit der Venenwand. Zusätzlich fand er bei Patienten mit Varikose eine erhöhte Aktivität der lysosomalen Enzyme im Blut, die sich nach der Strippingoperation der varikös veränderten V. saphena magna normalisierte (15).

Mediadysplasie. Auf Staubesand geht der Begriff der Mediadysplasie bei Varikose zurück (14). Nach diesem Konzept kommt es aufgrund unphysiologischer Druckerhöhungen in der Vene zu einer Umwandlung der Myozyten in der Venenwand von kontraktilen K-Myozyten zu metabolisch modifizierten M-Myozyten. In der Folge findet im Bereich der Interzellularsubstanz eine Zunahme veränderter, funktionell unangepasster Fibrillen statt, die sich vom normalen Kollagen durch ihre ungeordnete Textur und ihren Aggregationszustand unterscheiden. Durch den Untergang der Muskelzellen und die Sequestrierung lysosomenhaltiger Zellfortsätze kommt es bei der Varikose zu einer Zunahme extrazellulärer Lysosomen. Die Freisetzung der lysosomalen Enzyme führt zur Schädigung der Interzellularsubstanz und zum Fortschreiten der Wandveränderungen.

Hypoxie. In jüngster Zeit konnten Michiels und Mitarbeiter in In-vitro-Untersuchungen nachweisen, dass eine Hypoxie, wie sie auch bei der venösen Stase auftritt, ebenfalls zu Veränderungen an der Endothelzelle führt, in deren Folge nahezu alle biochemischen und strukturellen Veränderungen der Venenwand auftreten können, die oben beschrieben wurden (9).

Pathophysiologie

Unter physiologischen Bedingungen transportieren die epifaszialen Venen ca. 15 % des venösen Blutes aus den unteren Extremitäten herzwärts. Es handelt sich hierbei um das venöse Blut aus der Haut und dem Unterhautfettgewebe. Über Vv. perforantes und die Krossen gelangt das venöse Blut aus den epifaszialen Venen in das subfasziale Venensystem. Für diesen physiologischen Rücktransport ist eine intakte Klappenfunktion Voraussetzung.

Rezirkulationskreislauf. Die klappeninsuffizienten subkutanen Varizen erfüllen diese Voraussetzungen nicht. In ihnen kann das Blut in aufrechter Körperhaltung von proximal nach distal zurückfließen. Über distale Perforanten tritt es dann wieder in das tiefe Venensystem ein und muss erneut nach proximal abtransportiert werden. Dieser Zustand wurde bereits von Trendelenburg 1892 als Privatkreislauf beschrieben und als Ursache für trophische Störungen wie das Ulcus cruris bei der Varikose erkannt (5). Hach baute in den 90er-Jahren auf diesen Vorstellungen mit seiner Definition der Rezirkulationskreise der primären Varikose auf. Er definiert den Rezirkulationskreis als einen pathologischen venösen Kreislauf im Bereich der unteren Extremität, in den eine varikös veränderte Stammvene ganz oder teilweise einbezogen ist. Hierzu gehören alle kompletten Formen der Stammvarikose sowie bestimmte Typen der Seitenast- und Perforantenvarikose, aber auch die sekundäre Stammvarikose beim postthrombotischen Syndrom.

Retrograde und antegrade Strömungsinsuffizienz. Am proximalen Insuffizienzpunkt, dem proximalsten Punkt aus dem das venöse Blut aus den subfaszialen Venen in die Oberfläche zurückfließt, beginnt der Rezirkulationskreislauf (Abb. 5.10). Von hier fließt das venöse Blut retrograd in der Stammvene bis zum distalen Insuffizienzpunkt, dem Punkt an dem die Stammvene nach distal wieder suffiziente Venenklappenverhältnisse aufweist (Abschnitt 1). Von hier aus direkt über eine Perforante oder über eine zwischengeschaltete Seitenastvarikose (Abschnitt 2) und anschließend über eine Perforante (Abschnitt 3) gelangt das Blut dann in die tiefe Leitvene, wo es wiederum nach proximal transportiert wird (Abschnitt 4). Aufgrund der chronischen Volumenbelastung können sowohl die distale Rückflussperforante als auch die tiefe Leitvene dilatieren und insuffizient werden. Hieraus folgt eine antegrade Strömungsinsuffizienz des venösen Blutes. Hach spricht in diesem Fall von einem dekompensierten Rezirkulationskreis. Dieser Zustand geht mit einem Funktionsverlust der peripheren Venenpumpen und mit der ambulatorischen venösen Hypertonie einher und führt zum klinischen Bild der chronischen venösen Insuffizienz.

Die sekundären Veränderungen in den tiefen Leitvenen bei langjährig bestehender Stammvarikose wurden von Hach auch als sekundäre Femoral- und Poplitealveneninsuffizienz beschrieben (3).

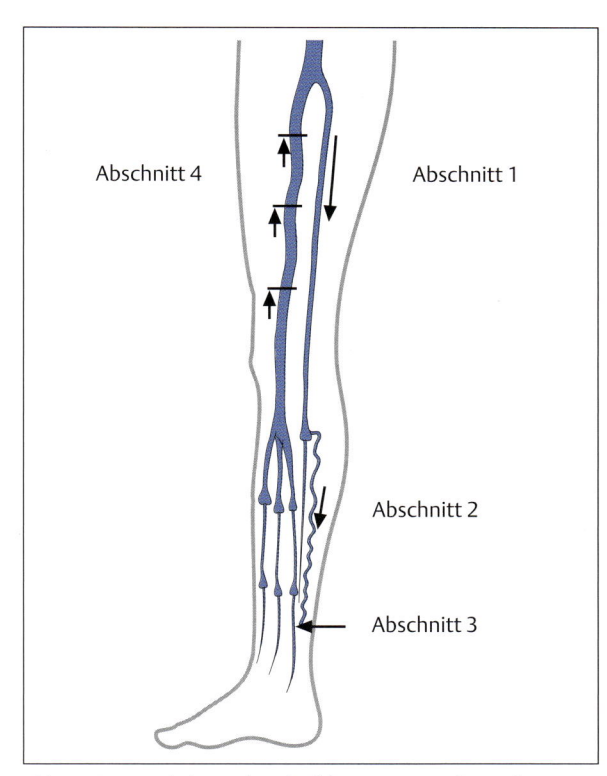

Abb. 5.**10** Rezirkulationskreislauf bei Stammvarikose der V. saphena magna (nach Hach).

Anamnese und klinisches Bild

■ Typische anamnestische Angaben

Die genuine Varikose ist ein chronisches Krankheitsbild, das unbehandelt mit zunehmendem Alter zu einer Progredienz der Ausprägung neigt.

Anamnestisch geben die Patienten meist schon in der Jugend oder im frühen Erwachsenenalter die ersten Zeichen einer beginnenden Varikose an, ohne dass bereits eine chronische venöse Insuffizienz besteht. Mit fortschreitendem Alter nimmt dann die Ausprägung der Varikose zu. Bei Frauen kommt es typischerweise in der Schwangerschaft aufgrund der hormonellen Umstellung zu einer deutlichen Zunahme des klinischen Bildes der Varikose.

> Schweregefühl der Beine im Stehen und Sitzen sowie im Tagesverlauf zunehmende Ödemneigung im distalen Unterschenkelbereich sind dann die ersten Zeichen der chronischen venösen Insuffizienz als Komplikation der Varikose.

In der Anamnese des Varikosepatienten sind zudem Varikophlebitiden und zusätzlich abgelaufene tiefe Beinvenenthrombosen von Bedeutung.

In der Familienanamnese findet man häufig Krampfadererkrankungen bei Eltern und/oder Großeltern.

Tabelle 5.**16** Varikoseformen

- Stammvarikose der V. saphena magna
  - komplett
  - inkomplett
- Seitenastvarikose
- Perforantenvarikose
- Retikuläre Varikose
- Besenreiservarikose
- Pudendale Varikose

■ Klinischer Befund

Das klinische Bild der Varikose ist durch unterschiedliche Krampfaderformen geprägt, die auch eine unterschiedliche klinische Bedeutung haben (Tab. 5.**16**).

Stammvarikose

> Die variköse Degeneration der V. saphena magna oder der V. saphena parva wird als Stammvarikose bezeichnet. Liegt der proximale Insuffizienzpunkt in der Krosse, so spricht man nach Hach von der kompletten Stammvarikose.

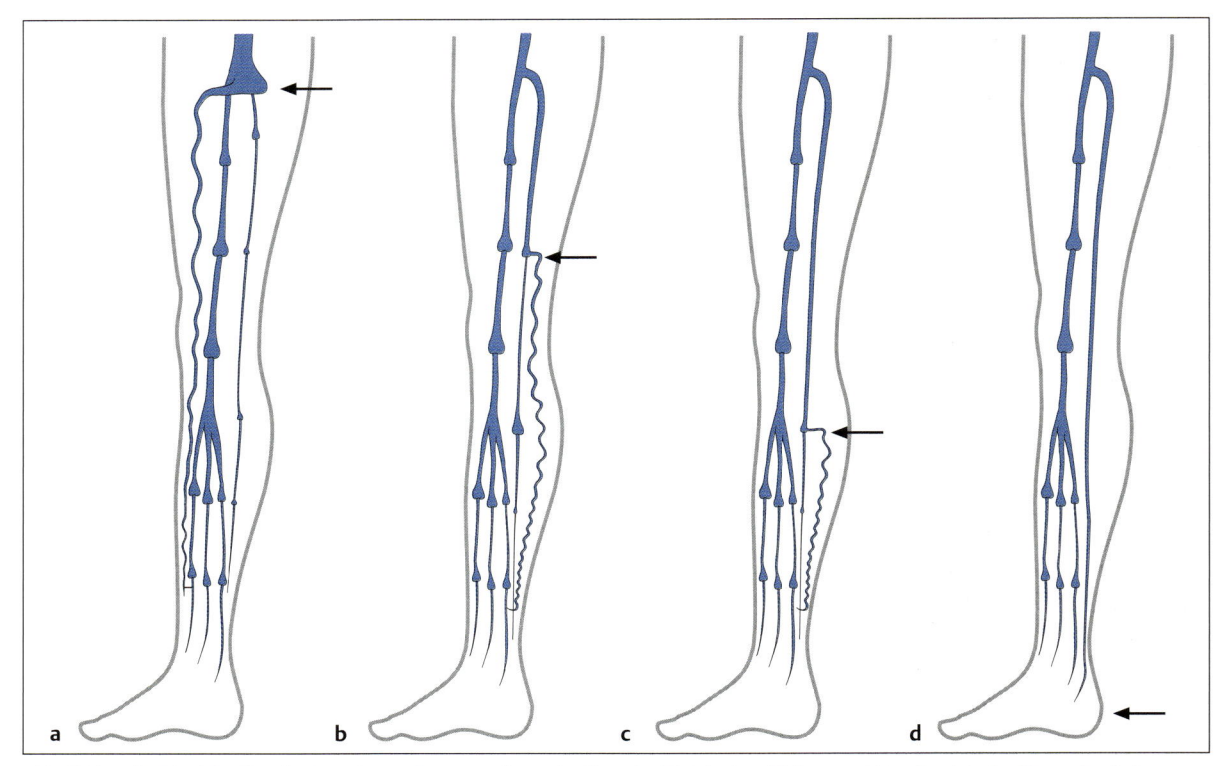

Abb. 5.11 a–d Die 4 Stadien der kompletten Stammvarikose der V. saphena magna nach Hach.
a Distaler Insuffizienzpunkt am vergrößerten Mündungstrichter in der Leiste.
b Distaler Insuffizienzpunkt im Bereich des Oberschenkels.
c Distaler Insuffizienzpunkt am Unterschenkel.
d Distaler Insuffizienzpunkt am Fuß.

Komplette Stammvarikose. Je nachdem, wie weit die Klappeninsuffizienz von der Krosse nach distal reicht, wird die komplette Stammvarikose nach Hach bei der V. saphena magna in vier Stadien (Abb. 5.**11** und 5.**12**) und bei der V. saphena parva in drei Stadien eingeteilt.

Am distalen Insuffizienzpunkt der kompletten Stammvarikose mündet häufig eine Seitenastvarikose ein.

Inkomplette Stammvarikose. Wenn der proximale Insuffizienzpunkt nicht mit der Krosse identisch ist, so spricht man von einer inkompletten Stammvarikose. Auch hierbei gibt es verschiedene Formen, von denen Abb. 5.**13** Beispiele zeigt.

Beim Perforantentyp wird die distale insuffiziente V. saphena magna häufig von einer insuffizienten Dodd-Perforante in Oberschenkelmitte gespeist. Beim Seitenasttyp geschieht dies über einen Seitenast der insuffizienten V. saphena accessoria lateralis, der sog. Korbhenkel-Anastomose (Abb. 5.**14**). Beim dorsalen Typ wird die V. saphena magna über die Giacomini-Anastomose aus der der insuffizienten V. femoropoplitea über die Krosse der V. saphena parva gespeist. Klassischerweise geschieht dies über die V. saphena accessoria medialis im proximalen Oberschenkelbereich. Aber auch eine direkte Verbindung zur V. saphena magna im distalen Oberschenkelbereich ist möglich. Neben den beschriebenen definierten Formen sind auch andere Typen der inkompletten Stammvarikose möglich. So kann beispielsweise die distale V.-saphena-parva-Varikose über eine Verbindung zur V. saphena magna aufgefüllt werden.

Im Rahmen der generellen Venenwanddegeneration bei der Varikose kann bei einem Teil der Patienten auch eine Klappeninsuffizienz und Dilatation der Stammvenen ohne Krosseninsuffizienz und ohne zuführende insuffiziente Perforanten oder Seitenäste von proximal beobachtet werden. In diesen Fällen wird der nachweisbare Reflux in der V. saphena magna oft aus suffizienten Seitenästen im Krossenbereich gespeist.

Seitenastvarikose

> Unter der Seitenastvarikose versteht man die variköse Veränderung von definierten Seitenästen der V. saphena magna und/oder parva. Es sind dies in erster Linie die V. saphena accessoria lateralis und medialis sowie die hintere und vordere Bogenvene im Verlauf der V. saphena magna.

Abb 5.**15** zeigt den typischen klinischen Befund einer Seitenastvarikose der vorderen Bogenvene. Andere Seitenastvarikosen auch im Bereich der V. saphena parva kommen vor.

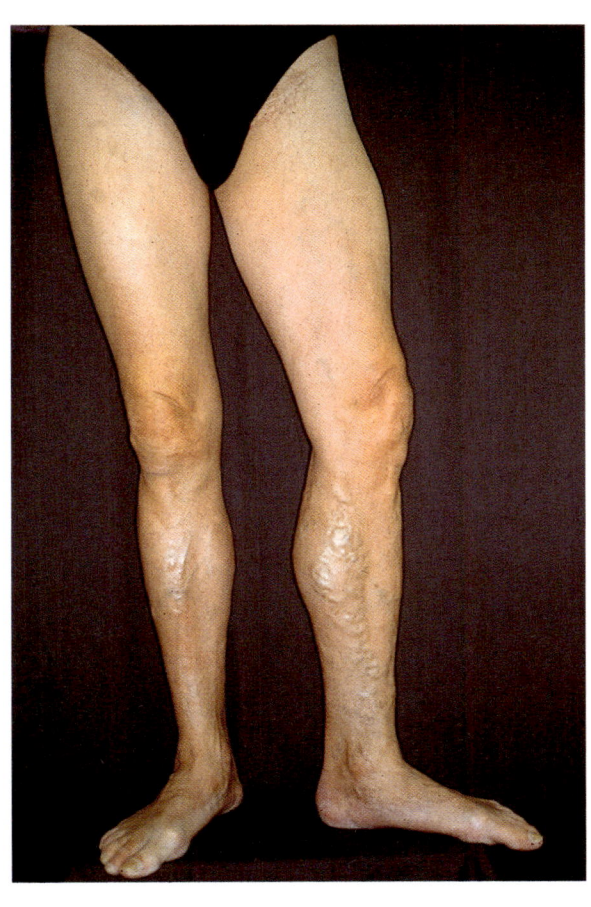

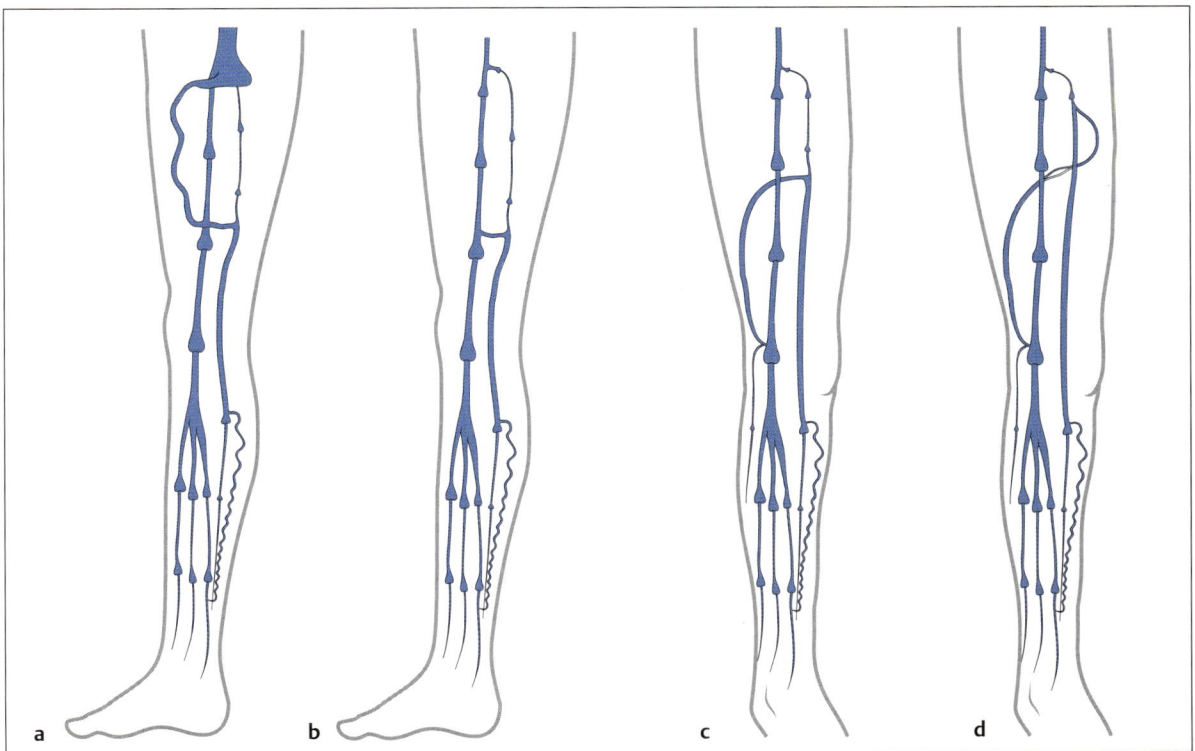

◁ Abb. 5.**12** Klinisches Bild der kompletten Stammvarikose der V. saphena magna.

Abb. 5.**13 a–d** Formen der inkompletten Stammvarikose der V. saphena magna nach Hach.
a Seitenasttyp. Proximale Insuffizienzpunkte in der Leiste und an der Einmündung der variкösen V. saphena accessoria lateralis in der Mitte des Oberschenkels.
b Dodd-Perforanstyp. Proximaler Insuffizienzpunkt in der Mitte des Oberschenkels, distaler entsprechend dem Stadium III am Unterschenkel.
c Dorsaler Typ. Proximaler Insuffizienzpunkt im Bereich des Oberschenkels, insuffizienter Mündungstrichter der V. saphena parva und variкöse V. femoropoplitea.
d Variation des dorsalen Typs. Die Verbindung läuft über die Giacomini-Anastomose und die V. saphena accessoria medialis.
▽

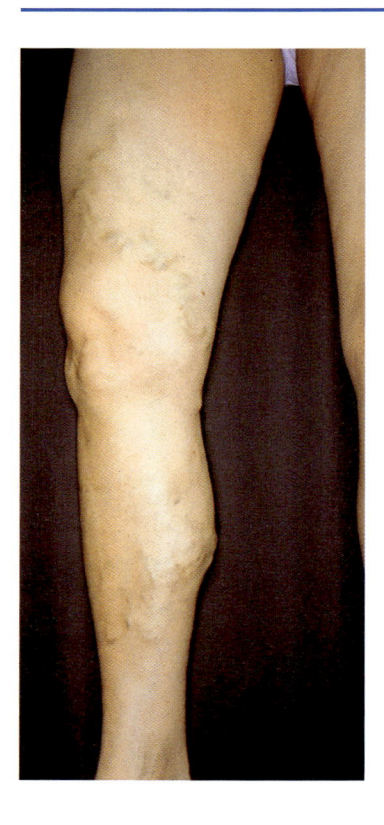

Abb. 5.**14** Klinisches Bild der inkompletten Stammvarikose vom Seitenasttyp.

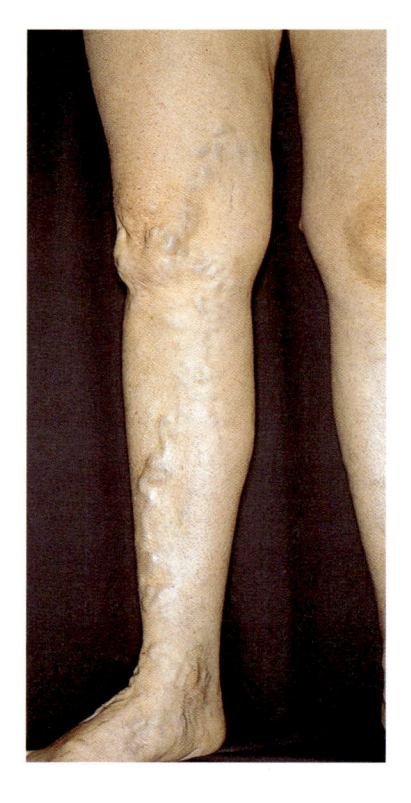

Abb. 5.**15** Klinisches Bild der Seitenastvarikose der vorderen Bogenvene.

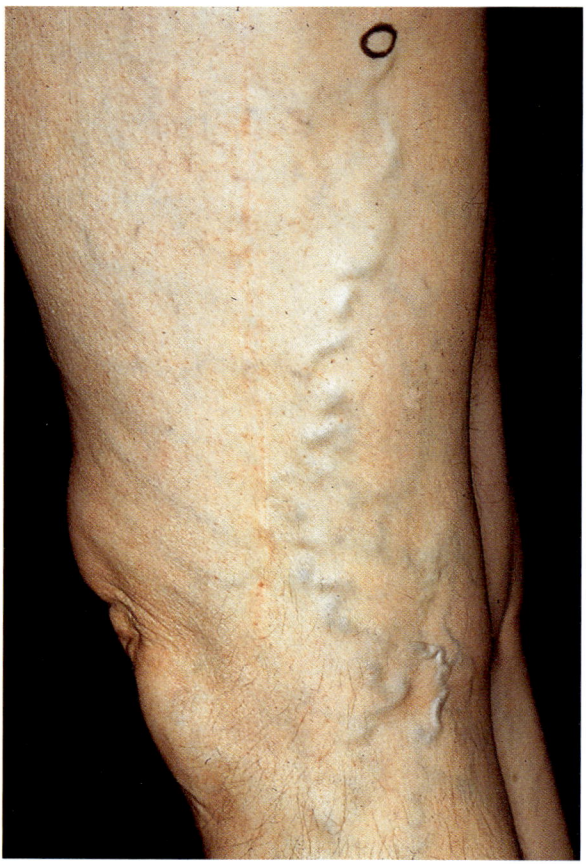

Die Seitenastvarikose ist oft mit einer Stammvarikose vergesellschaftet. Die insuffiziente V. saphena accessoria lateralis kann im Krossenbereich sowohl proximal der Mündungsklappe als auch distal davon in die V. saphena magna einmünden. Im ersteren Fall spricht man von einem supravalvulären, im zweiten von einem subvalvulären Mündungstyp. Auch eine direkte Einmündung in die V. femoralis communis kann gelegentlich beobachtet werden.

Perforantenvarikose

Auch insuffiziente Perforanten können isolierte subkutane Varizen speisen. Neben der inkompletten Stammvarikose vom Perforantentyp ist dies bei der sog. Profundaperforante am lateralen proximalen Oberschenkel der Fall. Diese Perforante verbindet Muskelvenen der Oberschenkelmuskulatur mit einer oberflächlichen Vene, die als Varize bis zum lateralen Unterschenkel ziehen kann (Abb. 5.**16**). Auch die Kniekehlenperforante oder die Bassi-Perforante am lateralen Unterschenkel können zur Perforantenvarikose führen.

◁ Abb. 5.**16** Klinisches Bild der Perforantenvarikose ausgehend von der Profundaperforante (Kreis).

Abb. 5.17 Besenreiservarikose.

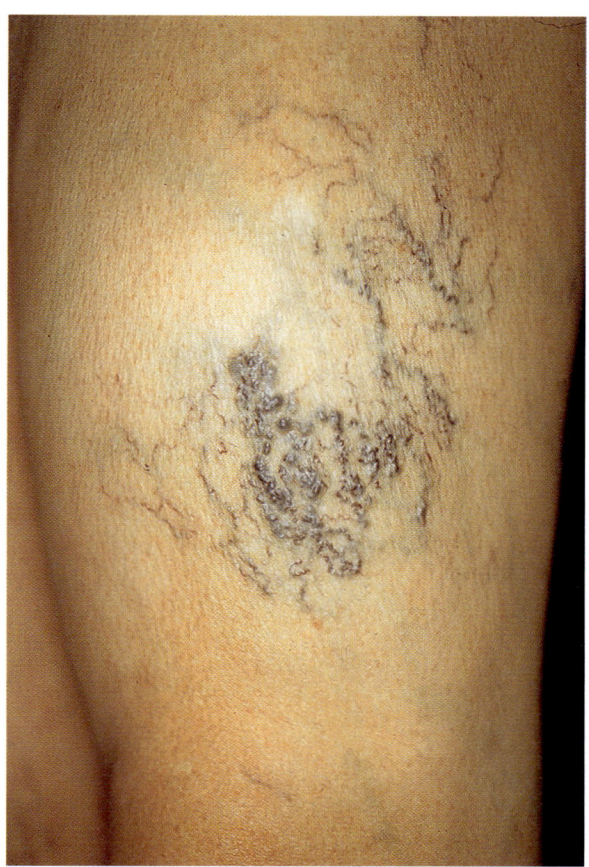

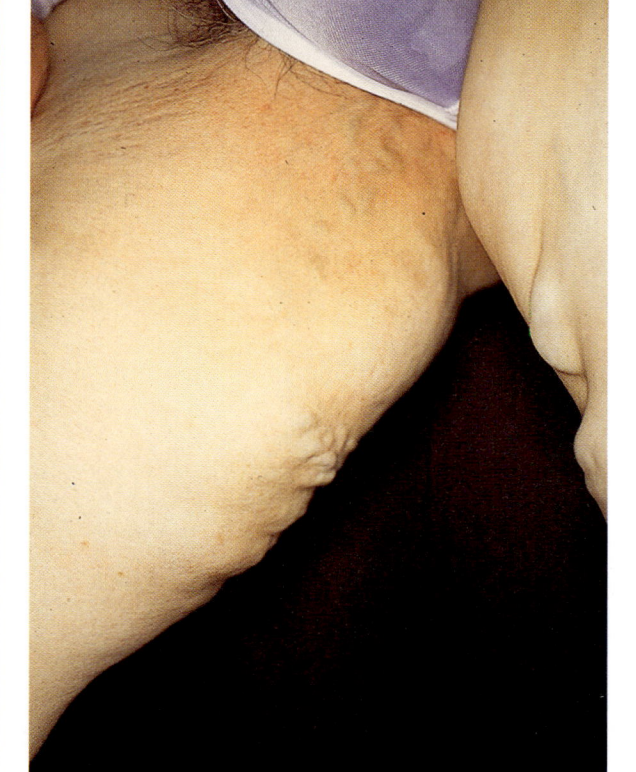

Abb. 5.18 Pudendale Varikose.

Retikuläre Varikose und Besenreiservarizen

Diese Varizenformen betreffen intrakutane Varizen, die im Bindegewebe aufgespannt sind und bei horizontaler Körperlage nicht kollabieren. Die retikulären Varizen sind netzförmig angeordnet und haben Verbindungen zu subkutanen Venen. Die ebenfalls intrakutan gelegenen Besenreiser haben einen Durchmesser von weniger als 1 mm und oft eine birkenreiserähnliche Anordnung (Abb. 5.**17**).

Typische Lokalisationen sind der laterale Oberschenkel, die Innenknieregion und der laterale Unterschenkel. Intrakutane Venektasien im Fußrandbereich im Rahmen der chronischen venösen Insuffizienz werden als Corona phlebectatica paraplantaris bezeichnet. Die intrakutanen Varizen haben für sich genommen keine hämodynamische Auswirkung und führen nicht zur chronischen venösen Insuffizienz. Sie können aber in Kombination mit subkutanen Varizen oder mit einem postthrombotischen Syndrom auftreten und auf diese hinweisen.

Sonderformen

Pudendale Varikose. Als Sonderform der Varikose kann die pudendale Varikose gelten. Diese medial der Adduktorenansätze gelegene Varikose drainiert nicht in das V.-saphena-magna- und V.-femoralis-System, sondern meist über das Foramen obturatorium und die pudendalen Venen in das kleine Becken zum Plexus ovaricus und von dort über die V. ovarica zur V. cava inferior. Während die lokalisierte Form kaum Krankheitswert hat, können ausgeprägtere Krankheitsbilder Verbindungen zur V. saphena magna oder auch zur V. saphena parva haben und eine inkomplette Stammvarikose speisen. Die ausgeprägteren pudendalen Varizen laufen typischerweiser von proximal medial nach distal lateral über den dorsalen Oberschenkel (Abb. 5.**18**). Gelegentlich leiden die betroffenen Frauen unter einem „Pelvic-congestion-Syndrom" mit ausgeprägten Erweiterungen des Plexus ovaricus und einer insuffizienten V. ovarica analog der Varikozele beim Mann.

Vulvavarikose. Mehr noch als die pudendale Varikose ist die Vulvavarikose eng mit der Schwangerschaft verknüpft. Bei schwangeren Frauen kann es im Bereich der großen Labien zu großen Varizenkonvoluten kommen,

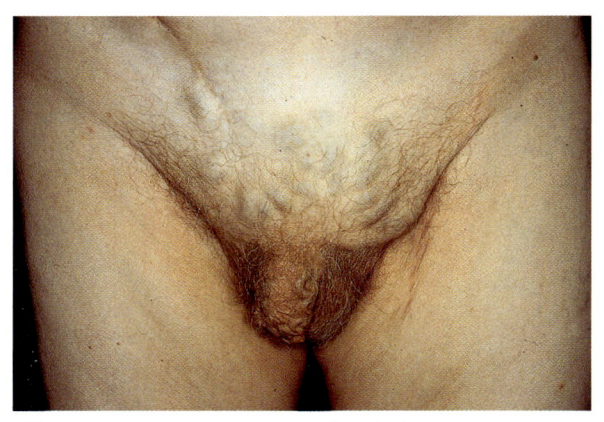

Abb. 5.19 Suprapubischer Kollateralkreislauf.

Tabelle 5.17 Diagnostisches Spektrum bei Varikose

Basisdiagnostik	Zusatzdiagnostik Bildgebende Verfahren	Funktionelle Verfahren
• Anamnese • Klinische Untersuchung • Dopplersonographie • Photoplethysmographie	• Duplexsonographie • Phlebographie (Varikographie)	• Phlebodynamometrie • Venenverschlussplethysmographie

die sich nach der Entbindung in aller Regel weitgehend zurückbilden.

Finger und Zunge. Im Rahmen von degenerativen Vorgängen können Venektasien auch an den Beugeseiten der Finger beim älteren Menschen und im Zungenbereich auftreten.

Sekundäre Varizen

Als typische kompensatorische Venektasie beim postthrombotischen Syndrom imponiert der suprapubische Kollateralkreislauf bei einseitigem Beckenvenenverschluss. Auch Seitenäste und Stammvenen können in den Kollateralkreislauf eingebunden sein (Abb. 5.**19**).

Im Bereich von Verletzungen können bei Mitbeteiligung der Venen posttraumatisch intrakutane oder auch subkutane Varizen auftreten.

Diagnostik

Ziel der Diagnostik ist es, das Ausmaß und die Ausprägung der Varikose vollständig zu erkennen und einzuordnen. Hierzu müssen der proximale und distale Insuffizienzpunkt und in diesem Zusammenhang Krosseninsuffizienzen und Perforanteninsuffizienzen sowie die Komplexität des Rezirkulationskreises erkannt werden (3, 7). Zusätzlich wird mit funktionellen Methoden die Ausprägung der varikosebedingten Funktionsstörung erfasst.

> Das Ausmaß der erforderlichen Diagnostik hängt von der Varikoseform sowie von der geplanten Therapie ab. So reicht in der Regel bei der intrakutanen Varikose die Basisdiagnostik aus, vor operativen Eingriffen ist eine bildgebende Diagnostik notwendig.

Tabelle 5.**17** zeigt Basis- und Zusatzdiagnostik im Überblick.

■ Basisdiagnostik

Die Basisidiagnostik umfasst Eigen- und Familienanamnese, klinische Untersuchung und Dopplersonographie des oberflächlichen und tiefen Venensystems. Dazu gehört auch der Ausschluss einer arteriellen Verschlusskrankheit durch Palpation der peripheren Arterienpulse bzw. durch die dopplersonographische Messung der peripheren Arteriendrucke.

Anamnese und Untersuchung. Durch die ausführliche Anamnese und die klinische Untersuchung in aufrechter Körperhaltung ist man in der Lage, die Mehrzahl der varikösen Veränderungen richtig zu erfassen und einzuordnen. Allerdings können subkutane Varizen, beispielsweise bei Stammvarikose der V. saphena magna im Oberschenkelbereich, die tief im subkutanen Fettgewebe liegen, klinisch nicht sicher erkannt werden und auch die Aussagefähigkeit der klinischen Diagnostik für die Frage der Krosseninsuffizienzen und Perforanteninsuffizienz ist nicht ausreichend.

Dopplersonographie. Diese Lücke schließt die Dopplersonographie. Mit dieser Methode gelingt in aller Regel der Refluxnachweis im Bereich der Krosse der V. saphena magna und/oder parva sowie die Bestimmung der Refluxlänge bei der kompletten Stammvarikose. Die genaue morphologische Bewertung der nachgewiesenen Reflux im Krossenbereich ist jedoch insbesondere bei der V. saphena parva oft nicht möglich. Mittels dieses nicht bildgebenden Verfahrens ist man nicht in der Lage, eine komplexe anatomische Situation aufzuschlüsseln und die genaue Mündungshöhe der V. saphena parva zu bestimmen. Man ist aber sehr wohl in der Lage, physiologisch und pathologisch zu differenzieren.

Photoplethysmographie. Als funktionelle Screeningmethode muss auch die Photoplethysmographie zur Basisdiagnostik hinzugerechnet werden. Mit dieser Methode gelingt in aller Regel der Nachweis einer funktionellen Auswirkung der Varikose auf das Füllungsverhalten der kutanen Venen im Unterschenkelbereich. Es kann für die Therapieplanung zwischen einer besserbaren und einer nicht besserbaren chronischen venösen Insuffizienz unterschieden werden. Wenn wegen der mangelnden klinischen Relevanz oder wegen anderer Faktoren wie Alter oder Allgemeinzustand des Patienten keine invasive Therapie in Frage kommt, reicht in der Regel die Basisdiagnostik für die Entscheidung zur konservativen Therapie aus. In allen anderen Fällen stehen zusätzliche diagnostische Möglichkeiten zur Verfügung.

■ Zusatzdiagnostik

Die Zusatzdiagnostik gliedert sich in bildgebende Verfahren und funktionelle Untersuchungen auf.

Bildgebende Verfahren. Hier steht in der Varikosediagnostik die Duplexsonographie, evtl. in der farbkodierten Variante, an erster Stelle. Mit ihr gelingt in der Mehrzahl der Fälle die genaue funktionelle und morphologische Beschreibung der Insuffizienzpunkte des Rezirkulationskreises. Ein Nachteil dieser Methode in der präoperativen Diagnostik liegt in der unübersichtlichen Dokumentation von einzelnen Schnittbildern. Ideale Voraussetzungen sind gegeben, wenn Operateur und Duplexuntersucher ein und dieselbe Person sind. In Zweifelsfällen ist die aszendierende Pressphlebographie die Standardmethode der bildgebenden Diagnostik bei der Varikose. In einzelnen Fällen, wie bei der Seitenastvarikose oder gelegentlich bei der Stammvarikose der V. saphena parva sowie bei pudendalen Varizen, sollte sie durch eine Varikographie ergänzt werden.

Funktionsdiagnostik. Im Bereich der Funktionsdiagnostik kann die Photoplethysmographie durch die Venenverschlussplethysmographie ergänzt werden, mit der die funktionelle Durchgängigkeit des tiefen Venensystems dokumentiert werden kann.

Die Phlebodynamometrie steht im Einzelfall zur direkten Venendruckmessung während eines Bewegungsprogramms zur Verfügung. Sie ist eine gute Methode, um zu entscheiden, ob beispielsweise eine Stammvarikose der V. saphena magna bei gleichzeitig bestehendem postthrombotischen Syndrom eine Kollateralfunktion hat oder ob ihr Ausschalten mit einem Tourniquet zu einer Verbesserung der Gesamtfunktion führt. Letzteres wäre eine Indikation zur operativen Ausschaltung.

■ Diagnostische Fehlermöglichkeiten

Die wichtigsten diagnostischen Fehlermöglichkeiten liegen in der falschen Zuordnung des Rezirkulationskreises sowie im Übersehen von insuffizienten transfaszialen Kommunikationen im Bereich der Krossen oder Perforanten. Außerdem darf eine Insuffizienz des tiefen Venensystems nicht übersehen werden. Fehlerhafte diagnostische Informationen können beispielsweise zu einer nicht ausreichenden Operationsplanung und später gehäuft zu Rezidiven führen.

Besondere Fehlermöglichkeiten:
- Im Bereich der Krosse der V. saphena magna gehört dazu die richtige Zuordnung der V. saphena magna, der V. saphena accessoria lateralis sowie der anderen Seitenäste und ihrer Insuffizienzen. Die insuffiziente V. saphena accessoria lateralis liegt im Endteil parallel zur V. femoralis und kann bei flüchtiger Betrachtung der Krossenregion übersehen werden.
- Die Kniekehle bietet eine sehr komplexe, variantenreiche venöse Anatomie mit sehr variablen Mündungsverhältnissen im Bereich der Gastroknemiusvenen, der V. saphena parva und der V. femoropoplitea. Außerdem kann häufig eine Doppelläufigkeit der V. poplitea beobachtet werden. Die genaue Differenzierung gelingt nur mit einem bildgebenden Verfahren.
- Bei der Perforantendiagnostik kann ein Reflux in den Perforanten durch in diesem Bereich einmündende epifasziale Venen vorgetäuscht werden. Im Oberschenkelbereich kann eine in die tief im subkutanen Fettgewebe gelegene V. saphena magna einmündende Seitenastvarize wie eine Perforante imponieren, und auch die dopplersonographische Untersuchung kann bei schwierigen Kompressionsverhältnissen bei adipösen Patienten leicht zu falschen Ergebnissen führen.

■ Spezielle Differenzialdiagnose

In der Varikosediagnostik müssen andere Ursachen für die bestehenden Venektasien differenzialdiagnostisch ausgeschlossen werden. In erster Linie sind dies:
- kompensatorische Venektasien im Rahmen eines postthrombotischen Syndroms,
- Venektasien bei komplexen Angiodysplasien wie beim Klippel-Trénaunay-Syndrom (Abb. 5.**20**), bei dem neben dem Naevus teleangiectaticus lateralis, der Längenwachstumsstörung und der Dysplasie subfaszialer Venen auch angiodysplastische Veränderungen an epifaszialen Venen auftreten können,
- isolierte venöse Aneurysmen, die nicht nur im tiefen Venensystem, wie beispielsweise an der V. poplitea, sondern auch an epifaszialen Venen auftreten können.

Therapie

Das Ziel der Therapie der Varikose ist zum einen die Normalisierung oder Verbesserung der venösen Hämodynamik sowie die Besserung oder Beseitigung der subjektiven Beschwerden, die aufgrund der Varikose aufgetreten sind. Zum anderen steht für den Patienten oft die subjektive Verbesserung des Aussehens im Vordergrund.

Diese Therapieziele können durch verschiedene invasive oder nichtinvasive Maßnahmen erreicht werden. Die Wahl des therapeutischen Vorgehens richtet sich sowohl nach dem Beschwerdebild des Patienten als auch nach

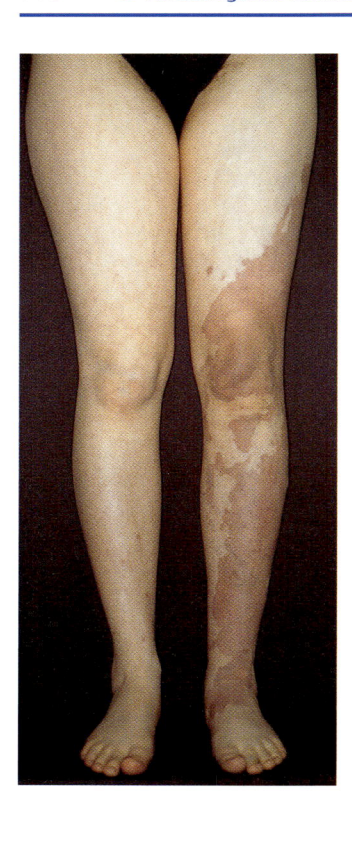

Abb. 5.20 Klippel-Trénaunay-Syndrom.

Tabelle 5.18 Therapiemöglichkeiten der Varikose

- Allgemeine Maßnahmen
- Kompressionstherapie
- Krossektomie und Stripping
- Perforantenchirurgie
- – selektiv
- – endoskopisch
- Perkutane Phlebextraktion
- Sklerosierung
- Laser

den hämodynamischen Auswirkungen der Varikose und der Varikoseform (Tab. 5.18).

■ Allgemeine Maßnahmen

Zu den allgemeinen Maßnahmen bei Varikose zählt zum einen die Vermeidung all der Faktoren, die als Risikofaktoren für die Ausprägung der Varikose gelten können. Hierzu gehören beispielsweise Übergewicht und einengende Kleidung. Auf der anderen Seite sind einfache physikalische Maßnahmen, wie das häufige Hochlagern der Beine, kalte Wassergüsse am Morgen und viel Bewegung, geeignet, einen entstauenden Effekt auf das Venensystem auszuüben. Alle diese Maßnahmen sind nicht in der Lage, bestehende Varizen zum Verschwinden zu bringen, sie können aber die Beschwerden der Patienten deutlich lindern.

> Da es sich bei Varizen um ein chronisches Krankheitsbild handelt, ist die konsequente und langfristige Mitarbeit der Patienten bei der Umsetzung des Behandlungskonzeptes besonders wichtig.

■ Medikamentöse Therapie

Mir sind keine medikamentösen Behandlungsmöglichkeiten bekannt, mit deren Hilfe die durch die orale Einnahme oder lokale Anwendung eines Medikaments Varizen dauerhaft zum Verschwinden gebracht würden. Eine medikamentöse Therapie mit diesem Ziel ist also nicht sinnvoll.

Andererseits können mit Varizen einhergehende Beschwerden im Rahmen der chronischen venösen Insuffizienz medikamentös behandelt werden. Die dabei geltenden Indikationen sind im Kapitel 5.4 (S. 113) behandelt.

■ Kompressionstherapie

Als Basismaßnahme bei ausgeprägten subkutanen Varizen mit hämodynamischer Relevanz kann die Kompressionstherapie gelten. Sowohl der Kompressionsverband als in der Regel kurzfristige Maßnahme als auch der Kompressionsstrumpf als Dauertherapeutikum sind in der Lage, die dilatierten epifaszialen Venen in ihrem Kaliber einzuengen und die gestörte venöse Hämodynamik zu verbessern. Ein protektiver Effekt gegen das Fortschreiten der Varikoseausprägung wird vermutet.

Für die Kompressionsstrumpfbehandlung stehen Kompressionsstrümpfe unterschiedlicher Länge zur Verfügung. Die Strumpflänge richtet sich im Wesentlichen nach der Lokalisation der Varikose und nach dem Beschwerdebild. Bei der Varikose ist in aller Regel die Kompressionsklasse II ausreichend.

> Mit der Kompressionstherapie gelingt bei der Mehrzahl der Patienten eine Verbesserung der Beschwerdesymptomatik. Bestehende Varizen können mit dieser Methode jedoch nur kompensiert, nicht aber zum Verschwinden gebracht werden.

■ Sklerosierungstherapie

Die Verödungsbehandlung bewirkt, dass durch Injektion eines Verödungsmittels und anschließende passagere Kompression Varizen in einen sklerotischen Strang umgewandelt und zum Verschwinden gebracht werden.

Mit der Verwendung von aufgeschäumten Sklerosierungsmitteln kann eine deutliche Steigerung der Wirksamkeit auch in der Sklerosierungstherapie von großen Varizen erzielt werden. Daher gewinnt in den letzten Jahren neben

Tabelle 5.**19** Differenzialtherapeutische Bewertung der Varikose

Befund	Methode der 1. Wahl	Alternative
Intrakutane Varizen < 1 mm Durchmesser	Sklerosierung	Laser
Seitenäste ohne insuffiziente transfasziale Kommunikation	perkutane Phlebextraktion oder Schaumsklerosierung	Sklerosierung, flüssig
Seitenäste mit insuffizienter transfaszialer Kommunikation	Unterbindung der transfaszialen Kommunikation + perkutane Phlebextraktion oder Sklerosierung, Schaum	Sklerosierung, flüssig
Komplette Stammvarikose	Krossektomie und partielle Saphenaresektion des insuffizienten Stammes und Unterbindung hämodynamisch relevanter Perforanten und Sklerosierung oder endovenöse Verfahren	Sklerosierung, Schaum
Inkomplette Stammvarikose	Unterbindung der insuffizienten transfaszialen Kommunikation und Resektion des insuffizienten Stammvenenanteils und Unterbindung hämodanymisch relevanter Perforanten	Sklerosierung, Schaum
Rezidivvarikose	Schaumsklerosierung bei klinischer Relevanz und massivem Krossenrezidiv Rekrossektomie, ansonsten Sklerosierung, flüssig	Perkutane Phlebextraktion

der Sklerosierung von Besenreisern und retikulären Varizen auch die Verödungsbehandlung von Astvarizen und der Stammvarikose der V. saphena magna und parva zunehmend an Bedeutung. Dies trifft insbesondere auch auf die Behandlung der Rezidivvarizen nach Operation zu.

■ Operative Therapie

Die Indikation zur Operation der primären Varikose orientiert sich an den anatomischen und pathophysiologischen Gegebenheiten und zielt darauf ab, die insuffizienten transfaszialen Verbindungen zu unterbinden und insuffiziente Varizenabschnitte zu entfernen (7).

> Die Operation ist die Therapie der ersten Wahl in der Behandlung der Stammvarikose der V. saphena magna und parva, wobei hier in der Regel die Krossektomie mit der Resektion des insuffizienten Stammvenenanteils kombiniert wird.

Die Exhairese von Seitenästen als perkutane Phlebextraktion wird in atraumatischer Technik über kleinstmögliche Hautinzision mit feinen Klemmen und Häkchen durchgeführt.

Bei der Unterbindung von insuffizienten Perforanten im Unterschenkelbereich konkurriert heute die selektive epi- oder subfasziale Ligatur mit den endoskopischen Dissektionen ausgeprägterer Befunde.

Ebenso wie bei der Verödungsbehandlung garantiert die technisch exakt durchgeführte Varizenoperation keinen rezidivfreien Verlauf. Bei dem chronischen Krankheitsbild der Varikose beseitigt die Operation nur die zum aktuellen Zeitpunkt varikös veränderten Venenabschnitte. Sie kann wie die Sklerosierungstherapie das Weiterfortschreiten des varikösen Krankheitsbildes nur in Grenzen aufhalten.

■ Transkutane Lasertherapie

Die Indikatione für die transkutane Laserbehandlung beschränkt sich auf feine intrakutane Teleangiektasien unter 1 mm Durchmesser. In der Behandlung der Besenreiservarizen ist sie Methode der zweiten Wahl nach der Sklerosierungstherapie. Eine Kombination von Sklerosierung größerer intrakutaner Varizen und der Laserbehandlung kann kosmetisch sinnvoll sein.

■ Endovenöse Verfahren

Seit einigen Jahren haben sich zwei endovenöse Verfahren in der Behandlung der Stammvarikose etabliert. Es sind dies die Radiofrequenztherapie der Stammvarikose und die endovenöse Lasertherapie. Im einen Fall wird über einen Radiofrequenzkatheter, im anderen über eine Laserfaser die Stammvarikose von innen erhitzt, geschädigt und so zum Verschluss und zur Schrumpfung gebracht. Beide Verfahren zeigen nach ca. 3 Jahren noch Verschlussraten von über 90% und sind damit zunehmend eine Alternative bei der Behandlung der Stammvarikose.

■ Differenzialtherapeutische Bewertung

Je nach Varikoseform kommen als varizenausschaltende Maßnahmen unterschiedliche Methoden primär in Betracht (Tab. 5.**19**).

Bei allen subkutanen Varikoseformen gilt als Alternative zur varizenausschaltenden Therapie die Kompressionsbehandlung.

■ Therapeutische Fehlermöglichkeiten

Die wesentlichen therapeutischen Fehlermöglichkeiten liegen in der unvollständigen oder fehlenden Ausschaltung hämodynamisch wichtiger Insuffizienzpunkte.

Ein exzessives therapeutisches Vorgehen bei fehlender klinischer Relevanz sollte vermieden werden.

Die Resektion von hämodynamisch aktiven kompensatorischen Venektasien ist kontraindiziert. Die Entfernung dekompensierter Kollateralkreisläufe oder gleichzeitig neben einem postthrombotischen Syndrom bestehender Varizen ist jedoch sinnvoll, wenn diese zur Schwere der CVI beitragen und wenn mit funktionellen Untersuchungen nachgewiesen werden kann, dass die venöse Funktion nach Ausschalten der entsprechenden Venenabschnitte besserbar ist.

■ Überwachung und Kontrollmaßnahmen

Da die Varikose ein chronisches Krankheitsbild darstellt, sollten bei ausgeprägteren Befunden regelmäßige klinische Kontrollen erfolgen, um ein Fortschreiten des Krankheitsbildes sowie die Entwicklung schwererer Formen der CVI zu erkennen und adäquat zu behandeln.

Dabei können mit der Doppler- oder Duplexsonographie die insuffizienten Venenabschnitte identifiziert und dokumentiert werden. Mit den Funktionsuntersuchungen wie der Photoplethysmographie kann die Verbesserung oder Verschlechterung der venösen Funktion im zeitlichen Verlauf aufgezeichnet werden.

Nach varizenausschaltenden Eingriffen sind ebenfalls regelmäßige Kontrollen sinnvoll, um auftretende Rezidive frühestmöglich zu erkennen und zu behandeln. Da die anlagebedingte Disposition zur Varikose nicht ursächlich therapierbar ist, muss grundsätzlich auch nach einer suffizienten Therapie mit dem Auftreten von neuen Varizen gerechnet werden. Bei ausgeprägteren Befunden kann mit der Kompressionstherapie sowie mit physikalischen Maßnahmen eine Progressionsprophylaxe durchgeführt werden.

Prognose

Unbehandelt neigt die Varikose mit zunehmendem Alter zu einer Verschlimmerung und zunehmender Ausprägung. Damit geht oft auch die Entwicklung einer CVI einher. Die damit zusammenhängenden Beschwerden reichen vom Ödem bis zum Ulcus cruris. Bei langjährig bestehender Stammvarikose der V. saphena magna und/ oder parva kann es zudem im unbehandelten Zustand zu einer zunehmenden Schädigung auch des tiefen Venensystems mit Entwicklung einer sekundären Femoral- und Poplitealveneninsuffizienz kommen. Daher ist eine frühzeitige Therapie hämodynamisch wirksamer Varikoseformen sinnvoll und anzuraten.

Literatur

1. Cornu-Thénard A, Boivin P, Baud JM, De Vincenzi I et al. Importance of the familial factor in varicose disease. Clinical Study of 134 families. J Dermatol Surg Oncol. 1994; 20: 318–26.
2. Gallenkemper G, Bulling B, Gerlach H et al. Leitlinien zur Diagnostik und Therapie der chronischen venösen Insuffizienz. Phlebol. 1998; 27: 32–5.
3. Hach W. Sekundäre Poplitealveneninsuffizienz, die Cockett'schen Vv. perforantes und die paratibiale Fasziotomie. Medwelt. 1989; 40: 52–8.
4. Hach W. Die Rezirkulationskreise der primären Varikose. Phlebol. 1991; 20: 81–4.
5. Hettwer H, Klüken N, Bisler H. Enyzmaktivität der varikös veränderten Venenwand vor und nach medikamentöser Therapie. Medwelt. 1986; 36: 636–7.
6. Kluess HG, Noppeney T, Gerlach H, Braunbeck W, Ehresmann U, Fischer R, Hermanns HJ, Langer C, Nüllen H, Salzmann, Schimmelpfennig L. Leitlinie zur Diagnostik und Therapie des Krampfaderleidens. Phlebologie. 2004; 33: 211–21.
7. Leu HJ, Vogt M, Pfrunder H. Morphological alterations of non-varicose and varicose veins. Basic Res Cardiol. 1979; 74: 435.
8. Ludbrook J. Aspects of venous function in the Lower Limbs. Springfield: Thomas Publ.; 1966.
9. Michiels C, Arnould T, Janssens D, Bajou K, Remacle J. Le Dévelopement des Veines variqueuses: Role-Clé de l'Hypoxie et des cellules Endothéliales. Phlebologie. 1995; 48: 203–6.
10. Niebes P. Determination of enzymes and degraduation products of glycosaminoglycan metabolism in the serum of healthy and varicose subjects. Clin Chem Acta. 1972; 42: 399–408.
11. Rabe P, Rabe E. Zur Häufigkeit der Krosseninsuffizienz bei der genuinen Variose. Phlebol Proktol. 1989; 18: 267–9.
12. Rabe E, Pannier-Fischer F, Bromen K, Schuldt K, Stang A, Poncar C, Wittenhorst M, Bock E, Weber S, Jöckel KH: Bonner Venenstudie der Deutschen Gesellschaft für Phlebologie – Epidemiologische Untersuchung zur Frage der Häufigkeit von chronischen Venenkrankheiten in der städtischen und ländlichen Wohnbevölkerung. Phlebologie. 2003; 32: 1–14.
13. Schultz-Ehrenburg U, Weindorf N, Matthes U, Hirche H. Prospektive epidemiologische Studie über die Entstehung der Krampfadern bei Kindern und Jugendlichen. Phlebol Proktol. 1989; 18: 3–11.
14. Staubesand J. Matrix-Vesikel und Mediadysplasie: ein neues Konzept zur formalen Pathogenese der Varikose. Phlebol Proktol. 1987; 7: 109–40.
15. Thulesius O. Pathophysiologie der venösen Insuffizienz. In: Fischer H, Hrsg. Chronische Veneninsuffizienz – Pathogenese und medikamentöse Therapie. Stuttgart: Schattauer; 1984: 9–13.
16. Wienert V, Viller H. Epidemiologie der Venenerkrankungen. Stuttgart: Schattauer; 1992.

5.4 Chronische venöse Insuffizienz (CVI)

E. Rabe

Definition

Das Krankheitsbild der CVI wurde in den 50er-Jahren von van der Molen definiert und bezeichnet alle klinischen Befunde in der Folge von chronischen Venenkrankheiten unterschiedlicher Ätiologie (26).

Zu den klinischen Zeichen, die unter dem Begriff der CVI summiert werden, gehören das venös bedingte Ödem, die Corona phlebectatica paraplantaris, Pigmentveränderungen, die Atrophie der Haut, insbesondere die Atrophie blanche, die Dermatoliposklerose, evtl. unter Einschluss der Muskelfaszie sowie das Ulcus cruris venosum. In den Begriff der CVI gehen sowohl der 1910 von Nobel definierte variköse Symptomenkomplex als auch der von Halse 1954 beschriebene Begriff des postthrombotischen Syndroms ein (20, 11).

Epidemiologie

Wie die Varikose gehört auch die chronische venöse Insuffizienz zu den häufigen Krankheitsbildern in der bundesdeutschen Bevölkerung.

Betrachtet man nur die ausgeprägteren Fälle mit trophischen Störungen der Haut, haben nach der Bonner Venenstudie 3,6 % der erwachsenen Wohnbevölkerung eine fortgeschrittene CVI. Ein abgeheiltes oder florides Ulcus cruris wiesen 0,7 % der untersuchten Probanden auf (24).

Betrachtet man isoliert die Patienten mit CVI im Rahmen eines postthrombotischen Syndroms, so weisen 10 Jahre nach einer tiefen Beinvenenthrombose ca. 40 % der Patienten ein postthrombotisches Syndrom und ca. 10 % ein Ulcus cruris auf.

Ätiologie

Die pathogenetischen Veränderungen, die Ursache der klinischen Symptomatik sind, können sowohl vom oberflächlichen als auch vom tiefen Venensystem ausgehen. Klüken definierte daher eine suprafasziale und eine subfasziale Form der CVI (13).

Suprafasziale Form. Bei der suprafaszialen oder epifaszialen Form führt das Versagen der Mündungsklappen der V. saphena magna und/oder parva oder die Insuffizienz wichtiger Vv. perforantes in der Regel im Zusammenhang mit einer Varikose zum klinischen Bild der CVI. Entscheidend dabei ist der dekompensierte Rezirkulationskreis, der dann sekundär das tiefe Venensystem in den pathogenetischen Prozess mit einschließt.

Subfasziale Form. Bei der subfaszialen Form liegt die Ursache für die venösen Veränderungen in der Insuffizienz der tiefen Leitvenen. In der Folge einer tiefen Beinvenenthrombose kann es zu einem persistierenden vollständigen Verschluss subfaszialer Venen oder nach Rekanalisation zur Klappeninsuffizienz kommen (14). Die verschlossenen Venensegmente können außerdem durch Kollateralkreisläufe umgangen werden. Netzer konnte schon 1968 zeigen, dass 1 Jahr nach einer tiefen Beinvenenthrombose bei 35 % der Patienten eine vollständige und bei 53 % eine unvollständige Rekanalisation zu beobachten ist (19).

Mit der Rekanalisation geht allerdings in der Regel eine Klappeninsuffizienz einher, sodass die Funktionsfähigkeit des Venensystems eingeschränkt bleibt. Auch angeborene Klappenagenesien und/oder Dysgenesie sowie dysplastische Veränderungen am tiefen Venensystem im Rahmen von komplexen Angiodysplasien können zur Insuffizienz subfaszialer Venen führen.

Kombinierte Formen. Kombinierte Formen aus supra- und subfaszialer CVI bei gleichzeitig bestehenden postthrombotischen Veränderungen und bei langjähriger Varikose sind nicht selten. Die sekundäre Femoral- und Poplitealveneninsuffizienz als Folge einer langjährigen Stammvarikose ist eine weitere Möglichkeit der kombinierten Veränderungen. Sowohl die Veränderungen im oberflächlichen als auch die im tiefen Venensystem führen zu hämodynamischen Verhältnissen im Sinne der ambulatorischen venösen Hypertonie, die als Motor für die Entstehung der CVI gelten muss.

Pathophysiologie

> Wesentliche pathophysiologische Grundlage für die CVI ist die ambulatorische venöse und kapilläre Hypertonie, d. h. die Unfähigkeit, durch Aktivierung der Gelenk- und Muskelpumpen einen adäquaten Druckabfall in den Venen der von der CVI betroffenen Gliedmaßenabschnitte zu bewirken.

Klappeninsuffizienz. Hierbei spielt die Klappeninsuffizienz sowohl im oberflächlichen als auch im tiefen Venensystem eine entscheidende Rolle. Die Klappeninsuffizienz führt zu einer Funktionsstörung der Muskel- und Gelenkpumpen des Beines, sodass in aufrechter Körperhaltung der venöse Druck in den Extremitäten bei Bewegung nicht mehr adäquat reduziert werden kann. Nach Partsch wird dieser Zustand als ambulatorische venöse Hypertonie bezeichnet (21).

Mikrozirkulationsstörungen

Besteht dieser Zustand über einen längeren Zeitraum, kommt es zu Auswirkungen auf die Mikrozirkulation. In

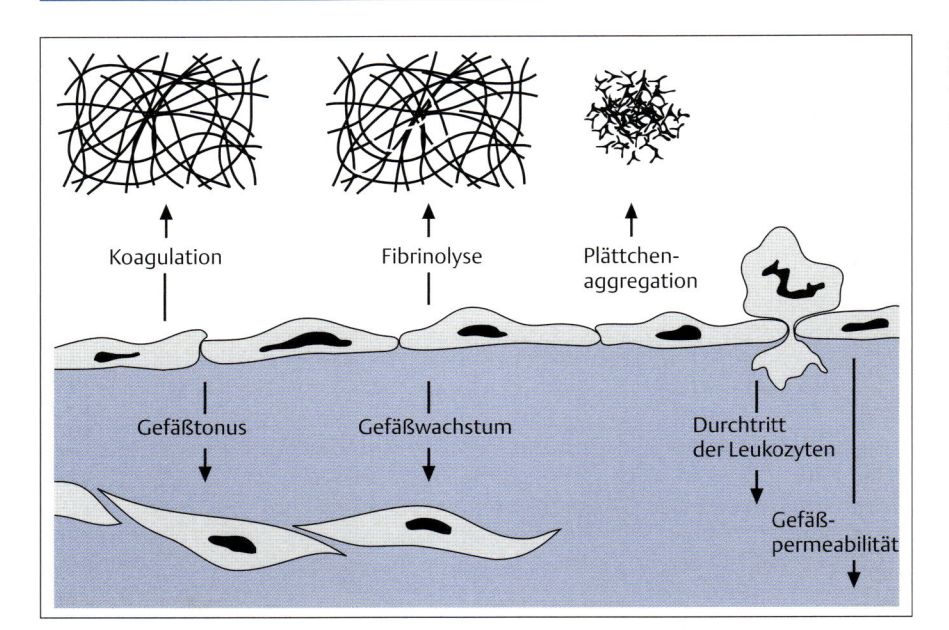

Abb. 5.**21** Funktionen der Endothelzelle im Rahmen der vaskulären Homöostase (nach Pearson 1991).

den Kapillaren kann ebenfalls eine ambulatorische Hypertonie beobachtet werden (12); sie sind im Rahmen der chronischen Druckerhöhung elongiert und dilatiert. Die transendotheliale Passage ist erhöht und es kommt zu einem vermehrten Durchtritt von Erythrozyten und großen Eiweißmolekülen in das Gewebe.

Perikapilläre Fibrinmanschette. Burnand und Brouse konnten Anfang der 80er-Jahre zeigen, dass sich bei Patienten mit ausgeprägter CVI und Ulcera cruris eine perikapilläre Fibrinmanschette nachweisen lässt (2). Sie postulierten, dass die perikapilläre Fibrinmanschette zu einer Diffusionsstörung für Sauerstoffe führt und dass die damit verbundene Ernährungsstörung ursächlich für die Entstehung des Ulcus cruris verantwortlich ist. Andere Autoren bezweifeln, dass die Fibrinmanschette wirklich eine Diffusionsbarriere für Sauerstoff darstellt. So fand Veraart eine Fibrinmanschette lediglich bei venösen Ulzerationen, sodass das Fibrin auch aus den nekrotischen Blutgefäßen stammen und damit eine Folge und nicht eine Ursache der Ulzeration sein könnte (27).

Aktivierung neutrophiler Granulozyten. Ende der 80er-Jahre konnten Colderige Smith und Mitarbeiter zeigen, dass es in den bei CVI veränderten Kapillaren zu einer Aktivierung der neutrophilen Granulozyten mit verminderter Verformbarkeit und vermehrter Haftung am Kapillarendothel bis hin zum Steckenbleiben kommt (3). Bedingt durch die aktivierten neutrophilen Granulozyten entsteht in der Mikrozirkulation eine Perfusionsstörung mit Verschlüssen einzelner Kapillaren. Zusätzlich setzen die aktivierten Granulozyten lysosomale Enzyme frei, die ihrerseits zur Schädigung der Kapillarwand beitragen. Die Aktivität der neutrophilen Granulozyten, die durch die Gefäßwand in das umliegende Gewebe ausgewandert sind, führt dort zu chronisch-entzündlichen Vorgängen, die u. a. für die Entstehung der Dermatoliposklerose verantwortlich gemacht werden.

Hypoxie. In In-vitro-Untersuchungen konnte Michiels 1995 zeigen, dass eine Hypoxie wie sie auch bei der venösen Stase auftritt ebenfalls zur Aktivierung der Endothelzellen und der Produktion von inflammatorischen Mediatoren führt, die ihrerseits zur Anhaftung der neutrophilen Granulozyten an der Endothelzelle und zur Infiltration in die Gefäßwand beitragen (18) (Abb. 5.**21**).

Es ist davon auszugehen, dass die Kombination all dieser Faktoren letztendlich zu den verschiedenen klinischen Merkmalen der CVI führt. So lässt sich die Hyperpigmentierung durch die verstärkte Erythrozytenextravasation und die Atrophie blanche durch kapilläre Verschlüsse erklären.

Arthrogenes Stauungssyndrom

Zusätzliche Faktoren spielen eine Rolle. Im Rahmen der ausgeprägten entzündlichen Veränderungen bei der CVI und insbesondere der Dermatoliposklerose mit Umbau der Haut, des Unterhautfettgewebes und der Muskelfaszie kann es zu einer zunehmenden Bewegungseinschränkung im oberen Sprunggelenk kommen. Hieraus resultiert eine zusätzliche Funktionseinschränkung der Gelenk- und Muskelpumpen der Beine und eine besonders ausgeprägte und therapieresistente CVI. Dieser Zustand wurde von Hach und Langer als arthrogenes Stauungssyndrom beschrieben (9).

Das Einbeziehen der Muskelfaszie in den pathologischen Prozess führt zum Verlust der Anpassungsfähigkeit der Muskelfaszie an Umfangsänderungen im Rahmen der Muskelkontraktion. Es kommt dabei zu einer subfaszialen Druckerhöhung und zu einem chronischen Faszienkom-

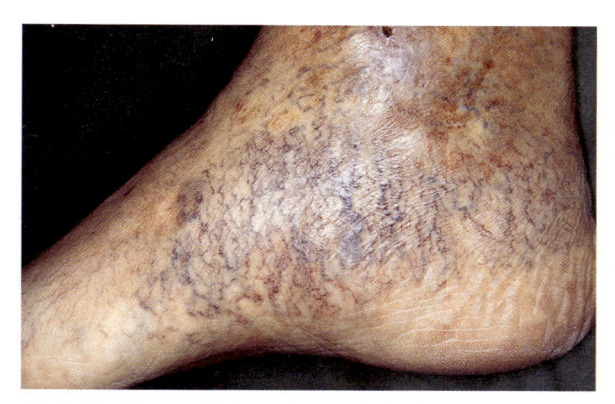

Abb. 5.22 Corona phlebectatica paraplantaris.

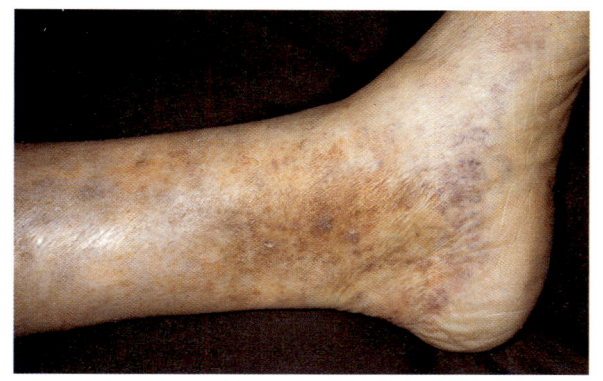

Abb. 5.23 Hyperpigmentierung bei CVI.

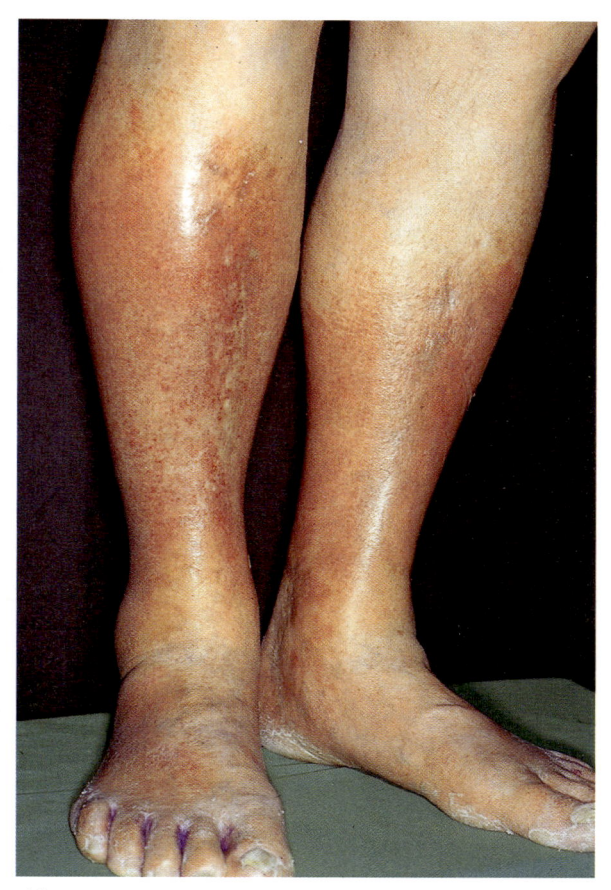

Abb. 5.24 Dermatoliposklerose bei CVI.

pressionssyndrom. Diese Veränderungen werden insbesondere für die Entstehung des Ulcus cruris und für die therapieresistenten Formen verantwortlich gemacht. Nach Faszienspaltung oder Faszienresektion kann eine deutlich raschere Abheilung der Ulzerationen beobachtet werden (10).

Anamnese und klinisches Bild

> In der Eigenanamnese geben die betroffenen Patienten meist eine langjährig bestehende Varikose und/oder einen Zustand nach tiefer Beinvenenthrombose an. Es gibt jedoch eine nicht unerhebliche Anzahl von Patienten, bei denen in der Vergangenheit eine tiefe Beinvenenthrombose unerkannt abgelaufen ist und bei denen die CVI das erste Anzeichen hierfür darstellt.

Corona phlebectatica paraplantaris und Unterschenkelödem. Die ersten Symptome einer CVI sind die Corona phlebectatica paraplantaris (Abb. 5.22), intrakutane Venektasien am medialen und evtl. auch am lateralen Fußrand sowie das Unterschenkelödem, das zunächst prätibial und im Bereich der Bisgaard-Kulissen auftritt.

Hyperpigmentierungen. Bei weiterem Fortschreiten des Krankheitsbildes kommen häufig Hyperpigmentierungen durch Hämodiserinablagerungen zugrunde gegangener Erythrozyten, die auch als Dermite ocre oder Purpura jaune d'ocre bezeichnet werden, im Unterschenkelbereich hinzu (Abb. 5.23).

Dermatoliposklerose. Chronisch-rezidivierende Entzündungsprozesse führen zum sklerotischen Umbau der Haut und des Unterhautfettgewebes und letztlich auch zum Umbau in der Muskelfaszie. Klinisch äußert sich dies in Indurationen im distalen Unterschenkelbereich, die zunächst entzündlich und später im chronischen Stadium nichtentzündlich sein können. Diese als Dermatoliposklerose bezeichneten Veränderungen können lokalisiert vorliegen, aber auch großflächig sein und endlich zirkulär den gesamten Unterschenkel umschließen (Abb. 5.24).

Atrophie blanche. Verschlüsse intrakutaner Kapillaren führen zur Atrophie blanche (Synonym: Capillaritis alba), einer weißlichen Atrophie der Haut, in der stecknadelkopfartig erweiterte Kapillarschlingen angeordnet sind. Die Atrophie blanche kann sehr schmerzhaft sein und

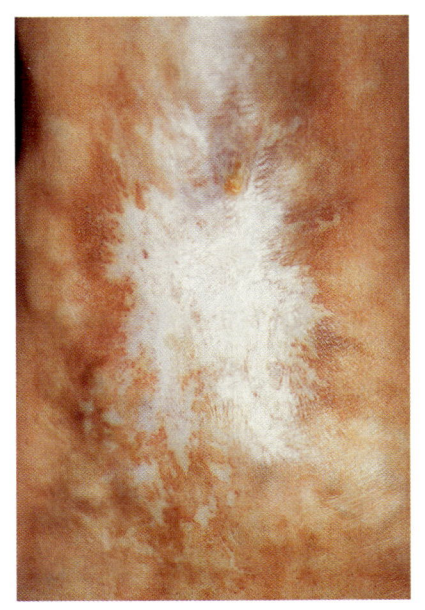

Abb. 5.25 Atrophie blanche bei CVI.

Tabelle 5.20   Klinische Zeichen der CVI

- Corona phlebectatica paraplantaris
- Ödem
- Hyperpigmentierung
- Dermatolipo(faszio)sklerose
- Atrophie blanche
- Ulcus cruris
- Arthrogenes Stauungssyndrom

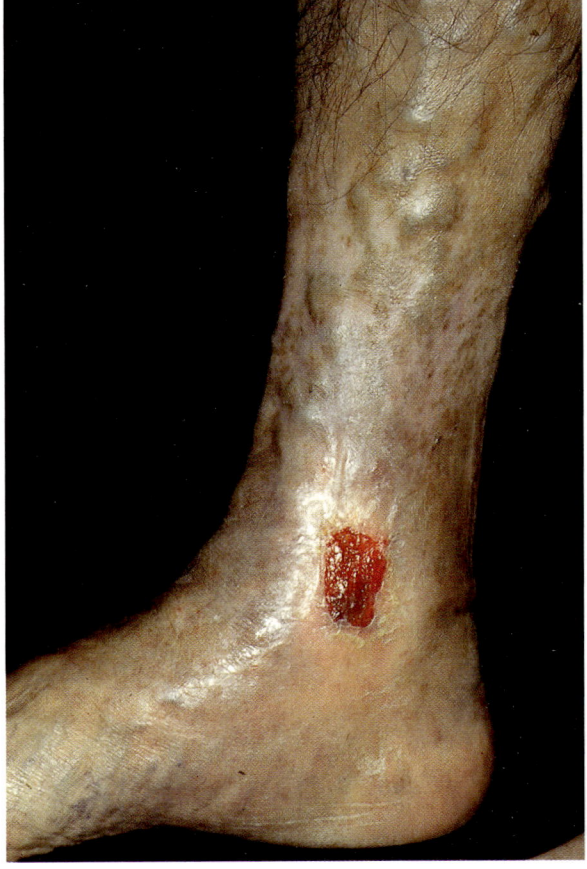

Abb. 5.26   Ulcus cruris venosum.

neigt bei geringen Verletzungen zur Ulzeration (Abb. 5.**25**).

Ulcus cruris. Letztendlich können die Veränderungen fortschreiten und zum Ulcus cruris führen, das am häufigsten am medialen distalen Unterschenkel lokalisiert ist (Abb. 5.**26**). Je nach Lokalisation und Ausprägung der venösen Veränderungen sind aber auch andere Lokalisationen möglich (Beispiel: Ulcus cruris am lateralen Unterschenkel bei Parvavarikose).

Arthrogenes Stauungssyndrom und Osteopathia phlebopathica. Kommt es im Rahmen der chronisch-entzündlichen Veränderungen zu einer zunehmenden Einsteifung im Bereich des oberen Sprunggelenks so wird dies als arthrogenes Stauungssyndrom bezeichnet. Durch den damit verbundenen weitgehenden Ausfall der Gelenk- und Muskelpumpen verschlechtert dieser Zustand die CVI entscheidend. In seltenen Fällen wird im Rahmen des chronischen entzündlichen Geschehens auch eine Kalzifikation bzw. Ossifikation im Gewebe beobachtet. Die Druckschmerzhaftigkeit der Tibiakante bei der CVI wurde als Osteopathia phlebopathica beschrieben.

Tabelle 5.**20** fasst die klinischen Zeichen der CVI zusammen.

Klassifikationen

Die CVI lässt sich hinsichtlich hämodynamischer, morphologischer und klinischer Aspekte unterteilen. Die differenzierteste Einteilung liegt mit der CEAP-Klassifikation vor (22). Sie setzt sich aus 4 Klassifikationen (klinischer, ätiologischer, anatomischer und pathophysiologischer), einem klinischen Score und einem Behinderungsscore zusammen. Aus den Scores kann ein Gesamtscore der venösen Dysfunktion gebildet werden (Tab. 5.**21**–5.**27**).

Für den klinischen Alltag hat sich in Anlehnung an die Klassifikation von Widmer im deutschsprachigen Raum folgende klinische Einteilung bewährt (28):
➤ Grad I: Corona phlebectatica paraplantaris, Phlebödem.

5.4 Chronische venöse Insuffizienz (CVI)

Tabelle 5.21 CEAP-Klassifizierung

C – Clinical Signs
für klinische Zeichen (Grad 0–6), ergänzt durch ($_A$) für asymptomatische und ($_S$) für symptomatische Präsentation

E – Etiological Classification
für ätiologische Klassifizierung (**c**ongenital, **p**rimär, **s**ekundär)

A – Anatomic Distribution
für anatomische Verteilung (**s**uperficial, **d**eep [= tief], **P**erforanten) allein oder in Kombination

P – Pathophysiological Dysfunction
für athophysiologische Dysfunktion (**R**eflux oder **O**bstruktion) allein oder in Kombination

Tabelle 5.22 Klinische Klassifizierung

Klasse	Beschreibung
Klasse C_0	Keine sichtbaren oder tastbaren Zeichen einer Venenerkrankung
Klasse C_1	Teleangiektasien oder retikuläre Varizen
Klasse C_2	Varizen
Klasse C_3	Ödem
Klasse C_4	Veränderungen der Haut und des Unterhautfettgewebes verursacht durch venöse Erkrankung
Klasse C_{4a}	Pigmentierung, Ekzem
Klasse C_{4b}	Lipodermatosklerose, Atrophie blanche
Klasse C_5	Hautveränderung wie oben beschrieben mit abgeheilter Ulzeration
Klasse C_6	Hautveränderung wie oben beschrieben mit aktivem Ulkus

Tabelle 5.23 Ätiologische Klassifizierung (E_C, E_P, E_S, E_n)

- Kongenital (E_C)
- Primär (E_P) mit unbestimmtem Grad
- Sekundär (E_S) mit bekanntem Grad
  Postthrombotisch
  Posttraumatisch
  Anderes
- Keine venöse Ursache erhebbar (E_n)

Tabelle 5.25 Pathophysiologische Klassifikation ($P_{R, O, n}$)

- Reflux (P_R)
- Obstruktion (P_O)
- Reflux und Obstruktion ($P_{R, O}$)
- Keine Pathophysiologie identifizierbar (P_n)

Tabelle 5.27 Behinderungsscore

- 0 Asymptomatisch
- 1 Symptomatisch, ohne Kompression arbeitsfähig
- 2 Kann 8 h pro Tag nur mit Kompression arbeiten
- 3 Arbeitsunfähig auch mit Kompression

Tabelle 5.24 Anatomische Klassifizierung ($A_{S, D, p, n}$)

Segmentnummer	Venen
	Superfiziale (oberflächliche) Venen (A_S)
1	Teleangiektasien oder retikuläre Venen V. saphena magna
2	proximal des Knies
3	unter dem Knie
4	V. saphena parva
5	Nicht der V. saphena zugehörend
	Tiefe Venen (A_D)
6	V. cava inferior V. iliaca
7	communis
8	interna
9	externa
10	Becken-/Gonadenvenen, breites Ligament, andere Femoralvenen
11	V. femoralis communis
12	V. profunda femoris
13	V. femoralis superficialis
14	V. poplitea
15	Unterschenkelvenen: V. tibialis anterior, V. tibialis posterior, V. peronaea (alle gepaart)
16	Gastroknemiusvenen, Soleusvenen, andere Muskelvenen
	Perforanten (A_P)
17	Oberschenkel
18	Wade
	Keine Ortsangabe (A_n)

Tabelle 5.26 Klinischer Score

Symptom	Punkte
Schmerz	0 = fehlt, 1 = mäßig, braucht keine Analgetika, 2 = schwer, braucht Analgetika
Ödem	0 = fehlt, 1 = mild/mäßig, 2 = schwer
Claudicatio venosa	0 = fehlt, 1 = mild/mäßig, 2 = schwer
Pigmentierung	0 = fehlt, 1 = lokalisiert, 2 = ausgedehnt
Lipodermatosklerose	0 = fehlt, 1 = lokalisiert, 2 = ausgedehnt
Ulkusgröße (größtes Ulkus)	0 = fehlt, 1 = < 2 cm Durchmesser, 2 = > 2 cm Durchmesser
Ulkusdauer	0 = fehlt, 1 = < 3 Monate, 2 = > 3 Monate
Ulkusrezidiv	0 = fehlt, 1 = einmal, 2 = mehr als einmal
Ulkusanzahl	0 = fehlt, 1 = ein Ulkus, 2 = mehrere Ulzera

- Grad II: zusätzlich trophische Störungen mit Ausnahme des Ulcus cruris (z. B. Dermatoliposklerose, Pigmentveränderung, Atrophie blanche).
- Grad III: Ulcus cruris venosum (Grad IIIa – abgeheiltes Ulkus, Grad IIIb – florides Ulkus).

Die Mängel dieser Klassifikation sind die fehlende ätiologische Zuordnung und die Tatsache, dass sowohl im Stadium II als auch im Stadium III die klinische Wertigkeit der Befunde sehr unterschiedlich sein kann.

Diagnostik

Basisdiagnostik

> Die Basisdiagnostik bei CVI (Tab. 5.**28**) beinhaltet Anamnese und klinische Untersuchung sowie Dopplersonographie und die Überprüfung des Venensystems mit einem plethysmographischen Verfahren.

Anamnese. Bei der Anamneseerhebung sollten familiäre Belastung, Begleiterkrankungen, Medikamenteneinnahme, Risikofaktoren, berufliche Belastung, sportliche Aktivitäten, Operationen, Traumatisierung der unteren Extremitäten und der Beckenregion, Anzahl und Komplikationen von Schwangerschaften, Phlebitiden, Thrombosen, subjektive Symptome und phlebologische Vorbehandlungen erfragt werden (8).

Klinische Untersuchung. Die klinische Untersuchung beinhaltet die Inspektion mit Beschreibung und Dokumentation von Corona phlebectatica paraplantaris, Ulcus cruris und Narben sowie die Palpation des Ödems der Dermatoliposklerose und von vorhandenen Faszienlücken. Bei der klinischen Untersuchung sollte der gesamte venöse und arterielle Gefäßstatus einschließlich Pulstastbefund zur Erfassung der pathologisch veränderten Gefäßabschnitte berücksichtigt werden. Eine medizinische Ganzkörperuntersuchung sollte eine orientierende neurologische und orthopädische Beurteilung einschließen, da Patienten, die wegen Beinbeschwerden bei CVI den Arzt aufsuchen, häufig Befunde in einem dieser Bereiche aufweisen.

Dopplersonographie. Mit der Dopplersonographie gelingt in der Regel die Lokalisation der insuffizienten Venenabschnitte am epifaszialen, transfaszialen und subfaszialen Venensystem. Allerdings ist mit dieser Methode keine genaue morphologische Diagnostik möglich. Auch kann es zu Fehlbeurteilungen in anatomisch schwierigen Regionen wie der Kniekehle kommen. Die Überprüfung der arteriellen Versorgung erfolgt neben dem Pulstastbefund durch die Dopplersonographie der Beinarterien mit Ermittlung des Knöchelarteriendrucks in Korrelation zu den Armarteriendrucken.

Plethysmographische Verfahren. Als Screening wird die Funktion des Venensystems untersucht mit einem plethysmographischen Verfahren wie der Lichtreflexionsrheographie oder der digitalen Photoplethysmographie. Bei pathologischen Werten wird die Besserbarkeit mittels Okklusion der insuffizienten oberflächlichen Venenabschnitte (Tourniquet-Test) geprüft. Die Normalisierung der pathologisch verkürzten venösen Wiederauffüllzeit im Tourniquet-Test weist auf ein funktionell intaktes tiefes Venensystem hin.

Zusatzdiagnostik

Bildgebende Verfahren. Zur Entscheidung, ob eine invasive Therapie bei CVI sinnvoll oder durchführbar ist, stehen weitere diagnostische Methoden zur Verfügung. Hinsichtlich der bildgebenden Verfahren sind dies die ggf. farbkodierte Duplexsonographie und die aszendierende Pressphlebographie.

Mit beiden Methoden können die morphologischen Veränderungen gut lokalisiert werden. Dabei sind die Vorteile der Duplexsonographie die Nichtinvasivität und die gleichzeitige Möglichkeit, die Klappenfunktionen zu überprüfen. Vorteil der Phlebographie ist die bessere und komplettere übersichtliche Dokumentation der Befunde.

Funktionsdiagnostik. Für die weiterführende Funktionsdiagnostik steht die Phlebodynamometrie zur Verfügung, die auch in Kombination mit der Phlebographie durchgeführt werden kann. Mit der Venenverschlussplethysmographie kann zusätzlich die Durchgängigkeit des Venensystems funktionell erfasst werden.

MRT und Kompartmentdruckmessung. Bei seltenen Indikationen wie dem ausgeprägten chronischen Faszienkompressionssyndrom kommt der MRT und der Kompartmentdruckmessung eine gewisse Bedeutung zu.

Diagnostische Fehlermöglichkeiten

Die wichtigsten diagnostischen Fehlermöglichkeiten bestehen in der falschen Zuordnung einzelner Symptome zum Krankheitsbild der CVI.

Tabelle 5.**28** Diagnostische Möglichkeiten bei CVI

Basisdiagnostik	Zusatzdiagnostik: bildgebende Verfahren	Zusatzdiagnostik: funktionelle Verfahren
Anamnese	Farbduplexsonographie	Phlebodynamometrie
Klinischer Befund	Phlebographie	Venenverschlussplethysmographie
Dopplersonographie	MRT (selten)	Kompartmentdruckmessung (selten)
Photoplethysmographie		

Tabelle 5.29 Differenzialdiagnostische Überlegungen bei Beinbeschwerden

Symptom	Mögliche Ursache
Schweregefühl, Ödem nach längerem Stehen	Chronische venöse Insuffizienz
Schmerzen beim Gehen (Claudicatio intermittens)	Arterielle Verschlusskrankheit
Seitengleiche, weiche Beinödeme	Internistische Ursache (Herz-, Niereninsuffizienz)
Missempfinden und Schmerzen an der Außenseite des Beines – auch nachts	LWS-Veränderungen
Schmerzen in der Leiste	Koxarthrose
Schmerzen im Kniegelenk bzw. Kniekehle	Gonarthrose, evtl. Bakerzyste
Strumpfförmige Dysästhesien	Polyneuropathie
Plötzlicher einseitiger Beinschmerz beim Aufstehen und Umfangsvermehrung > 2 cm	Tiefe Beinvenenthrombose
Teigiges Fußrückenödem und Zehenödem	Lymphödem

So können Hyperpigmentierungen im Unterschenkelbereich außer bei der CVI auch bei zahlreichen anderen Erkrankungen auftreten, hier seien nur die Purpura pigmentosa progressiva oder auch das maligne Melanom genannt. Im fraglichen Fall muss die histologische Untersuchung die Diagnose liefern.

Schmerzen im Beinbereich können nicht nur auf eine CVI hinweisen, sondern ebenfalls sehr unterschiedliche Ursachen haben (Tab. 5.**29**).

Eine zunehmende Schwellungsneigung im Rahmen einer bekannten CVI kann bei ungenügender Behandlung die Dekompensation des Krankheitsbildes andeuten; es kann aber auch beispielsweise bei Patienten mit einer Thrombose in der Vorgeschichte zu einer Rethrombose gekommen sein, die ebenfalls die klinischen Symptome verschlechtert. Eine Differenzierung ist letztendlich nur mit bildgebenden Methoden möglich.

Tabelle 5.30 Therapeutische Möglichkeiten bei CVI

Allgemeine Maßnahmen
Kompressionstherapie
Medikamentöse Therapie
Invasive Therapie
- suprafasziale CVI
  – Krossektomie und Stripping
  – perkutane Phlebextraktion
  – Sklerotherapie
  – endovenöse Verfahren (Laser, Radiowellen)
- subfasziale CVI
  – evtl. Varizenchirurgie, endovenöse Verfahren, Sklerotherapie
  – Klappenrekonstruktion
  – paratibiale Fasziotomie
- Ulcus cruris
  – Shaving-Therapie
  – plastische Deckung
  – paratibiale Fasziotomie
  – ESDP
  – Faszienspaltung, -resektion

Therapie

> Die Therapie der CVI setzt sich aus allgemeinen Maßnahmen, physikalischer Behandlung inklusive Kompressionstherapie, medikamentöser Therapie sowie im Einzelfall invasiven Maßnahmen zusammen.

Die wichtigsten therapeutischen Maßnahmen bei CVI sind in Tab. 5.30 dargestellt.

■ Allgemeine Maßnahmen

Die CVI als ein chronisch verlaufendes Krankheitsbild bedarf einer sehr intensiven Mitarbeit des Patienten. Die dabei empfohlenen allgemeinen Maßnahmen decken sich weitgehend mit den bei der Varikose beschriebenen.

Da der Aktivierung der Gelenk- und Muskelpumpen bei den CVI-Patienten, die fast ausnahmslos im fortgeschritteneren Stadium eine Einschränkung der Sprunggelenkbeweglichkeit aufweisen, eine besondere Bedeutung zukommt, sind häufig besondere physikalische Maßnahmen erforderlich. Hierzu gehören:

- ein intensives kontrolliertes Gehtraining,
- krankengymnastische Mobilisierung unter besonderer Beachtung der Sprunggelenkbeweglichkeit,
- manuelle Lymphdarainage, evtl. in Kombination mit
- apparativer intermittierender Kompression.

■ Kompressionstherapie

Die medizinische Kompressionstherapie ist Grundlage der nichtinvasiven Therapie und kann alleine bzw. in Kombination mit anderen Strategien angewendet werden (8). Ihre Hauptwirkung entfaltet sie bei Aktivierung der Muskel- und Gelenkpumpen, weswegen die Patienten zu regelmäßigem Gehen aufgefordert werden sollen. Die geforderten Eigenschaften des Kompressionsmaterials beinhalten einen hohen Arbeitsdruck sowie einen niedrigen Ruhedruck, weshalb vorwiegend kurzzugelastische Materialien zur Anwendung kommen. Wechsel- und Dauerverbände sowie medizinische Kompressionsstrümpfe können verwendet werden. Durch den Einsatz von Druckpolstern kann die Effektvität der Kompressionswirkung verstärkt werden. Zur Behandlung des Ulcus cruris stehen spezielle Ulkuskompressionsstrümpfe (Ulcertec, Tubulcus, Ulcercare) zur Verfügung.

Indikationen und Kontraindikationen. Arterielle Durchblutungsstörungen im Anwendungsbereich müssen als Kontraindikation für die Kompressionstherapie berücksichtigt werden (je nach Schweregrad relativ bzw. absolut). Dies gilt auch für die Anwendung bei peripheren Neuropathien und Veränderungen der Sensibilität. Die Kompressionstherapie ist dazu geeignet, bei einer Vielzahl von Fällen im Anschluss an eine Thrombose die Entstehung eines postthrombotischen Syndroms zu verhindern (1) und die Rezidivrate beim Ulcus cruris drastisch zu senken (24). Die Kompressionstherapie ist darüber hinaus Voraussetzung für eine rasche Ulkusabheilung und in der Lage, die subjektiven mit der CVI verbundenen Symptome zu minimieren.

■ Medikamentöse Therapie

Eine systemische medikamentöse Therapie, für die eine Wirksamkeit nachgewiesen ist, kann bei der CVI indiziert sein, insbesondere wenn physikalische Maßnahmen keinen ausreichenden Erfolg haben oder nicht möglich sind (z. B. Ödemprotektiva). Außerdem kann eine systemische medikamentöse Therapie symptombezogen bei der CVI unter besonderen Begleitumständen eingesetzt werden, z. B. Antiphlogistika bei entzündlicher Dermatoliposklerose oder Rheologika in fortgeschrittenen Stadien der CVI und beim Ulcus cruris (7).

Ödemprotektiva. Für einige Substanzen konnte für eine ödemprotektive Therapie in den Anfangsstadien der CVI eine gute Wirksamkeit nachgewiesen werden (5). Insbesondere bei Patienten, bei denen eine Kompressionstherapie kontraindiziert ist bzw. nicht oder nicht konsequent durchgeführt werden kann oder bei denen eine CVI mit Ödemneigung besteht, ist eine solche Therapie sinnvoll.

Ulkustherapie. Für einige Medikamente konnte eine raschere Abheilung des Ulcus cruris venosum bei systemischer Anwendung in einzelnen Studien nachgewiesen werden. Dies betrifft beispielsweise Pentoxifyllin und Acetylsalicylsäure (25, 4, 16). Bei tieferen therapieresistenten Ulzerationen sollte daher eine solche Therapie zusätzlich zur Kompressionstherapie versucht werden.

■ Interventionelle oder operative Therapie

Varikose. Liegt als Ursache für die CVI eine primäre Varikose vor, so besteht die operative Therapie in der Ausschaltung der insuffizienten Abschnitte und deren Verbindungen zum tiefen Venensystem, meist durch Krossektomie und Ausschaltung insuffizienter Vv. perforantes (8).

Varikose und postthrombotisches Syndrom. Beim postthrombotischen Syndrom und gleichzeitig bestehender Stammvarikose der V. saphena magna und parva muss geprüft werden, ob die Varikose Teil eines Kollateralsystems ist oder ob sie unabhängig vom postthrombotischen Syndrom besteht bzw. einem dekompensierten Kollateralkreislauf entspricht. Mit funktionellen Methoden muss untersucht werden, ob die Ausschaltung der Varikose zu einer deutlichen Verbesserung der venösen Funktion beitragen würde. Im positiven Fall ist die operative Ausschaltung gerechtfertigt und sinnvoll. Zur varizenausschaltenden Therapie der Varikose ist auch die Sklerosierungstherapie geeignet. Sie kann isoliert oder in Kombination mit operativen Verfahren eingesetzt werden.

Trophische Störungen. Bei Vorliegen konsekutiver trophischer Störungen der Haut, des Unterhautfettgewebes und der Muskelfaszie gewinnt die Faszienchirurgie neben lokalchirurgischen Maßnahmen am Ulcus cruris zunehmend an Bedeutung. Dies gilt auch für die Behandlung des postthrombotischen Syndroms. Als Methoden sind hier insbesondere zu nennen (15):
➤ paratibiale Fasziotomie,
➤ endoskopische Perforantendissektion,
➤ Fasziienspaltung,
➤ Faszienresektion.

Eine Alternative bietet die Shave-Therapie bei der die Dermatoliposklerose im Ulkusbereich schichtweise bis in gut durchblutete Regionen mit dem Dermatom abgetragen wird (15). Bei schwerer subfaszialer Insuffizienz kommen in ausgesuchten Fällen außerdem Klappenrekonstruktionen, Klappenplastiken oder Transpositionsoperationen zum Einsatz.

■ Lokaltherapie des Ulcus cruris

Externa. Patienten mit chronischer venöser Insuffizienz sind in Abhängigkeit von der Dauer und dem Schweregrad ihrer Erkrankungen in bis zu 80% der Fälle gegen Bestandteile der zuvor lokal angewendeten Substanzen sensibilisiert. Das kann auch Corticosteroide und Wundauflagen betreffen. Zusätzlich können nichtallergische Unverträglichkeitsreaktionen auftreten. Aus diesem Grund soll die Indikation zur Anwendung von Externa streng gestellt werden (7).

> Da die Wundheilung ein körpereigener Vorgang ist, der durch ärztliche Maßnahmen nur insofern beschleunigt werden kann, als dass innere oder exogene hemmende Einflüsse beseitigt werden, ist es neben der Behandlung der die Ulzeration auslösenden Erkrankung alleinige Aufgabe der lokalen Wundtherapie, eine ungestörte Wundheilung zu ermöglichen.

Wundverband. Die Anforderungen an den optimierten Wundverband sind somit gemäß den Leitlinien der Deut-

schen Gesellschaft für Phlebologie zur Diagnostik und Therapie des Ulcus cruris venosum:
- Reduktion von Schmerz und Juckreiz,
- Aufnahme von Wundsekreten, ohne die Wunde auszutrocknen,
- inhärentes oder zumindest hypoallergenes bzw. nichtirritatives Material,
- einfacher Verbandwechsel mit größtmöglicher Schonung der Wunde beim Wechseln,
- Vermeiden der Abgabe von Verbandbestandteilen an die Wunde,
- keine Behinderung des Gasaustausches,
- Protektion gegenüber physikalischen Einflüssen (Kälte, Druck, Zug, Feuchtigkeit, Austrocknung, Strahlung), chemischen und mikrobiellen Einflüssen (Bakterien, Pilze, Viren),
- Adaptationsfähigkeit an die in der Wunde herrschenden Wundheilungsphasen,
- Möglichkeiten zur Selbstbehandlung durch den Patienten,
- biologische/ökologische Verträglichkeit,
- gutes Preis-Wirksamkeits-Verhältnis.

Als derartige Verbandstoffe werden z. B. angeboten:
- wirkstofffreie Fettgazen,
- Schaumstoffe (z. B. aus Polyurethan),
- Calciumalginate,
- Hydrogele,
- Hydrokolloide,
- hydroaktive Verbände,
- Kollagenschwammverbände.

Ein genereller Vorteil einzelner Verbandstoffe im Vergleich ist bisher nicht belegt (7). Eine optimierte kausale Therapie – im Fall des Ulcus cruris venosum z. B. die Kompressionstherapie – und eine optimierte Wundauflage reichen in der Regel aus, um die Wundheilung anzuregen und das Ulkus zum Abheilen zu bringen. Die Applikation differenter externer Substanzen erbringt gegenüber einer konsequenten Kausaltherapie und einer optimierten Lokaltherapie mit den oben angegebenen Mitteln keinen Vorteil und beinhaltet die Gefahr einer Hemmung der Wundheilungsvorgänge (7).

Ulkusreinigung. Zur Reinigung des Ulkus beim Verbandwechsel sollen keine Antiseptika, sondern z. B. Ringerlösung oder einfaches Wasser verwendet werden. Falls erforderlich soll die Ulkusumgebung zum Schutz vor Mazerationen z. B. mit Zinkpaste abgedeckt werden. Beim Vorliegen von Nekrosen und fibrinösen Belägen sollte primär ein chirurgisches oder mechanisches Debridement gegebenenfalls in Anästhesie erfolgen. Alternativ können Salicylvaseline bzw. enzymatische Reinigungsmittel zur Anwendung kommen (7).

Wundinfektion. Eine manifeste Wundinfektion im Ulkusbereich ist die Ausnahme. Die regelmäßige bakterielle Besiedlung des Wundsekrets ohne klinische Zeichen der Wundinfektion darf nicht mit einer echten Wundinfektion verwechselt werden. Beim Vorliegen der klassischen Entzündungsparameter Rötung, Überwärmung, Schwellung und Schmerz evtl. mit Lymphknotenschwellung und systemischer Temperaturerhöhung ist eine externe Therapie mit Ruhigstellung und Kühlung der betroffenen Extremität evtl. unter Heparinschutz in der Akutphase der Entzündung empfehlenswert. Lokale Antiseptika, die durch eine geringe Sensibilisierungsrate, ein breites Wirkspektrum und eine geringe Beeinträchtigung der Wundheilung charakterisiert sind, sollten die oberflächliche Wundkontamination reduzieren, während systemische Antibiotika, ggf. in Form einer Infusionsbehandlung, nach Resistogramm ausgetestet, die gewebeständigen Erreger eliminieren. Nicht routinemäßig angewendet werden sollten lokale Antibiotika und Antiseptika aus der Gruppe der Chinolinoldervate und der Triphenylmethan-Farbstoffgruppe, da sie nicht ausreichend wirksam sind, resistente Mikroorganismen erzeugen können und insbesondere bei Ulcus-cruris-Patienten dazu neigen, Kontaktsensibilisierungen hervorzurufen oder zum Teil wundheilungshemmend zu wirken (7).

■ Differenzialtherapeutische Bewertung

Die verschiedenen therapeutischen Möglichkeiten haben je nach Schweregrad und Ursache der CVI eine unterschiedliche Bedeutung (Tab. 5.**30**).

Stammvarikose. Beruht beispielsweise die CVI auf einer Stammvarikose, so sollte immer die Sanierung der Varikose angestrebt werden, um den Patienten damit in einen symptomfreien Zustand zu bringen.

Postthrombotisches Syndrom. Dies ist beim postthrombotischen Syndrom in dieser Form in der Regel nicht möglich. Hier muss die konservative Therapie dauerhaft durchgeführt werden und die venöse Insuffizienz kompensieren. Aber auch bei diesen Patienten können operative Eingriffe im Einzelfall die venöse Funktion oder die Versorgung des Gewebes entscheidend verbessern. Wo immer dies der Fall ist, sollten operative Methoden eingesetzt werden. Dies betrifft beispielsweise das therapieresistente Ulcus cruris mit der Dermatoliposklerose und die ausgeprägte dekompensierte Stammvarikose, die nicht in ein Kollateralsystem eingebunden ist.

Basisbehandlung. Notwendig ist immer die konsequente Mitarbeit des Patienten hinsichtlich der allgemeinen Maßnahmen, die zum Teil durch eine spezielle physikalische Therapie unterstützt werden müssen. Die Basisbehandlung der CVI besteht ansonsten in der Kompressionstherapie zu Beginn der Behandlung mit dem Kompressionsverband und als Dauertherapie mit dem medizinischen Kompressionsstrumpf. Da die Therapie des Patienten darauf ausgerichtet ist, einen möglichst symptomfreien Zustand zu erreichen, muss sich auch die Kompression an diesem Ziel orientieren. So ist bei vielen Patienten ein Unterschenkelkompressionsstrumpf ausreichend.

Medikamentöse Therapie. Zusätzliche medikamentöse Maßnahmen sind indiziert, wenn die physikalische Therapie nicht ausreicht, um die CVI zu kompensieren, oder wenn physikalische Methoden nicht ausreichend durchgeführt werden können.

■ Therapeutische Fehlermöglichkeiten

> Die erkannte chronische venöse Insuffizienz muss bezüglich ihrer Ursache abgeklärt werden und bedarf als chronisches Krankheitsbild einer konsequenten Therapie. Hierbei sollte nach Möglichkeit eine vollständige Kompensation des Krankheitsbildes mit weitgehender Symptomfreiheit des Patienten angestrebt werden. Bei nicht ausreichender Therapie muss mit einem Fortschreiten der Beschwerden bis hin zum Ulcus cruris gerechnet werden.

Beinbeschwerden. Patienten, die im Rahmen der CVI über Beinbeschwerden klagen, müssen differenzialdiagnostisch untersucht werden. Hierbei ist an eine zusätzlich vorliegende arterielle Verschlusskrankheit aber auch an orthopädische oder neurologische Krankheitsbilder zu denken (Tab. 5.**29**). Die fortgeschrittene arterielle Verschlusskrankheit stellt eine absolute Kontraindikation für die Kompressionstherapie dar, bei Nichtbeachtung droht die Nekrosenbildung bis hin zur Amputation. Auch Sensibilitätsstörungen können die Therapie einschränken.

Ödeme. Ausgeprägte Ödeme im Unterschenkelbereich können nicht nur durch die CVI, sondern auch durch Allgemeinerkrankungen wie Herz- oder Niereninsuffizienz hervorgerufen sein. Auch in diesen Fällen ist eine Kompressionstherapie nicht indiziert.

Thrombose. Bei langjährig bestehender CVI muss immer auch mit der Möglichkeit einer zusätzlich auftretenden tiefen Beinvenenthrombose oder einer oberflächlichen Thrombophlebitis gerechnet werden. Auch hieraus ergeben sich zusätzliche therapeutische Konsequenzen.

Überwachung und Kontrollmaßnahmen

Da die anlagebedingte Disposition für venöse Erkrankungen nicht immer ursächlich therapierbar ist, muss grundsätzlich auch nach einer suffizienten Behandlung mit dem erneuten Auftreten von venösen Symptomen gerechnet werden. Zur frühzeitigen Erkennung einer neuerlichen Dekompensation sind Kontrollen des venösen Gefäßstatus sinnvoll und empfehlenswert.

Eine konsequente Kontrolle ist insbesondere bei Patienten nach tiefer Beinvenenthrombose notwendig, zum einen, um frühzeitig Rethrombosen zu erkennen, zum anderen aber auch, weil Patienten nach einer tiefen Beinvenenthrombose zunächst wenig Beschwerden entwickeln und für einen längeren Zeitraum sogar weitgehend symptomfrei sein können.

> Neben einer konsequenten Prophylaxe, beispielsweise mit medizinischen Kompressionsstrümpfen, die in der Lage ist, der Entwicklung einer CVI vorzubeugen, müssen eine Zunahme der Beschwerden und eine Dekompensation frühzeitig erkannt werden, um konsequent behandeln zu können.

Prognose

Die CVI ist per definitionem ein chronisches Krankheitsbild. Nur bei den Patienten, bei denen die Varikose die Ursache darstellt, kann diese saniert werden und damit auch die Ursache der CVI beseitigt werden. Bei allen anderen Patienten ist in der Regel eine dauerhafte konservative Therapie erforderlich. Damit gelingt es, den gegebenen Zustand der Patienten zu verbessern und weitgehende Beschwerdefreiheit zu erzielen. Besonders wichtig ist die konsequente Therapie des Ulcus cruris, denn bei wirklich konsequenter Therapie gelingt es in 80 % der Fälle innerhalb von 3 Monaten, ein Ulkus zur Abheilung zu bringen (16). Wird danach keine konsequente Kompressionstherapie durchgeführt, so muss innerhalb der nächsten 3 Jahre in ca. 70–80 % der Fälle mit einem Ulkusrezidiv gerechnet werden. Eine konsequente Kompressionstherapie kann diese Rezidivrate dagegen auf unter 30 % senken (24).

Literatur

1. Brandjes DPM, Büller HR, Heijboer, et al. Randomized trial of effect of compression stockings in patients with symptomatic proximal-vein thrombosis. Lancet. 1997; 349: 759–62.
2. Burnand KG, Whimster J, Naidoo A, Browse NL. Pericapillary fibrin in the ulcerbearing skin of the leg: the cause of lipodermatosclerosis and venous ulceration. Br Med J. 1982; 285: 1071–2.
3. Coldrige Smith P, Thomas P, Scurr J, Dormandy J. Causes of venous ulceration: a new hypothesis. Br Med J. 1988; 296: 1726–8.
4. Colgan MP, Dormandy JA, Jones PW, et al. Oxypentiphylline treatment of venous ulcer of the leg. Br Med J. 1990; 300: 972–5.
5. Diehm C, Trampisch HJ, Lange S, Schmidt C. Comparison of leg compression stocking and oral horse-chestnut seed extract therapy in patients with chronic venous insufficiency. Lancet. 1996; 347: 292–4.
6. Eklöf B, et al. Revision of the CEAP classification for chronic venous disorders: Consensus statement. J Vasc Surg. 2004; 40: 1248–52.
7. Gallenkemper G, et al. Leitlinien zur Diagnostik und Therapie des Ulcus cruris venosum. Phlebol. 2004; 33: 166–85.
8. Gallenkemper G, Bulling B, Gerlach H, et al. Leitlinien zur Diagnostik und Therapie der chronischen venösen Insuffizienz. Phlebol. 1998; 27: 32–5.

9. Hach W, Langer C, Schirmers U. Das arthrogene Stauungssyndrom. Vasa. 1983; 12: 109–16.
10. Hach W. Die Rezirkulationskreise der primären Varikose. Phlebol. 1991; 20: 81–4.
11. Halse T. Das postthrombotische Syndrom. Darmstadt: Steinkopff; 1954.
12. Jünger M, Galler S, Klyscz T, Steins A, Hahn M. Improvement of cutaneous microangiopathy by compression therapy in chronic venous insufficiency. Phlebol. 1996; 11(Supl.1): 10–3.
13. Klüken N. Die Klinik der venösen Insuffizienz. Swiss Med. 1984; 6: 15–8.
14. Klüken N. Venenleiden. In: Boek HE, Gerok W, Hartmann F, Schuster H, Hrsg. Klinik der Gegenwart. Bd 8, Ergänzungslieferung 92. München: Urban & Schwarzenberg; 1986.
15. Kluess HG, Noppeney T, Gerlach H, Braunbeck W, Ehresmann U, Fischer R, Hermanns HJ, Langer C, Nüllen H, Salzmann G, Schimmelpfennig L: Leitlinie zur Diagnostik und Therapie des Krampfaderleidens. Phlebologie 2004; 33: 211–21
16. Layton AM, Ibbotson SH, Davies JA, Goodfield MS. Randomised trial of aspirin for chronic venous leg ulcers. Lancet 1994; 344: 164–5.
17. Mayer W, Jochmann W, Partsch H. Ulcus cruris: Abheilung unter konservativer Therapie. Eine prospektive Studie. Wien Med Wschr. 1994; 44: 250–2.
18. Michiels C, Arould T, Janssens D, Bajou K, Remacle J. Le Dévelopement des Veines variqueusses: Role-Clé de l'Hypoxie et des cellules Endothéliales. Phlebologie 1995; 48: 203–6.
19. Netzer CO. Die Wadenmuskelpumpe. Neue Auffassungen zur Physio-Pathologie des venösen Abflusses. Münch Med Wschr. 1968; 113: 1001–6.
20. Nobel G. Der variköse Symptomenkomplex. München: Urban & Schwarzenberg; 1910.
21. Partsch H. Zur Pathogenese des venösen Ulcus cruris. Hautarzt. 1985; 36: 196–202.
22. Partsch H. Klassifizierung und Bewertung von chronischen Venenerkrankungen der unteren Extremitäten. Phlebol. 1995; 24: 125–9.
23. Rabe E, Pannier-Fischer F, Bromen K, Schuldt K, Stang A, Poncar C, Wittenhorst M, Bock E, Weber S, Jöckel KH: Bonner Venenstudie der Deutschen Gesellschaft für Phlebologie – Epidemiologische Untersuchung zur Frage der Häufigkeit von chronischen Venenkrankheiten in der städtischen und ländlichen Wohnbevölkerung. Phlebologie. 2003; 32: 1–14.
24. Samson RH, Scher L, Veith F, Ascer F, Gupta S. Compression stocking therapy for patients with chronic venous insufficiency. J Cardiovasc Surg. 1985; 26.
25. Schultz-Ehrenburg U, Müller B. Two Multicentre Clinical Trials of Two Different Dosages of O-(β-Hydroxyethyl)-Rutosides in the Treatment of Leg Ulcers. Phlebol. 1993; (Suppl.1): 29–30.
26. Van der Molen H. Über die chronische venöse Insuffizienz. Verhandlungen der Deutschen Gesellschaft für Venenerkrankungen. Stuttgart: Schattauer; 1957: 41–59.
27. Veraart J, Verhaegh M, Neumann HAM, Hulsmans E, Arends J. Adhesion molecule expression in venous leg ulcers. Vasa. 1993; 22: 213–8.
28. Widmer L, Stähelin H, Nissen C, Da Silva A. Venen-, Arterienkrankheiten, koronare Herzkrankheit bei Berufstätigen. Prospektiv-epidemiologische Untersuchung. Basler Studie I–III, 1959–1978. Bern: Huber; 1981.

5.5 Angeborene Gefäßmissbildungen – diagnostisches Konzept und interventionelle Therapie

J. Weber

Definitionen und Klassifikationen

Bis in die jüngste Zeit wirft die Klassifikation angeborener Gefäßfehler schwere Probleme in der interdisziplinären Verständigung, aber auch im Hinblick auf eine adäquate und zeitgerechte Behandlung der betroffenen Patienten auf (6, 27, 28, 31, 62, 65).

In vielen Fachrichtungen, die sich mit der Diagnostik und Behandlung beschäftigen, sind immer noch unterschiedliche Definitionen vorherrschend (28, 43, 44, 50, 55), wobei an historischen Syndromen, wie dem von Klippel und Trenaunay aus dem Jahre 1900 (18) und dem von F. P. Weber aus dem Jahre 1907 (54) festgehalten wird, obwohl bekannt sein müsste, dass diese Krankheitsbilder seinerzeit ausschließlich nach klinischen Kriterien definiert worden sind (51).

Hamburger Klassifikation. Erst in den letzten Jahren setzte sich eine grundsätzliche Unterscheidung zwischen Hämangiomen und Gefäßmalformationen (syn. Angiodysplasien) durch (30, 31). Nach langen und kontroversen Diskussionen (3–5, 6) findet die sog. „Hamburger Klassifikation" der Gefäßmalformationen von 1988 (6) zunehmende Akzeptanz und Verbreitung im Schrifttum (41, 48). Dabei handelt es sich um eine deskriptive Erfassung der außerordentlich unterschiedlichen Manifestationen der Missbildungen unter Einschluss von klinischen Zeichen (Abb. 5.**27**), röntgenanatomischen Symptomen im Weichteil- und Knochenbereich, angiographischen Befunden, aber auch von Hinweisen auf hämodynamische Störungen (AV-Fisteln, Klappenverlust der Venen usw.) (6, 65, 70), die als Bestandteil oder Folgen des primär angeborenen Gefäßfehlers zum Zeitpunkt der (Erst-)Diagnostik zu beobachten sind.

Morphologische Faktoren und funktionelle Störungen. Eine therapiegerechte Klassifikation hat demzufolge Anamnese, klinisches Bild, eine detaillierte Erfassung morphologischer Faktoren durch bildgebende Verfahren (Doppler- und Duplexsonographie, CT, MRT und Angiographie) sowie funktioneller Störungen (erfassbar durch blutige Venendruckmessung, Plethysmographie, Doppler- und Duplexsonographie sowie Angiographie) zu berücksichtigen (40, 41).

Diagnostik

Ein entsprechendes Diagnostikschema, das zur Erfassung dieser Parameter geeignet ist, ergibt sich aus Tab. 5.**31**.

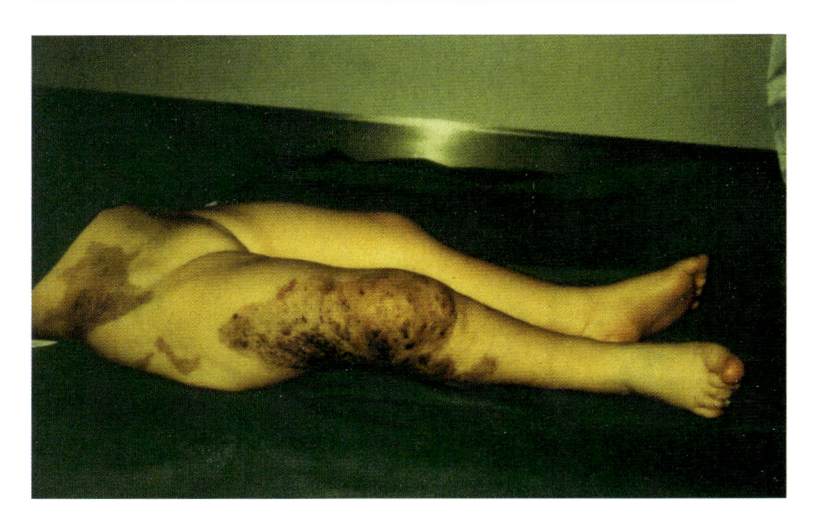

Abb. 5.27 a Klinische Zeichen: „Riesenwuchs" mit Weichteil- und Längendifferenz.
a Photographische Dokumentation, Naevus flammeus et verrucosus an Knie, Oberschenkel und Flanke.

Tabelle 5.31 Diagnostikschema bei angeborenen Gefäßmissbildungen im Extremitätenbereich

Informationsbedarf über	Diagnostische Maßnahmen
Funktionsschäden	Anamnese, klinische UntersuchungProtokoll, Dokumentation durch Farbfoto
Längendifferenzen, Knochen- und Weichteilbefunde	Röntgennativbild (Seitenvergleich)
Funktionelles „Screening"	Dopplersonographie, farbkodierte Duplexsonographie (arteriell und venös)PlethysmographieVenendruckmessung
Varikose, Phlebektasien, Marginalvene, venöses Ulkus, Phlebödem	Aszendierende PressphlebographieVarikographieIn Kombination: Phlebodynamometrie
Hinweise auf AV-Fisteln	Übersichtsarteriographie und Selektiv-Subselektiv-Darstellung (Serienarteriographie/DSA-Technik)
Zuordnung von malformativen Gefäßstrukturen: sub-/ epifaszial, Muskelkompartimente	MRT, CT (Sonographie)

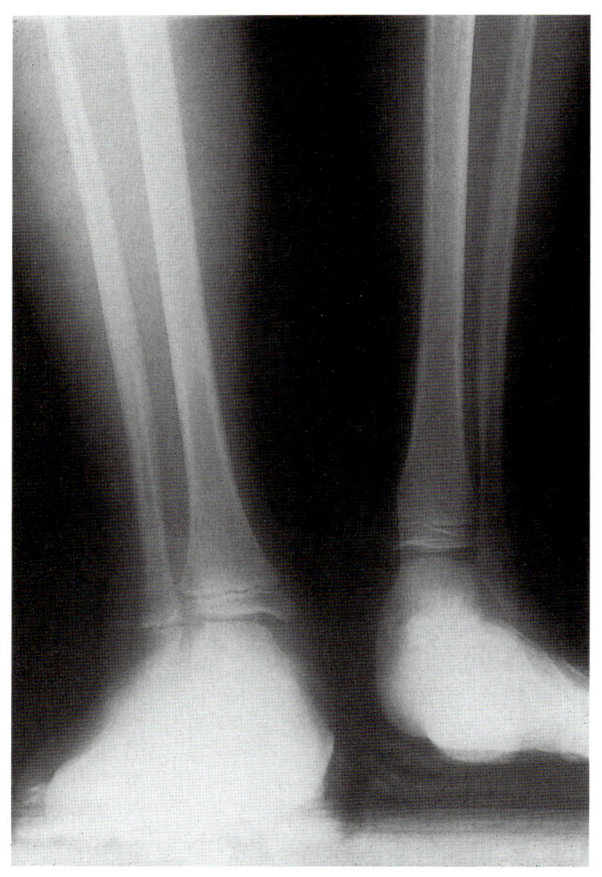

Abb. 5.27 b Röntgennativbild im Stehen, Längendifferenz 2,5 cm zu Lasten der betroffenen rechten Seite (vgl. auch Abb. 5.30 b).

> Invasive angiographisch-diagnostische Verfahren wie Phlebographie und Arteriographie sind unverzichtbar, da nur durch sie die primär gestörten Gefäßstrukturen und ihre Folgeentwicklung durch Dekompensation erkennbar sind und damit den Schlüssel zur adäquaten Therapiewahl bieten können (62, 72).

Stufendiagnostik. Eine Stufendiagnostik unter Einsatz von Funktionstests und bildgebenden Verfahren zeigt Tab. 5.32. Die Wertigkeit der Methoden im Rahmen der Diagnostik angeborener Gefäßmissbildungen ist in Tab. 5.33 dargelegt.

Schnittbildverfahren. Rutherford hat 1989 auf die Bedeutung von Schnittbildverfahren (CT oder MRT) und Funktionstest als unverzichtbare Bestandteile einer prächirurgischen Diagnostik hingewiesen (40, 41). Aus unserer Erfahrung (die sich vornehmlich auf angeborene Gefäßfehler im Bereich der Extremitäten und deren zentrale Abfluss-

Tabelle 5.32 Stufendiagnostik bei angeborenen Gefäßfehlern

Diagnostische Stufe	Informationen
I Funktionstests: • Doppler-/Duplexsonographie • Druckmessung • Plethysmographie	Lokalisation von AV-Fisteln Definition von „low-flow"- und „high-flow"-Malformationen venöser Reflux, chronische venöse Insuffizienz (CVI)
II Nichtinvasive Darstellung: • Duplex-Scan • Sonographie (B-Bild) • CT • MRT	Flussrichtung von Arterien und Venen infiltrative Malformation sub-/epifasziale Befunde Muskelbeteiligung zystische Degeneration Verkalkungen
III Phlebographie: • aszendierende Pressphlebographie • Varikographie • Serienvenographie	Pathoanatomie der tiefen und oberflächlichen Venen Klappenverhältnisse, Reflux Phlebektasien persistierende Marginalvene, Embryonalvene
IV Arteriographie: • Übersichtsarteriogramm • selektives Arteriogramm • subselektives Arteriogramm • Ballon-Okklusionsarteriogramm	Achsenanatomie der Arterien Nachweis und Lokalisation von AV-Fisteln Definition von Low-Flow-Läsionen Kollateralen Kartographie der zuführenden Gefäße für die Gefäßokklusion durch Katheterembolisation
V Lymphographie: • direkt oder indirekt	Pathoanatomie der Lymphabflusswege (selten erforderlich) Lymphzysten, Zu- und Abfluss (ggf. Direktpunktion)

Tabelle 5.33 Wertigkeit der Diagnostikmethoden bei angeborenen Gefäßmissbildungen (72)

Befund	Nativfilm	Funktionstests	Phlebo- graphie	Arterio- graphie	MRT
Extremitätenlängendifferenz	+++				
Vorwiegend venöse Gefäßfehler	(+)	Doppler- und Duplex- sonographie Plethysmographie	+++	(+)	+
Kombinierte arteriovenöse Gefäßfehler • Low-Flow-Läsionen • High-Flow-Läsionen	++	Doppler- und Duplex- sonographie	++	+++	+
Infiltrative Formen (arteriell und venös)		Doppler/Duplex	++	+++	+++

gebiete bezieht) basiert jedoch sowohl das Konzept einer konservativen wie das einer invasiven Behandlung vorrangig auf der Gefäßdarstellung von Arterien und Venen. Die Charakteristika eines „vorwiegend venösen Gefäßfehlers", eines „arteriovenösen Gefäßfehlers" mit hypodynamen AV-Fisteln und eines solchen mit hyperdynamen Shunts weisen hierbei den Weg zu unterschiedlichen Behandlungsformen durch Chirurgie, interventionelle Radiologie oder zu einer Kombination beider Verfahren (Tab. 5.34) (62, 68, 72, 73).

Apparative Funktionstests. Die apparativen Funktionstests zeigen vor allem qualitative und quantitative Parameter der gestörten Hämodynamik im venösen Niederdrucksystem: Venendruck, Shuntvolumen, Pumpfunktion, venöser Reflux und Zeichen der chronischen venösen Insuffizienz (CVI) (36, 62, 68).

MRT. Die MRT bietet im Bereich der Extremitäten als Schnittbildverfahren mit hoher bildlicher Auflösung Informationen über die Lage arterieller und venöser Gefäßfehler (sub- und epifaszial, Kompartimente) und über die Beziehungen zwischen infiltrativen Gefäßstrukturen, missgebildeten Gefäßachsen und nachbarschaftlichem Gewebe (Fett, Muskel und Knochen). Im Vergleich zur strahlenbelastenden CT ist die Methode vor allem bei Kindern und Jugendlichen als Schnittbildverfahren der Wahl anzusehen (48, 62). Dabei haben Gefäßrekonstruktionsversuche gegenüber den transversalen und koronaren Schnitten eher untergeordnete Bedeutung (Abb. 5.28).

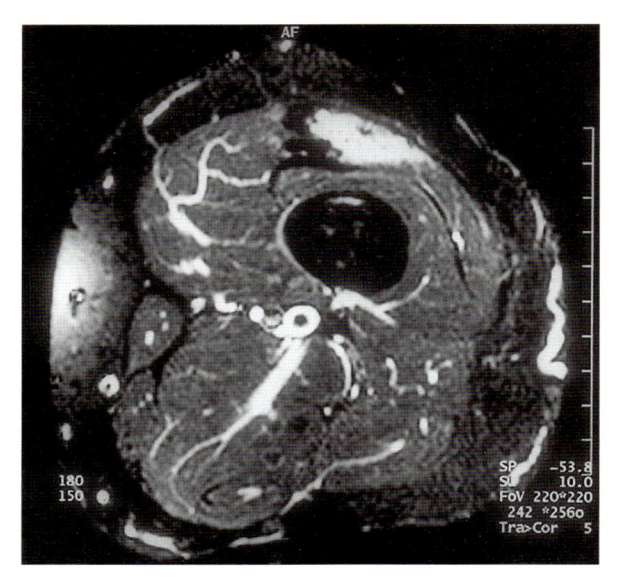

Abb. 5.**28a, b**   Schnittebenen in der MRT.
a Transversalschnitt: Zuordnung von dysplastischen Venen zum Sub- und Epifaszialraum und zu den Muskelkompartimenten.

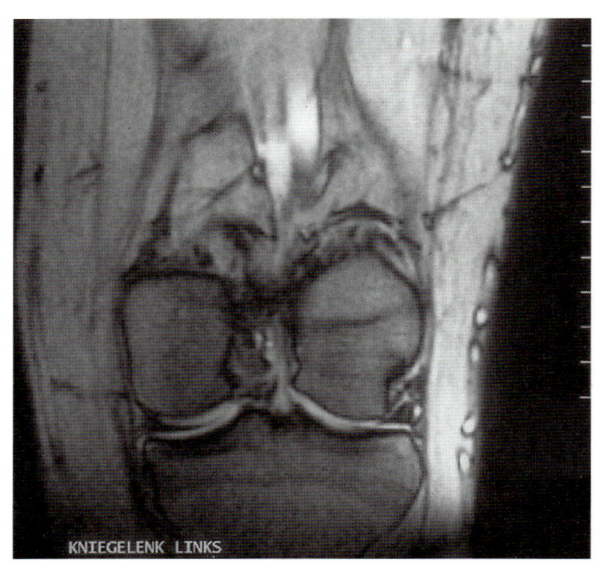

b Longitudinalschnitt: Lagebeziehung von Phlebektasien zum Kniegelenk, Sub- und Epifaszialraum.

Die bildliche Auflösung und Darstellung größerer Gefäßachsen mittels MTR-Technik kann aus unserer Sicht eine detaillierte angiographische Darstellung von Arterien und Venen derzeit nicht ersetzen.

Radiologische Gefäßdarstellungen. Eine lagegenaue und detailgetreue Darstellung der gestörten Gefäßanatomie kann als Schlüssel zur adäquaten Therapie (Chirurgie, Interventionsradiologie, Lasertherapie) gewertet werden. Dies hat für die Diagnostik von Hämangiomen eher untergeordnete Bedeutung, es sei denn, dass eine Lokalisation in kritischen Körperzonen (Gesichtsschädel, Genitalbereich) die prätherapeutische Identifikation einzelner Gefäße erforderlich macht (48). Folgende Informationen zur Gefäßmorphologie und Funktion können nur angiographisch erarbeitet werden:

Phlebographie. Die Phlebographie kann unter orthostatischen Bedingungen primäre Dysplasiezeichen und sekundäre Folgen, wie Avalvulie, Klappenverlust und -insuffizienz, Reflux, Kollateralzirkulation und beschleunigten Abfluss als Folge von funktionell wirksamen AV-Fisteln erfassen.

Arteriographie. Die Arteriographie eignet sich zur Unterscheidung zwischen hyperdynamen und hypodynamen AV-Malformationen, zur Bewertung von Kollateralkreisläufen und Ischämieeffekten, die durch AV-Fisteln verursacht werden können.

Lymphographie. Sie vermag Refluxzeichen („dermal back-flow"), Lymphödem und Lymphzysten mit Rückstau nachzuweisen (Abb. 5.**29**).

Tabelle 5.**34**   Therapiekonzept bei angeborenen Gefäßmissbildungen

Befund	Therapie
Hämangiome	Konservativ (Spontanremission) Laser- und Kryotherapie selten Cortisontherapie, Interferonbehandlung
Naevus flammeus	Evtl. Lasertherapie
Vorwiegend venöse Malformation (Phlebektasien, Embryonalvenen, persistierende Marginalvene) • lokalisiert intrakutan/subkutan • ausgedehnt subkutan	 Lasertherapie, Sklerotherapie Resektion/chirurgische Skelettierung
AV-Malformation, hyperdyname Fisteln	Katheterembolisation
Kombination von hypo- und hyperdynamen AV-Fisteln	Kombinierte Therapie: 1. Schritt Katheterembolisation 2. Schritt Resektion/Skelettierung

5.5 Angeborene Gefäßmissbildungen – diagnostisches Konzept und interventionelle Therapie

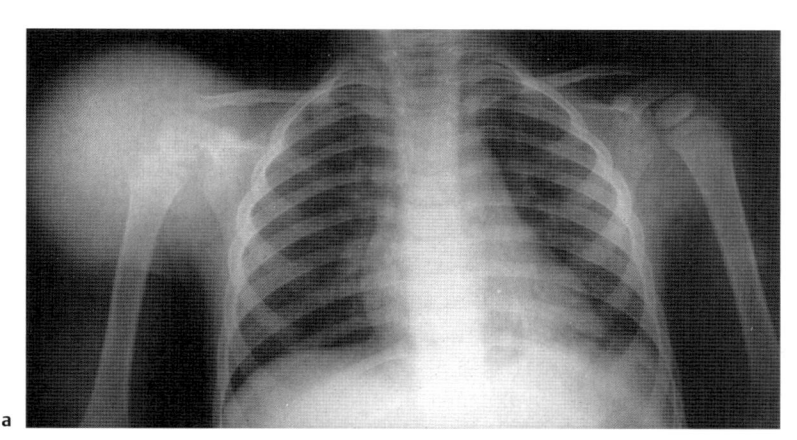

Abb. 5.**29 a–d** Kongenitale Lymphzysten.
a Weichteiltumor der rechten Schulter.
b Arteriogramm o. B.
c Phlebogramm o. B.

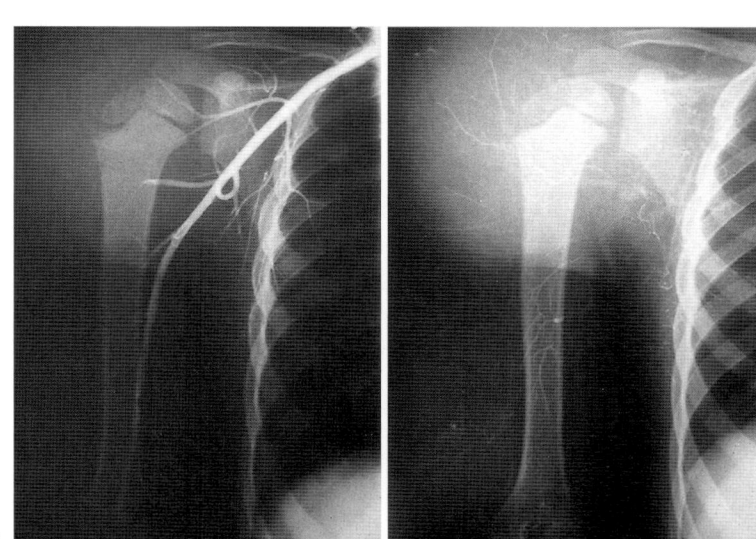

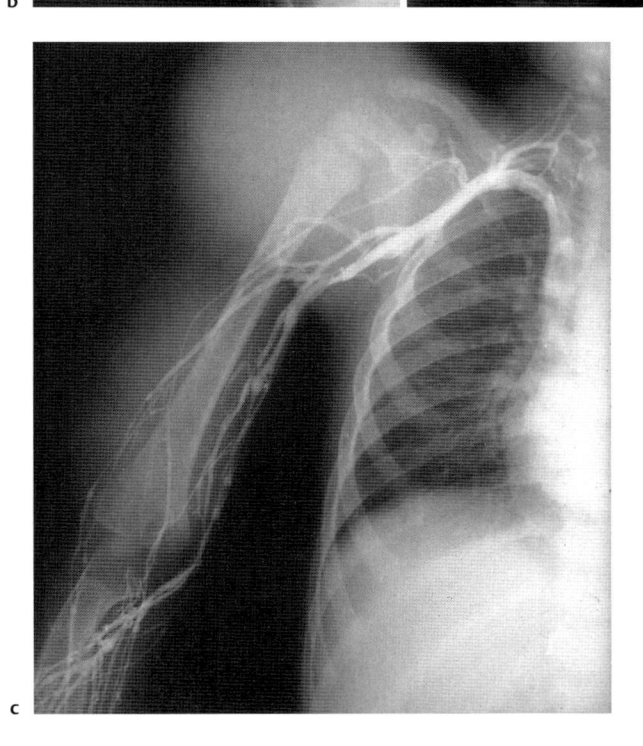

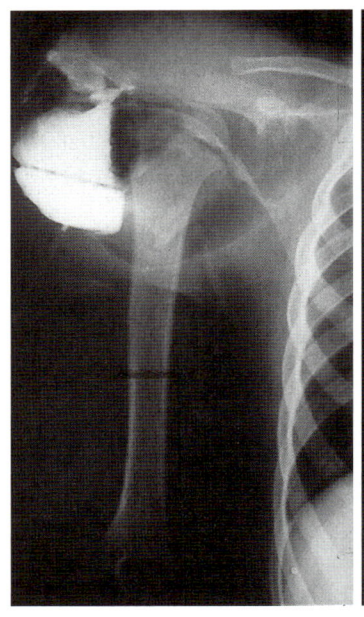

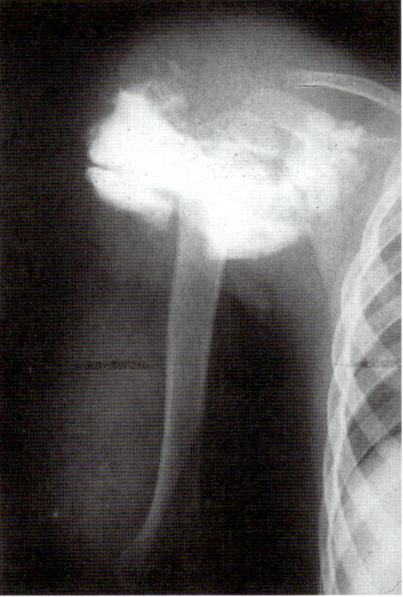

Abb. 5.**29 d** Direktpunktion und KM-Füllung: Gekammerte Lymphzysten periartikulär (Teilfüllung mit KM und Gas; nach Bewegung komplette KM-Verteilung).

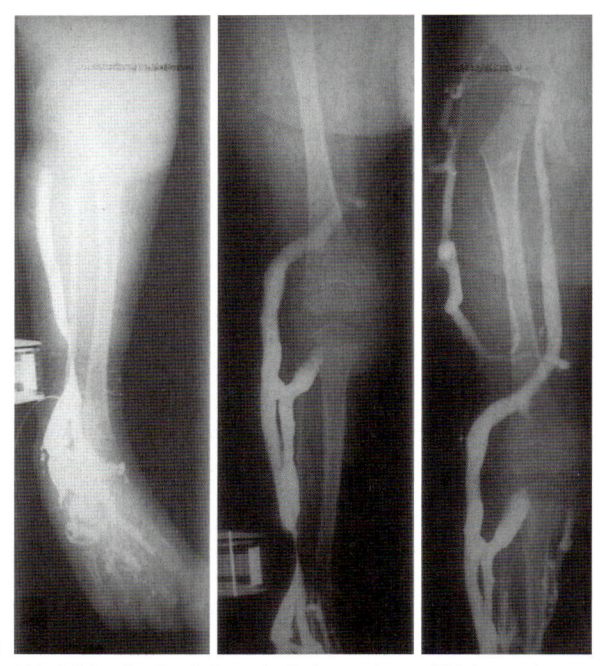

Abb. 5.**30 a, b** Persistierende Embryonalvene (Phlebographie zu Abb. 5.**27**).
a Vom Fuß aus primäre Füllung einer erweiterten klappenlosen Embryonalvene an der Unterschenkel- und Knie-Außenseite. Hauptabfluss zur V. saphena accessoria lateralis. Fehlende Leitvenenfüllung zwischen Knie und Leiste.
b Sekundäre Unterschenkelleitvenenfüllung bis zum Knie. Aplasie der V. poplitea und der V. femoralis superficialis. Epifaszialer Oberschenkelabfluss zu den Glutäalvenen, zur V. lumbalis ascendens und zu den Interkostalvenen Typ IIb/IV, Klassifikation nach Weber (72).

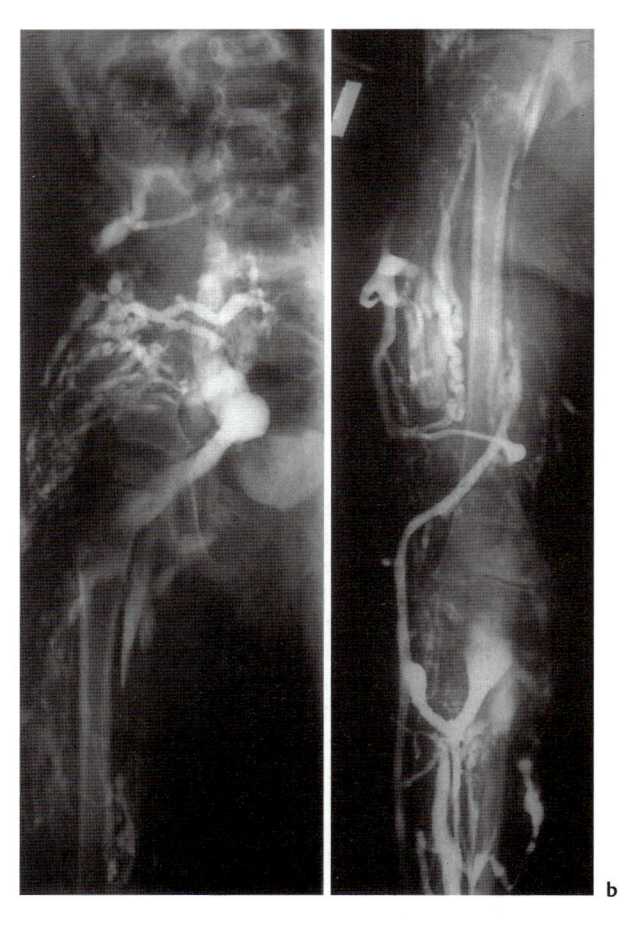

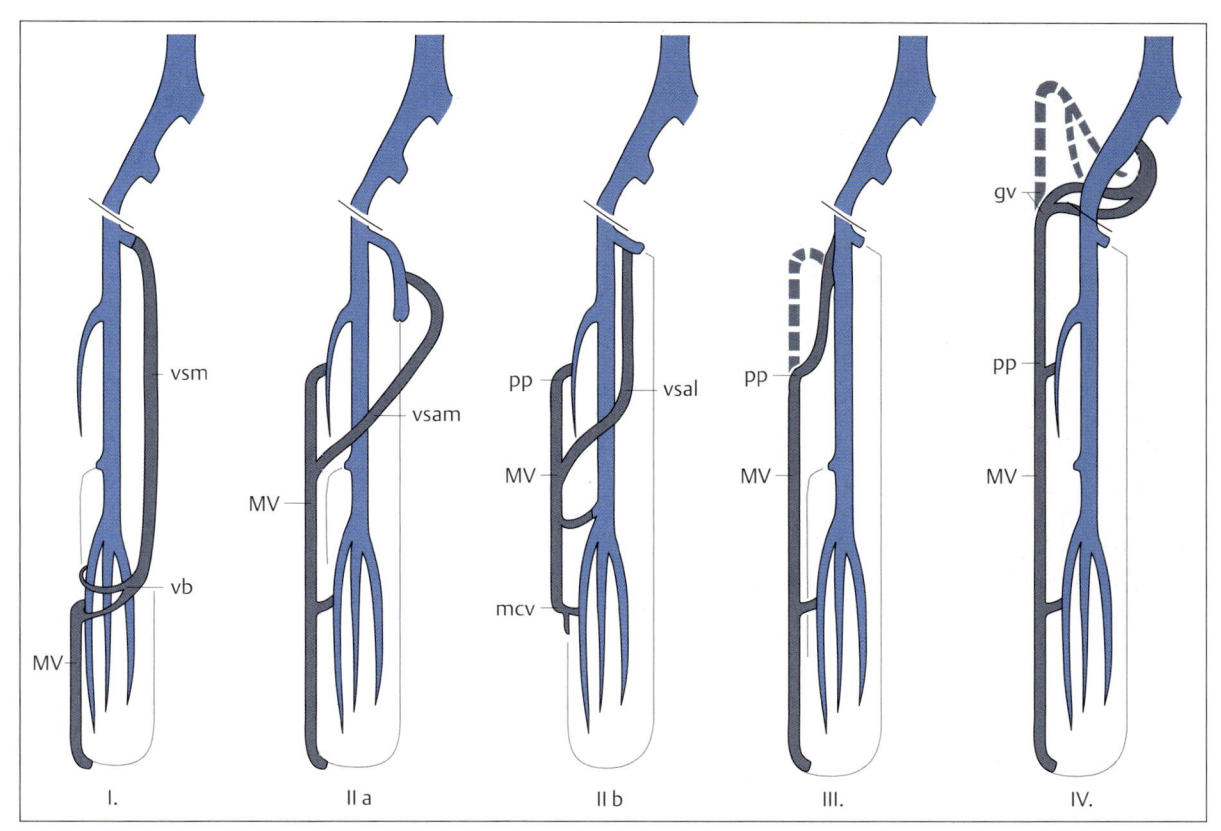

Abb. 5.31 Marginal-/Embryonalvene. Schematische Darstellung der Segment- und Drainagetypen I–IV nach Weber (72).
Abkürzungen:
MV: Marginalvene
vb: vordere Bogenvene
vsm: V. saphena magna
vsp: V. saphena parva
vsal: V. saphena accessoria lateralis
vsam: V. saphena accessoria medialis
pp: Profunda Perforans
mcv: Mid crural veins
gv: Glutäalvenen

Nachfolgend sollen die angiographischen Darstellungsverfahren im Hinblick auf diagnostischen Wert und Untersuchungstaktik genauer vorgestellt werden.

■ Phlebographie

Da im Rahmen der angeborenen Gefäßfehler „vorwiegend venöse" Malformationen die häufigste Form darstellen und da mit zunehmendem Alter sowohl bei rein venösen wie auch bei „arteriovenösen" Fehlern eine rasche venöse Dekompensation im Vordergrund steht, hat die morphologische und funktionelle Abklärung des Venensystems in der angiographischen Diagnostik Vorrang (71, 72). Die Phlebographie eignet sich als Einstiegsdiagnostik, kann ohne weiteres unter ambulanten Bedingungen durchgeführt werden und lässt sich optimal zur weitergehenden Beurteilung funktioneller Parameter z. B. mit einer blutigen Venendruckmessung kombinieren, um eine quantitative Bewertung bei CVI vornehmen zu können (53, 62, 68, 72).

Um eine rechtzeitige Klassifikation zu ermöglichen, sollte die Phlebographie auch bei Hinweis auf erste funktionelle Fehlentwicklungen im frühen Kindesalter durchgeführt werden, etwa wenn Weichteilschwellung („Weichteilriesenwuchs"), Längendifferenz im Extremitätenbereich und das Hervortreten von missgebildeten Venen (Phlebektasien) Hinweise auf eine rasche Dekompensation bieten (72). Insbesondere kann die Phlebographie Achsenanomalien und Varianten im Bereich des tiefen und oberflächlichen Extremitätenvenensystems sichtbar machen (66, 68, 72). Die Beziehungen zwischen epifaszialem, subkutanem dysplastischem Sammelvenensystem (persistierende Marginalvene, persistierende Embryonalvene) und der nicht selten gestörten Entwicklung des subfaszialen Leitvenensystems (Hypoplasie, segmentale Aplasie u. a.) lassen sich darstellen und prospektiv bewerten (7, 23, 24) (Abb. 5.**30**). Auch zentrale Einflussstörungen im Beckenbereich und Achsenanomalien der unteren Hohlvene lassen sich in *einem* Untersuchungsgang durch periphere Bein-Becken-Phlebographie, ggf. ergänzt durch DSA-Technik, optimal demonstrieren (56, 58, 71).

Als Methoden für die periphere Venendarstellung (Abb. 5.**31**) eignen sich
➤ die aszendierende Pressphlebographie (Hach) und
➤ die Varikographie (Ratschow).

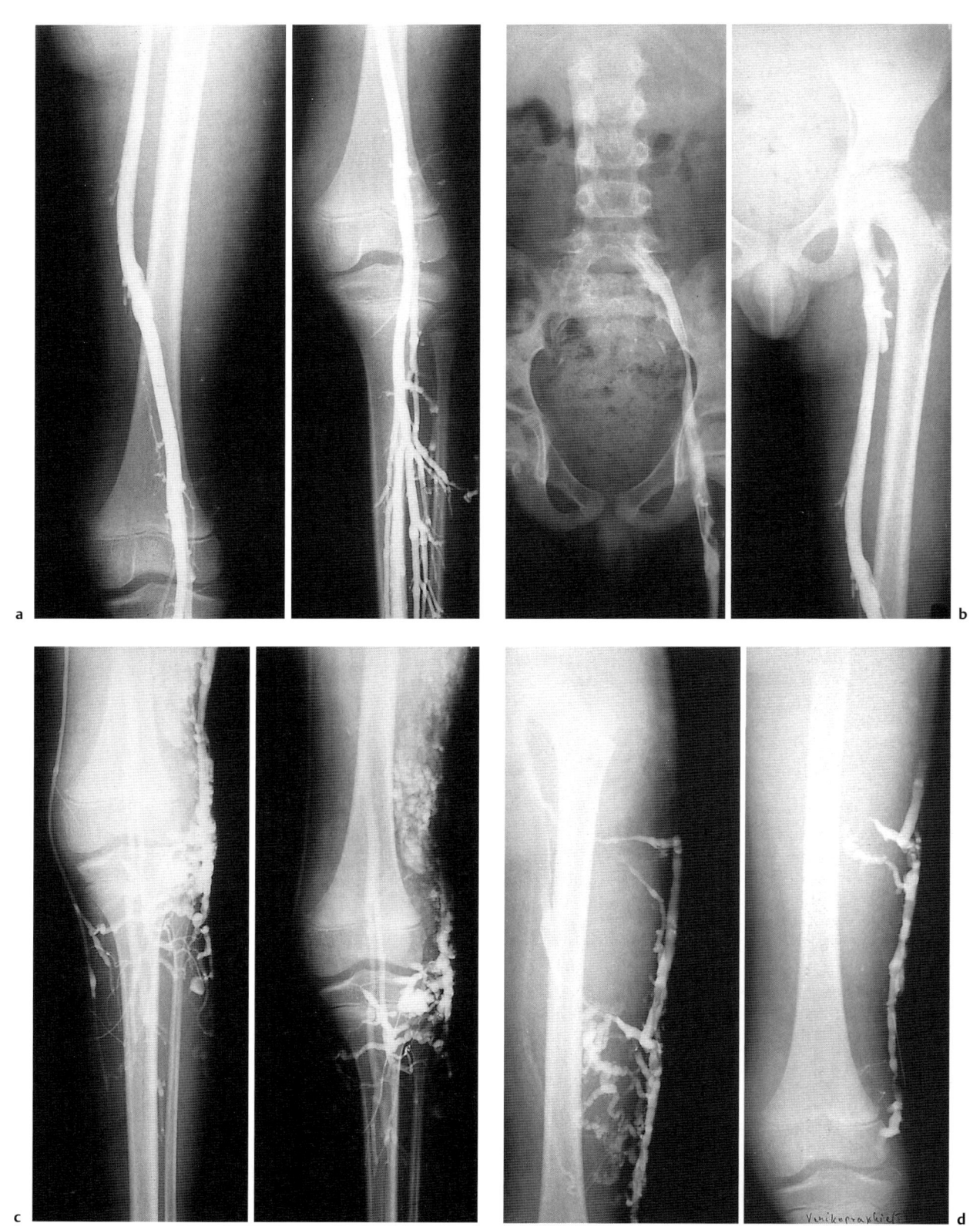

Abb. 5.**32 a–d** Persistierende Marginalvene.
a, b Die aszendierende Bein-Becken-Phlebographie zeigt keinen pathologischen Befund. Intaktes Leitvenensystem mit schlussfähigen Klappen.

c, d Varikographie durch Punktion von Phlebektasien am Knie: normaler Abfluss zur V. saphena magna innenseitig; außenseitig Darstellung der Marginalvene, am Oberschenkel mit Abfluss über Profundaperforanten. Typ III, Klassifikation nach Weber (72).

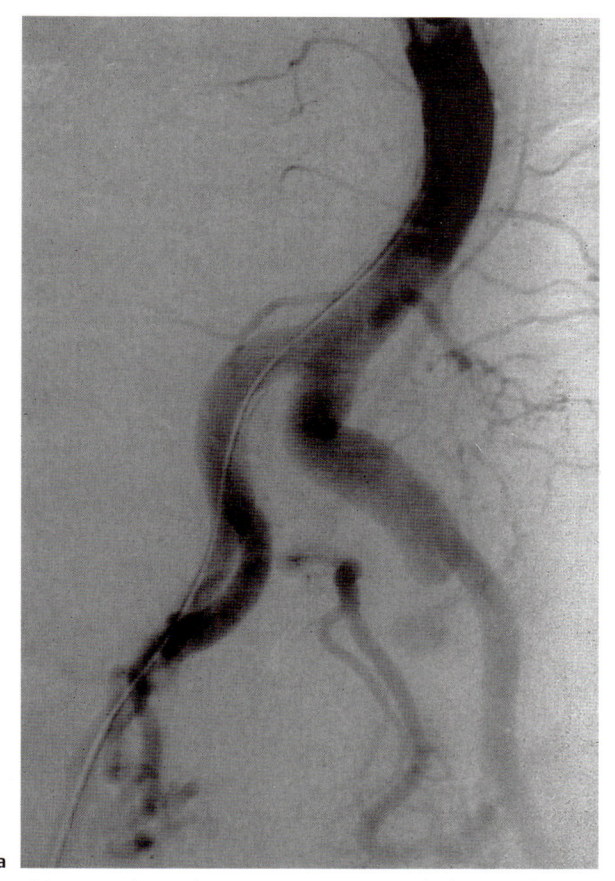

Abb. 5.33 a, b Beckenangiogramm, DSA-Technik. Hyperdyname AV-Malformation im kleinen Becken.
a Arteriogramm mit AV-Fistelkomplex. Zustand nach chirurgischer Resektion der Mündung der linken A. iliaca interna.

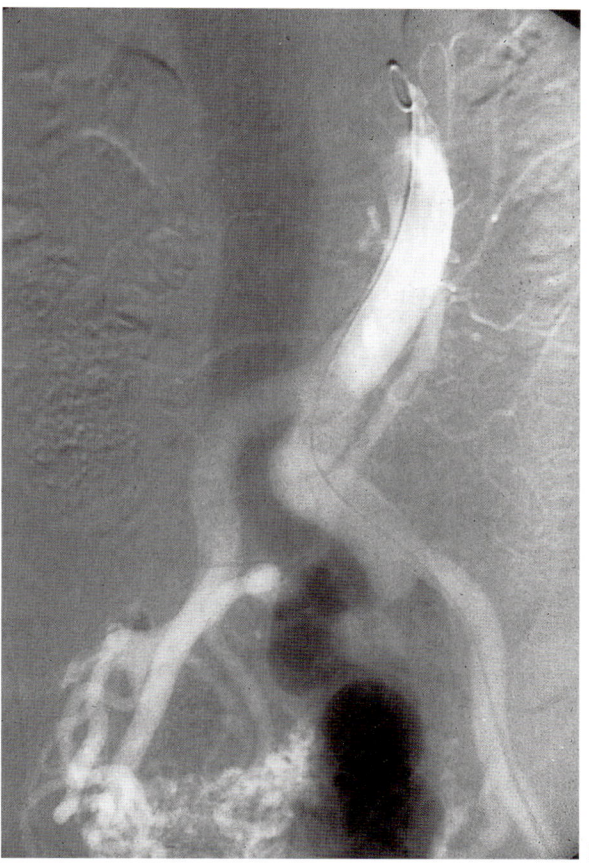

b Frühvenöser KM-Rückfluss über stark dilatierte V. iliaca interna der linken Seite. Rekonstruktion der Arterie zur Embolisation überlegenswert (70)!

Aszendierende Pressphlebographie. In halbstehender Position auf dem Kipptisch eines Röntgenzielgeräts lassen sich fast alle relevanten Informationen unter Phleboskopie mit Zielaufnahmen (May, Nißl) und unter Zuhilfenahme des Valsalva-Manövers (Hach) im Sinne einer funktionellen Angiographie gewinnen. Zu klären sind Nachweis oder Ausschluss von Venenklappen, Refluxen und Kaliberänderungen im Leitvenensystem, ferner die Beteiligung von insuffizienten Perforanten und die epifaszialen Abflüsse (Abb. 5.32).

Varikographie. Sie erlaubt als Ergänzungsverfahren in manchen Fällen erst den Nachweis von Phlebektasien sowie die exakte Darstellung von Ausdehnung und Drainage persistierender Marginal- und Embryonalvenen (Abb. 5.31 und 5.32).

Dokumentation mittels Röntgennativaufnahmen. Im Extremitätenbereich, insbesondere bei Längenunterschieden der Beine, empfiehlt sich vorab eine Dokumentation mittels Röntgennativaufnahmen zur exakten Ausmessung am stehenden Patienten (Abb. 5.27 b). Sie zeigt pathologische Knochenbefunde, die Wachstumszonen der Epiphysen sowie Usuren bei enostalen AV-Fisteln, Phlebolithen und die Zeichen der Phlebosklerose im Weichteilbereich bei fortgeschrittener CVI (62, 72) (Abb. 5.34 b).

Der Nachweis des noch nicht abgeschlossenen Epiphysenschlusses beim Jugendlichen ist nach den Beobachtungen von Tasnady bedeutsam, weil eine rechtzeitige Beseitigung oder Reduktion von AV-Fisteln und die Rekompensation des gestörten Venensystems bei ca. 40% der Patienten ohne zusätzliche orthopädische Maßnahmen zum Längenausgleich führen (6).

■ Arteriographie

Indikationen. Auf die arterielle Darstellung kann bei Gefäßmalformationen zunächst verzichtet werden, wenn Klinik und phlebographische Kriterien gegen die Präsenz von AV-Fisteln und funktionell belastende Achsenanomalien sprechen (19, 40, 41, 45, 48, 62, 68, 72). Die arterielle Gefäßdarstellung muss bei Kindern bis zur Pubertät häu-

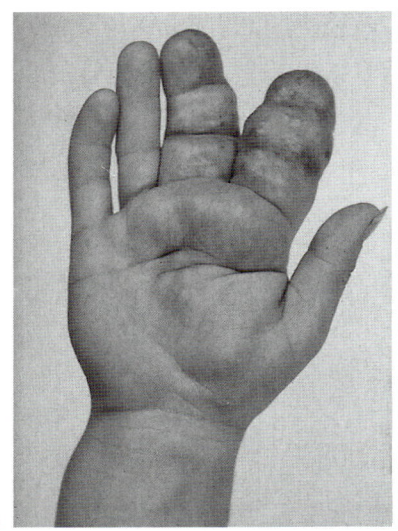

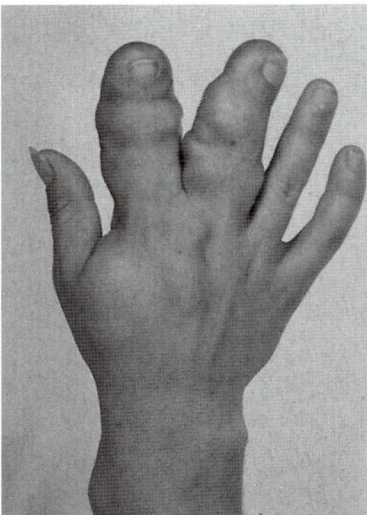

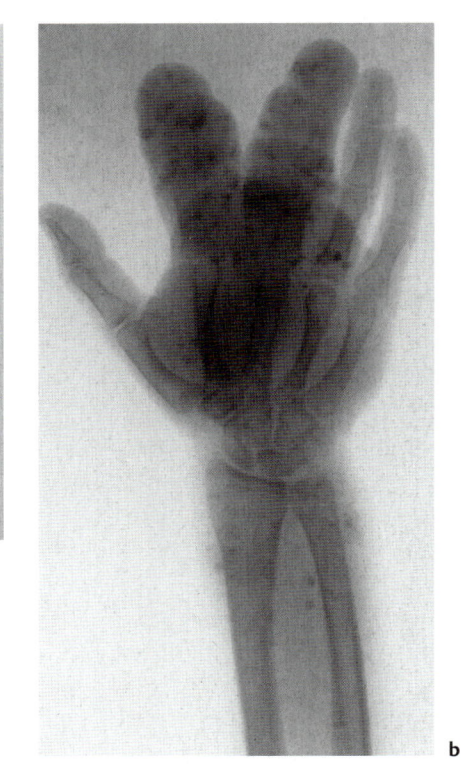

Abb. 5.**34 a, b** Hypodyname AV-Malformation.
a Weichteilschwellung des Handballens und der Finger II und III, Gigantismus der Hand.
b Röntgennativbild mit Phlebolithen.

fig in Vollnarkose durchgeführt werden (42). Die Indikationsstellung sollte auch deshalb vor dem Hintergrund alsbaldiger chirurgischer oder interventionell-radiologischer therapeutischer Konsequenzen gesehen werden (40, 45).

Klinische und funktionsapparative Hinweise auf eine „evolutive Tendenz" von AV-Fisteln während der Wachstumsphasen, später in der Pubertät und während der Schwangerschaft müssen als Zeichen einer raschen Dekompensation gewertet werden und sollten möglichst bald arteriographisch geklärt werden (21, 25–27, 31, 60, 70).

Katheterangiographie. Die indirekte, transvenöse Darstellung in DSA-Technik halten wir für obsolet. Eine direkte, detailgenaue arteriographische Dokumentation von AV-Fisteln und die Bewertung der zu ihnen führenden Gefäße einschließlich des venösen Abflusses sind für die Therapieplanung unverzichtbar (Abb. 5.**33**). Standserien, die eine Beurteilung der regionalen AV-Zirkulation zulassen, und eine hohe bildliche Auflösung der Gefäßstrukturen durch gezielte Katheterarteriographie sind insbesondere für den akralen Bereich von Unterarm-Hand (Abb. 5.**34**, 5.**35**) sowie Unterschenkel-Fuß außerordentlich wichtig. Dies gilt umso mehr, als „hyperdyname" AV-Fisteln in der Summationsdarstellung oft Unübersichtlichkeit und Teilinformationen, bedingt durch frühvenösen Rückfluss, hervorrufen (45). Eine rasche Filmblattfolge (bis zu 6 Bildern/s) und eine Kartographie in subselektiver Katheterposition unter Darstellung aller an einem AV-Fistelkomplex beteiligten zu- und abführenden Gefäße erleichtern die Bildanalyse (32, 69). Die Ballon-Okklusionsarteriographie (69) unter Verwendung von flow-gesteuerten Ballonkathetern vom Swan-Ganz-Typ (45) erleichtert Zugang und Darstellung in extremen Fällen mit großen Shuntvolumina und hoher Durchflussgeschwindigkeit („high flow lesions") (Abb. 5.**36**).

Für eine adäquate Therapiewahl unter Schonung erhaltenswerter nachbarschaftlicher Strukturen und deren Funktion ist die Synopsis von Bildgebenden und Funktionsverfahren maßgeblich. Die invasive Diagnostik sollte dabei zeitnah zur Therapieplanung durchgeführt werden.

> Eine Trennung von diagnostischer Darstellung durch Arteriographie und therapeutischer Katheterembolisation hat sich aus unserer Sicht sehr bewährt, weil oft schon für die Diagnostik grenzwertige Kontrastmittelmengen benötigt werden.

Außerdem wird damit Raum für eine interdisziplinäre Beratung zwischen Gefäßchirurgen, Radiologen u. a. und für die optimale Therapiewahl gewonnen (23, 24, 63, 74).

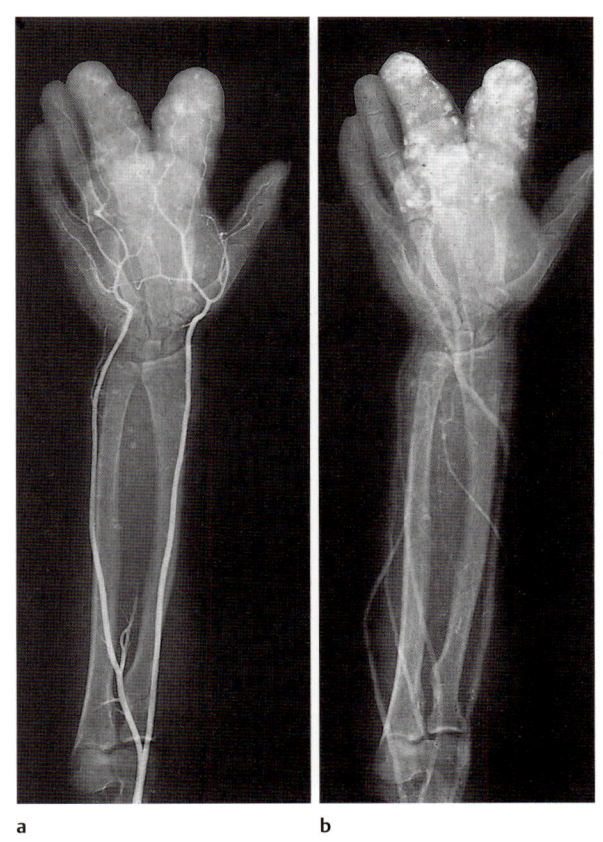

Abb. 5.35 a, b „Hypodyname" AV-Fisteln (Angiographie der Hand zu Abb. 5.34).
a Arteriographie, frühe arterielle Phase: Pool-artige AV-Fisteln mit langsamem Abfluss.
b Venöse Phase: stark dilatierte Venen, persistierende Pools.

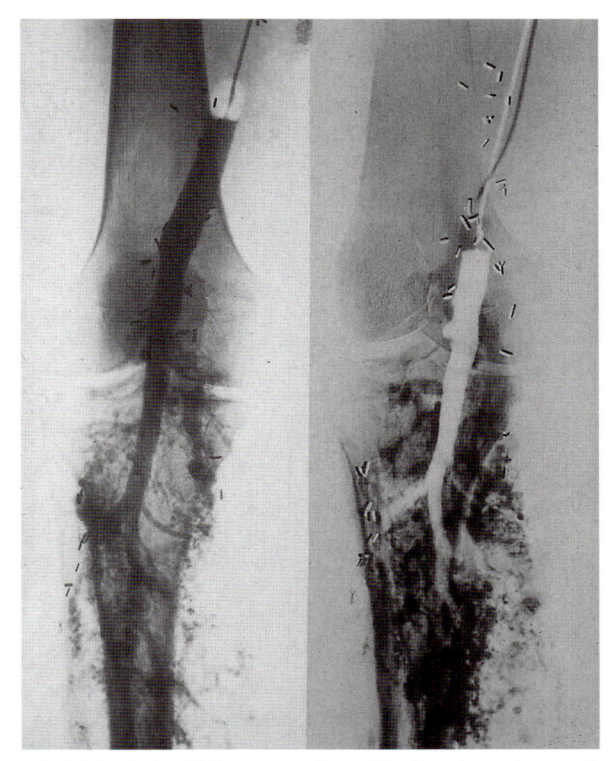

Abb. 5.36 Ballon-Okklusionsarteriographie. Bei „hyperdynamen" AV-Fisteln ist der arterielle Zufluss oft massiv beschleunigt. Verbesserung der Darstellung mit Swan-Ganz-Ballonkatheter: Schwemmkathetertechnik und temporäre Ballonblockade (69).

Therapie

■ Therapieplanung

> Zweckmäßigerweise sollten diagnostischer und interventionell-therapeutischer arterieller Eingriff in eine Hand gelegt werden, um Mehrfachdiagnostik oder Fehler in der Therapieplanung vermeiden zu können (72).

Vor allem Übersichtsarteriographien, Subtraktionsartefakte, fehlende Sequenzen der regionalen AV-Zirkulation und Überlagerungen von Arterien und Venen bei hyperdynamen AV-Fisteln können zu gravierenden Fehlinterpretationen führen.

Charakteristischerweise finden sich bei vielen Patienten mit AV-Malformationen gelenknahe Zonen mit hyperdynamen AV-Fisteln und großkalibrigen zuführenden Gefäßen, die sich gut zur Katheterembolisation eignen (72). In den dazwischen gelegenen Abschnitten lassen sich die präsenten hypodynamen Fisteln (oft unter Betonung der Außenseite und im epifaszialen Bereich gelegen) selbst unter optimalen angiographischen Bedingungen mitunter nur grenzwertig und durch indirekte Zeichen nachweisen. Sie können jedoch in summa große Shuntvolumina transportieren und zur raschen venösen Dekompensation in Phlebektasien und embryonalen Sammelvenen beitragen. Andererseits sind sie in ihrer oberflächlichen Lage für die gefäßchirurgische Therapie zugleich mit der Resektion von Embryonalvene/Marginalvene und Phlebektasien relativ gut zugänglich (4–7, 22–24).

■ Katheterembolisationen

Die Möglichkeit, kongenitale AV-Fisteln durch Katheterembolisation interventionell-radiologisch auszuschalten, ist ausschließlich auf hyperdyname Shuntsituationen mit ausreichend großen zuführenden Arterien limitiert.

Als „hyperdynam" werden AV-Fisteln mit stark beschleunigter Durchflussgeschwindigkeit und frühvenösem KM-Abfluss bezeichnet.

Tabelle 5.**35** Materialien zur Katheterembolisation von AV-Malformationen

Material	Eignung
Partikelmaterial	
• Silikonspheren	+
• Polyvinylalkohol (Ivalon)	+
• Dura mater und Fascia lata	+
Mechanische Hilfsmittel	
• Stahlspiralen (Gianturco)	++
• Stahl-Spider	++
• ablösbare Ballons	++
Flüssige und halbflüssige Materialien	
• absoluter Alkohol (Ethanol)	++
• Isobuthyl-Cyano-Acrylat (Bucrylat)	+++
• Aminosäuren (Ethibloc)	+++

Indikationen und taktisches Vorgehen

Die Vasookklusion durch Katheterembolisation kann bei geeigneten Fällen als eigenständige Methode angesehen werden (1, 2, 29, 30, 39, 46, 69, 73). Bei Patienten, für die sich eine „kombinierte Therapie" (24) von Katheterembolisation und operativem Verfahren eignet, empfiehlt sich die Katheterembolisation als erster Schritt (24). Sie bereitet die gefäßchirurgische Behandlung durch Ausschaltung oder Reduktion der größeren hyperdynamen AV-Fisteln vor, was sich vor allem perioperativ durch eine geringere Blutungstendenz, Reduktion des Bluttransfusionsvolumens und übersichtliche Präparation/Resektion positiv auswirkt (23, 24).

Lokales Ischämiesyndrom. Kontraindikationen gegen die Katheterembolisation ergeben sich dann, wenn prospektiv die kurz- und langzeitig erreichbaren Ergebnisse im Missverhältnis zum Komplikationsrisiko stehen. Vasookklusion bedeutet stets ein lokales Ischämiesyndrom, welches inbesondere in gelenknahen Partien und in der Muskulatur auch funktionelle Ausfälle zur Folge haben kann. Die Indikationen zur Katheterembolisation hyperdynamer AV-Fisteln sollten auch vor dem Hintergrund der gefäßchirurgisch erreichbaren Möglichkeiten und Grenzen gemeinsam bewertet werden. Für beide Verfahren gilt, dass letztlich nur die konsequente Ausschaltung der AV-Fisteln selbst kurative Wirkung hat (52, 73). Die Ausschaltung der afferenten fistelversorgenden Arterien allein führt zwangsläufig zu einer raschen Kollateralisation, häufig auch zu einem fortschreitenden Ischämiesyndrom in der benachbarten Gefäßperipherie (12).

■ Embolisationsmaterial

In der Literatur wurde eine Vielzahl von Materialien zur Katheterembolisation empfohlen (9, 14, 15, 34, 67). Eine sog. „kapilläre Embolisation" (17) der AV-Fisteln selbst ist mit ablösbaren Ballons (37), Spiralen (13) und Makropartikeln (10, 12) jedoch nicht zu erreichen. Für sich allein angewandt geben diese Hilfsmittel deshalb meist in kürzester Zeit Vorschub zur Kollateralisation. Auch resorbierbare Partikel erscheinen inadäquat, da von ihnen in hyperdynamen Fistelregionen eine permanente und ausreichend komplette Vasookklusion nicht erwartet werden darf (17, 33, 61, 67) (Tab. 5.**35**).

Flüssige und halbflüssige Substanzen sind das Material der Wahl, um große, mittlere und kleine AV-Fisteln, insbesondere das Netz infiltrativer Fistelkomplexe, auf Dauer blockieren zu können (2, 15, 17, 67, 75) (Abb. 5.**37**).

> Die Charakteristika einer für die Embolisation von Gefäßmalformationen geeigneten Substanz ergeben sich aus ihrer Viskosität (Injektabilität), ihrer Kontrastgebung (durchleuchtungsgesteuerte Kontrolle der Embolisation und Verlaufsbeobachtung) sowie ihrer Auswirkung auf die Gefäßintima (Sklerosierungseffekt, Verklebung, Dauereffekt der Vasookklusion) (17, 33, 67).

Acrylharz. Acrylharz (z. B. Iso-Butyl-Cyano-Acrylat) kann mit dünnen, auch mit koaxialen Kathetern als flüssige Substanz direkt in den Fistelbereich gebracht werden, wo es unmittelbar in Kontakt mit den Anionen des Blutes polymerisiert (11). Allerdings kommt es mitunter zu einer irregulären Verteilung des Embolisats unter Bevorzugung schutzwürdiger nachbarschaftlicher gesunder Gefäßstrukturen und zu Shuntabfluss auf die venöse Seite (17).

Ethanol. Absoluter Alkohol (Ethanol) lässt sich gleichfalls hervorragend über dünne Katheter in kleine und kleinste Fistelarterien injizieren (75, 76). Die Vasookklusion folgt einer lokalen Intimaschädigung durch die hyperosmolare Substanz mit lokaler Thrombosefolge, wobei mittlere und große Gefäße nur über eine längere Blockade der afferenten Arterie durch die Katheterspitze oder unter Zuhilfenahme eines Ballonkatheters verschlossen werden können. Damit kann auch ein zusätzlicher Schutz vor Materialreflux erreicht werden (8, 61, 75, 76). Häufig mimikrieren Gefäßspasmen das Ausmaß des tatsächlich erreichten therapeutischen Effekts in der frühen Kontrollangiographie.

Ethibloc (Fa. Ethicon, Johnson & Johnson, Norderstedt). Hierbei handelt es sich um ein Aminosäurengemisch in alkoholischer Lösung. Die Substanz ist biokompatibel und präzipitiert im Blutkontakt etwas langsamer als die Acrylharze. Aus unserer Sicht ist es derzeit die ideale Substanz zur Vasookklusion von hyperdynamen AV-Fisteln bei Gefäßmalformationen (33, 59, 61, 73). Die Verteilung in kleinen und kleinsten Gefäßen sowie die Geschwindigkeit des Aushärtens der Substanz können durch Hinzugabe von öligem Lipiodol und – ähnlich wie bei der Acrylharzapplikation – durch Vor- und Nachinjektion von hyperosmolarer 40%iger Glukose gesteuert werden (17, 33). Die Substanz kann durch diese zusätzliche Kontrastgebung auch bei der Applikation in kleinsten Mengen besser beobachtet und dokumentiert werden. Zum Schutz vor Reflux ist wiederum eine geblockte Katheterposition („wedge position") oder die Zuhilfenahme eines Ballonkatheters empfehlenswert. Bei großen AV-Fisteln, bei denen auch mit Ethibloc die Gefahr besteht, dass Embolisationsmaterial in das venöse System shuntet, besteht die Möglichkeit, endovaskulär aus Gianturco-Spiralen (13) ein „Netz" um die Fistelverbindung zu formen, in welches Ethibloc sicher eingebettet werden kann (59, 61, 67) (Abb. 5.**38**).

■ **Kathetermaterial**

Eine Vielzahl von Kathetern unterschiedlicher Kaliber, Formungen und Biegungsgrade ist heute im Handel erhältlich (8, 34). Mit sehr weichen und dünnen Katheterspitzen, so mit dem Tracker-Katheter, oder mit koaxialen Kathetersystemen bzw. mit Flow-Steuerung von Ballonkathetern (69) lassen sich kleine und kleinste Gefäße bis weit in die Peripherie sondieren (34). Katheter und entsprechend komfortable flexible und steuerbare Führungsdrähte sollten bei der Embolisation von AV-Fisteln stets über eine Schleuse appliziert werden, um jederzeit einen Katheterwechsel vornehmen zu können.

■ **Komplikationen**

Sie hängen bei der Embolisation von AV-Malformationen von zahlreichen Faktoren ab. Zunächst können sie im Rahmen der Angiographiekathetertechnik entstehen (1, 35). Darüber hinaus ist die Applikation der Embolisationsmaterialien je nach Substanz durch spezielle Risiken gekennzeichnet, die allerdings bei der Handhabe durch erfahrene interventionelle Radiologen erheblich reduziert werden können (8, 9, 34).

Reflux. Reflux von Embolisationmaterial kann vor allem durch eine geblockte Katheterspitze und durch optimale Durchleuchtungssteuerung eines kontrastgebenden Materials vermieden werden (56, 59). Eine nicht erwünschte Position von Gianturco-Spiralen kann u. U. unter Durchleuchtungssteuerung korrigiert und das Material wieder entfernt werden (57).

Nekrosen. Nekrosen im Bereich der Vasookklusion und des aus ihr resultierenden Ischämiebezirks können an allen betroffenen Gewebsstrukturen, darunter Haut und Nerven, auftreten, wie sich laut Literatur insbesondere nach Applikation von absolutem Alkohol gezeigt hat (38, 49, 74). Aus eigener Erfahrung steigt das Risiko lokaler Hautnekrosen mit der Zahl der lokal embolisierten, die Haut mitversorgenden Arterien. Ferner besteht eine erhöhte Gefahr systemischer Thrombosekomplikationen bei ausgiebiger Embolisation von muskelversorgenden Arterien. Hingegen sind ischämische Nervenkomplikationen extrem selten (73) (Tab. 5.**36**).

Nowak gibt für Katheterembolisationen generell eine Komplikationsrate von 3,8 % und ein Mortalitätsrisiko von 0,9 % an (35). In bestimmten Regionen muss mit noch höheren Risikoraten gerechnet werden (Becken 5 %, Hirnschädel 6,7 %). Für die Katheterembolisation von AV-Malformationen sind der Literatur keine speziellen Komplikationsraten zu entnehmen.

Postembolisationssyndrom. Nebeneffekte und Missempfindungen während und nach der Katheterembolisation sind als ein obligater Bestandteil des sog. Postembolisationssyndroms (syn. „post-infarction-syndrome") (36, 37, 64) geläufig:
➤ Schmerz,
➤ subfebrile Temperaturen,
➤ Leukozytose,
➤ lokale Ödembildung.

Tabelle 5.**36** Nebenwirkungen, Risiken und Komplikationen der Katheterembolisation

Nebenwirkungen
- Schmerz
- subfebrile Temperaturen
- Übelkeit
- Leukozytose
- Postembolisationssyndrom

Risiken
- Gefäßspasmen → arterielle Thrombose
- Hautdemarkationen → Ischämie → Nekrose
- Nervennutritionsschaden → Neuralgie, Parese, Sensibilitätsstörung
- Muskelnekrosen → Funktionseinschränkung
- Hyperkoagulabilität → systemische Thrombose

Komplikationen
- Katheter bleibt am Embolisationsmaterial fixiert (Acryl)
- Embolisationsmaterial „shuntet" av → Lungenembolie
- Materialreflux → Nekrose normaler Strukturen
- Überembolisation → Ischämie → Dauerschäden

Allgemeine Angiographierisiken
- KM-Unverträglichkeiten
- Nephrotoxizität
- thyreotoxische Krise
- Komplikationen am Punktionsort (Hämatom)
- Komplikationen an der Katheterspitze (Perforation, Dissektion, KM-Extravasation)

> Die klinischen Zeichen des ischämischen Durchgangssyndroms sind durch eine lokale entzündliche Gewebsreaktion geprägt, über die sich innerhalb weniger Tage eine kollaterale Versorgung reorganisiert. In dieser Phase von ca. 2–3 Tagen stabilisiert sich die Vasookklusion in der Regel durch zusätzliche Thrombosierung und fortschreitende Zerstörung der Gefäßinnenwand im embolisierten Bereich und leitet damit zu einem narbigen Umbau über (64, 69, 70).

Anästhesie. Da das akut einsetzende Ischämiesyndrom durch extreme initiale Schmerzen gekennzeichnet sein

136 5 Phlebologische Krankheitsbilder

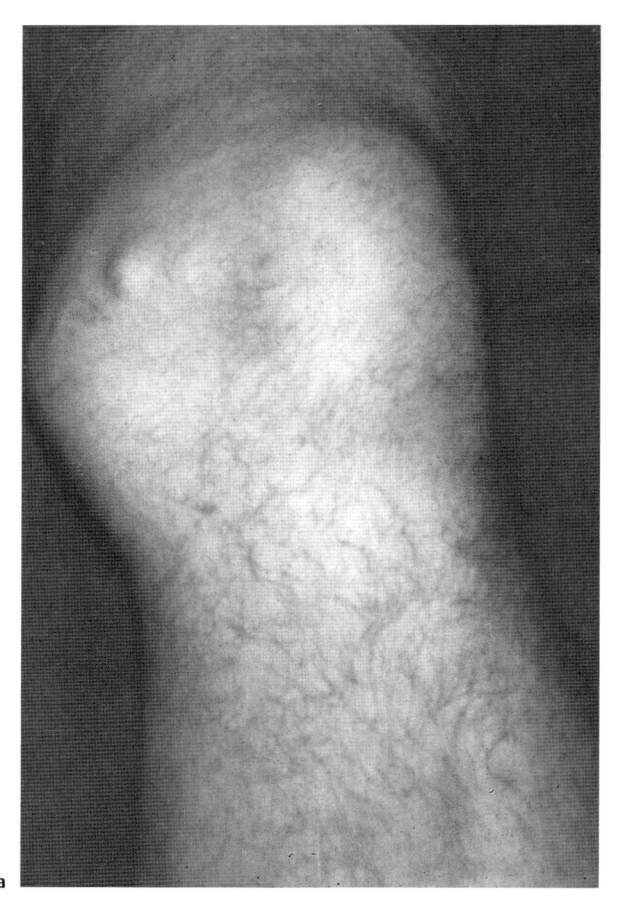

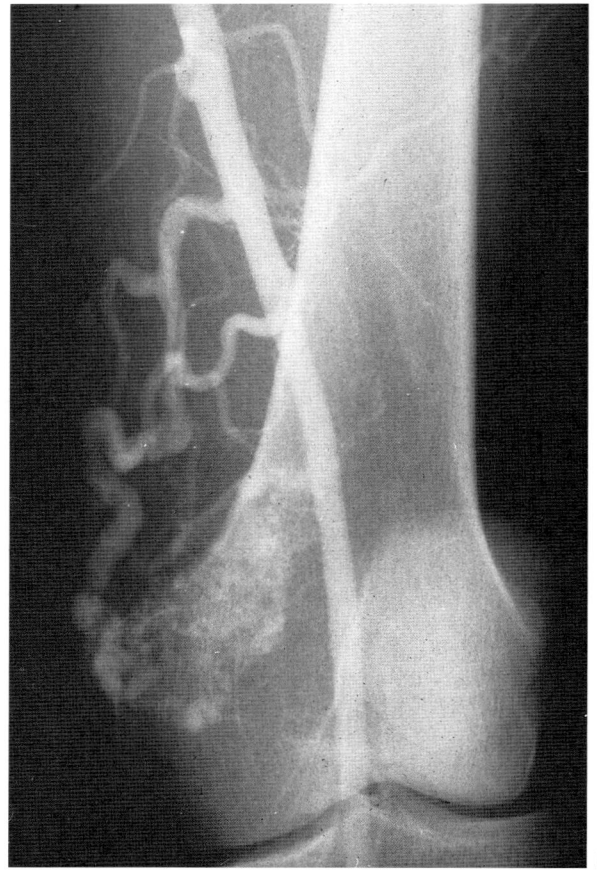

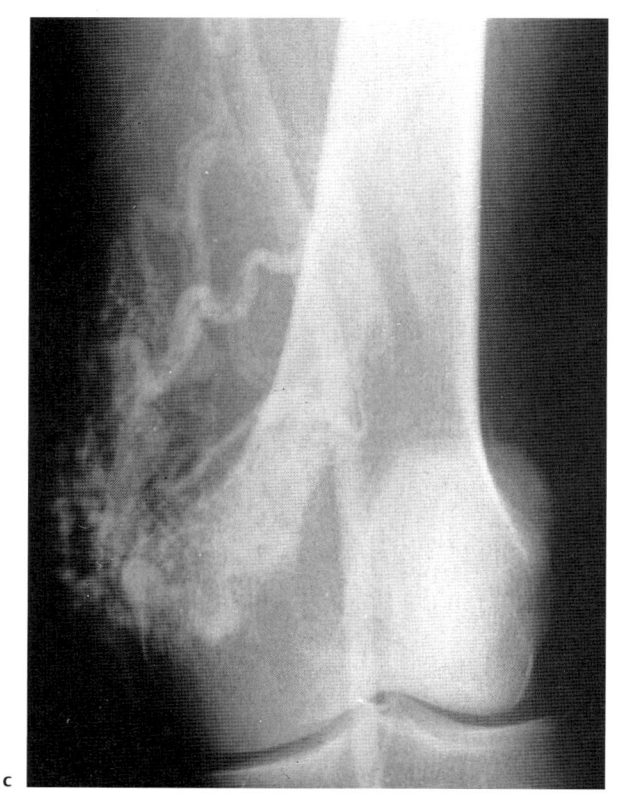

Abb. 5.**37 a–c** Katheterembolisation.
a Weichteilschwellung der Knieinnenseite.
b, c Arteriogramm mit „hyperdynamen" AV-Fisteln, frühvenöser Abfluss.

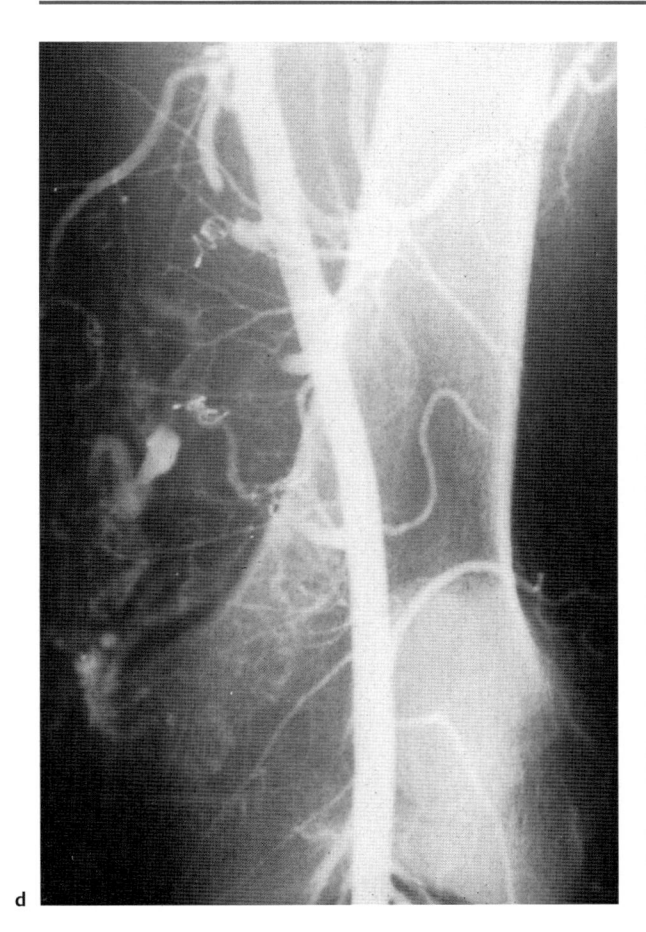

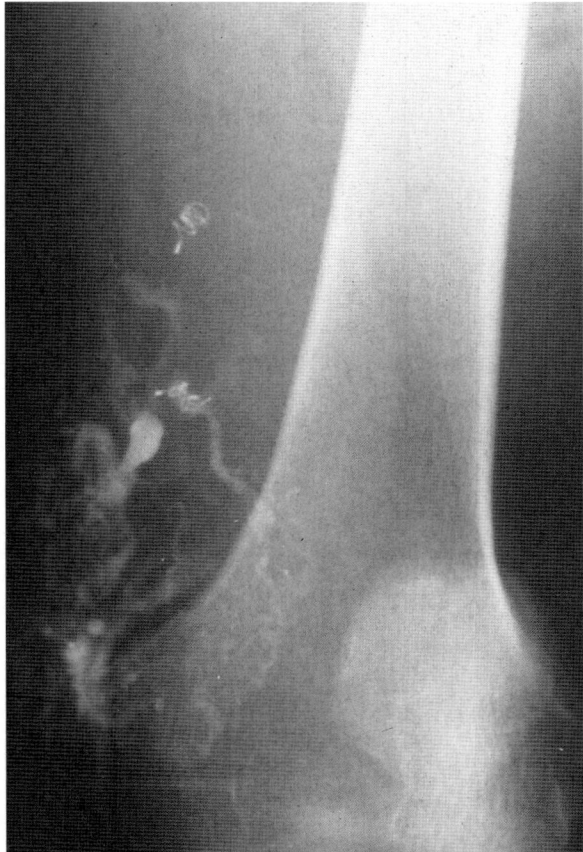

Abb. 5.**37 d–f**
d Selektive Katheterembolisation mit schrittweiser Okklusion des Fistelkomplexes mit Ethibloc-Jodöl und Gianturco-Spiralen. Kontrollangiogramm.
e Embolisate im Leerbild: Ethibloc und Gianturco-Spiralen, 8 Tage nach Katheterembolisation.
f Schema der „infiltrativen" AV-Fisteln, Zu- und Abflüsse nach Malan (27).

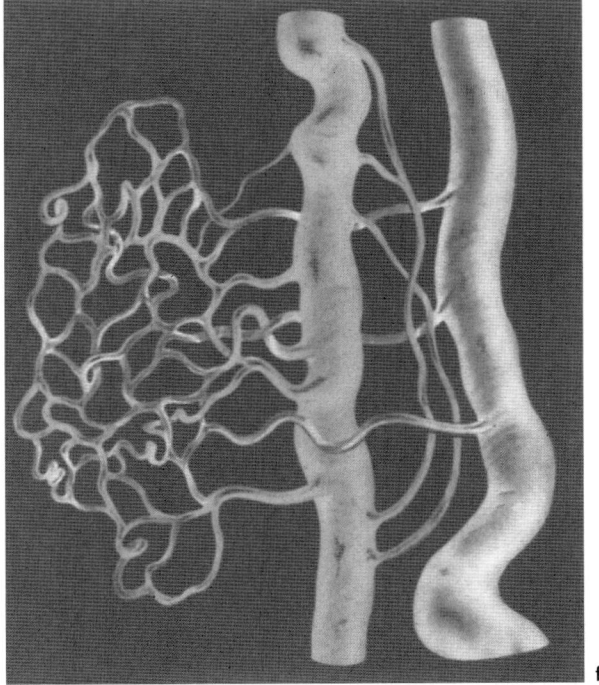

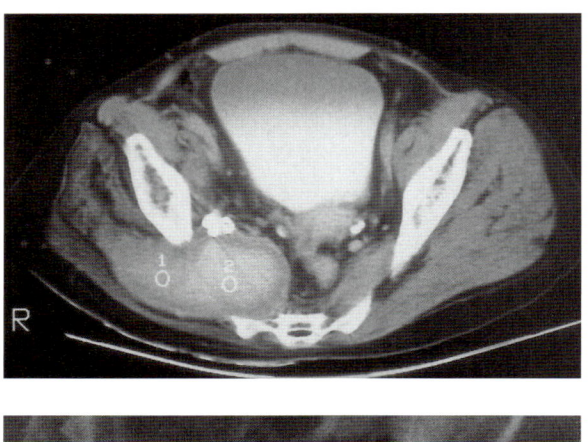

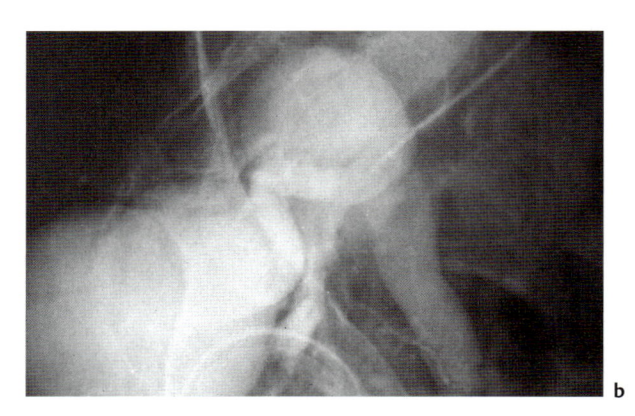

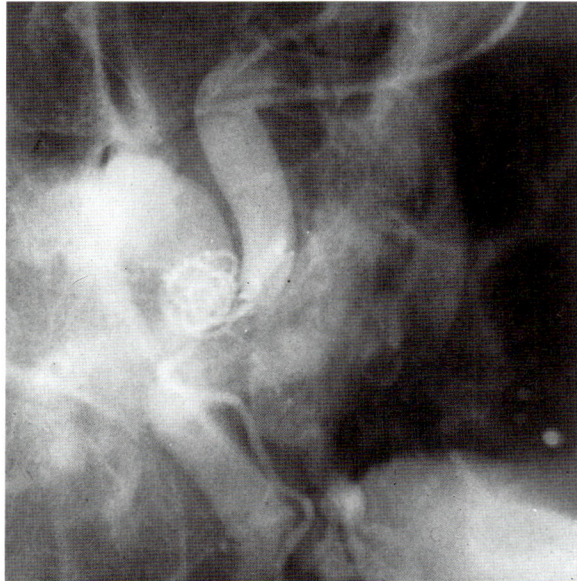

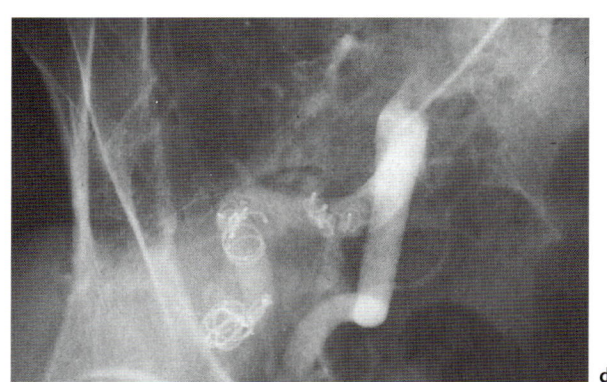

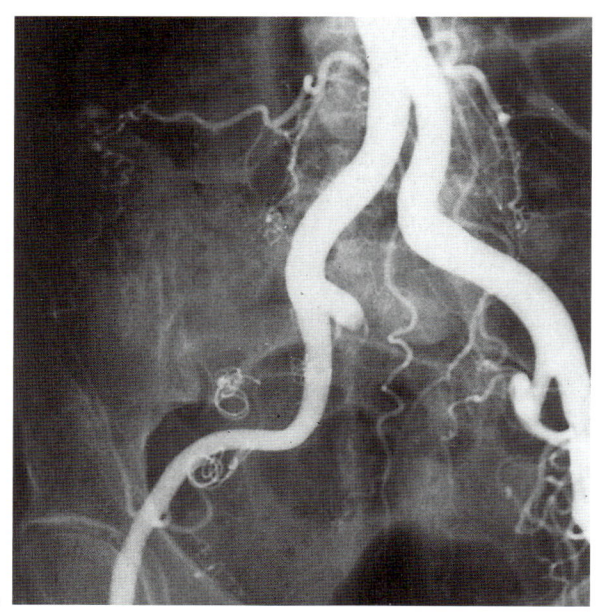

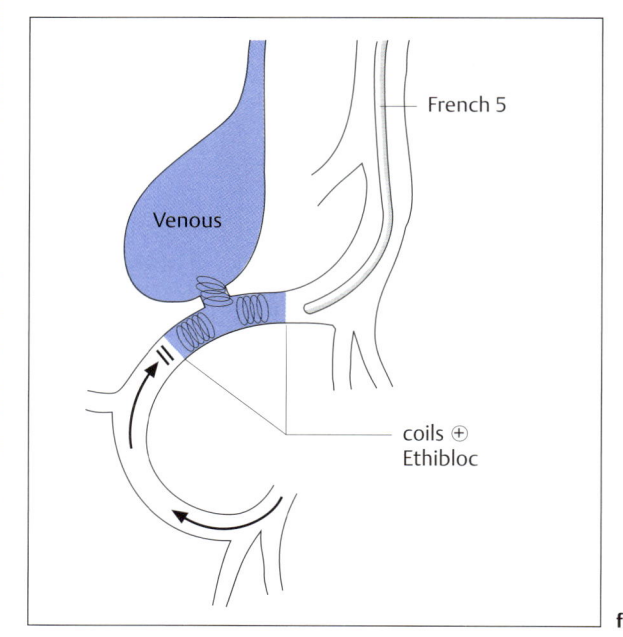

Abb. 5.**38 a–f**   Katheterembolisation.
a   Im CT großer teilthrombosierter, das Becken arrodierender Aneurysmasack.
b   A. iliaca interna selektiv mit direkter „hyperdynamer" AV-Fisteldarstellung.
c   Frühphase der Embolisation: Gianturco-Spiralen blockieren die Fistel nur teilweise.
d   Ein Netz aus Spiralen mit eingebettetem Ethibloc verschließt die zuführende obere Glutäalarterie.
e   Kontrollarteriogramm, 8 Tage später: Kompletter Fistelverschluss.
f   Schematische Darstellung: Aufbau eines Spiralnetzes, in welches Ethibloc eingebettet wird, um den Abfluss auf die venöse Seite zu vermeiden; zugleich Schutz vor Kollateralisation über die Glutäalarterien.

kann, bevorzugen wir die Katheterembolisation in Allgemeinnarkose, auf jeden Fall unter anästhesiologischer Überwachung, wobei im Extremitätenbereich Periduralanästhesie oder Leitungsanästhesie mit gutem Effekt über die ersten Tage des „Postembolisationssyndroms" helfen (42, 70).

Aufklärung der Patienten

Es ist sehr wichtig, die Patienten, insbesondere auch die Eltern von Kindern mit AV-Malformationen, adäquat aufzuklären und den meist palliativen Charakter der Vasookklusion in einem fast immer komplexen AV-Fistelbereich klarzustellen.

Kombinierte Therapie. Auch Informationen über eine Behandlung in mehreren Schritten (mit dem Ziel einer Minimierung von Risiken und Komplikationen), ferner über eine „kombinierte Therapie" (24) durch interventionelle Radiologen, Gefäßchirurgen, ggf. auch Lasertherapeuten, müssen plausibel gemacht werden. Gleichfalls ist die konservative Weiterbehandlung, z. B. durch konsequentes Tragen von Kompressionsmitteln, oder eine orthopädisch-operative Therapie zum Ausgleich von Längendifferenzen der unteren Extremität motivationsbedürftig.

Interdisziplinäres Vorgehen

> Durch eine gute interdisziplinäre Zusammenarbeit erfahrener Spezialisten können Nebenwirkungen und Komplikationen minimiert werden. Gleichfalls lassen sich nur so komplexe Therapiekonzepte realisieren, bei welchen oft mehrere Methoden in optimaler zeitlicher Abstimmung integrativ zum Tragen kommen müssen.

Insbesondere ist die Zusammenarbeit mit Pädiatern, Dermatologen und Orthopäden unverzichtbar (6, 23, 24). Gefäßchirurgie und rekonstruktive Chirurgie sollten bei stark mutilierenden Malformationen in exponierter Lokalisation (z. B. im Gesichtsschädelbereich) auch die Möglichkeiten einer kosmetisch-chirurgischen Behandlung im Auge behalten (6).

In der ersten Phase nach der Katheterembolisation ist jedoch vorrangig die optimale Zusammenarbeit mit dem Anästhesisten zur Schmerzbeherrschung gefordert (42).

Die ausführliche schriftliche Dokumentation und eine enge Zusammenarbeit spezialisierter Zentren mit zuweisenden Hausärzten und fortbetreuenden Spezialärzten sollten auf eine lebenslange Patientenführung angelegt sein.

■ Sklerotherapie

Sie ist als palliative Maßnahme auf der venösen Seite bei ausgewählten Fällen sinnvoll, bei denen die direkte transarterielle Vasookklusion zu risikoreich erscheint, z. B. im akralen Bereich (16). Dies ist relativ häufig bei voroperierten und vorembolisierten Patienten der Fall, wenn direkte fistelversorgende arterielle Zuflüsse bereits blockiert sind. Mit der Sklerosierung können vor allem die lokalen Phlebektasien im direkten Abfluss der Fisteln verringert werden, was lokale Stauungseffekte reduzieren hilft. Besonders bei hypodynamen AV-Fisteln können auf diese Weise auch andauernde kurative Ergebnisse erreicht werden (16).

Literatur

1. Allison DJ, Kennedy A. Embolization Technique in arteriovenous malformations. In: Belov St, Loose DA, Weber J, eds. Vascular malformations. Periodica Angiologica XVI. Reinbek: Einhorn-Presse; 1989.
2. Athanasoulis CA. Transcatheter arterial occlusion for arteriovenous fistulas and malformations of the trunc, pelvis and extremity. In: Athanasoulis CA, Pfister RC, Greene RE, Roberson GH, eds. Interventional Radiology. Philadelphia: Saunders; 1982.
3. Belov St. Chirurgische Behandlung der kongenitalen Angiodysplasien. Zentralbl Chir. 1967; 92: 1595.
4. Belov St. Congenital angiodysplasias and their surgical treatment. Sofia: Medicina i Fizkultura; 1971.
5. Belov St, Loose DA, Müller E. Angeborene Gefäßfehler. Periodica Angiologica X. Reinbek: Einhorn-Presse; 1985.
6. Belov St, Loose DA. Weber J. eds. Vascular malformations. Periodica Angiologica XVI. Reinbek: Einhorn-Presse; 1989.
7. Belov St. Surgical treatment of congenital predominantly venous defects. In: Belov St, Loose DA, Weber J, eds. Vascular malformations. Periodica Angiologica XVI. Reinbek: Einhorn-Presse; 1989.
8. Berenstein A, Kricheff II. Catheter and material selection for transarterial embolization: Technical considerations: Catheters. Radiology. 1979; 132: 619.
9. Berenstein A, Kricheff II. Catheter and material selection for transarterial embolization: Technical considerations: Materials. Radiology. 1979; 132: 631.
10. Brooks B. The treatment of traumatic arteriovenous fistula. Sth med J. 1930; 23: 100.
11. Cromwell LD, Kerber CW. Modification of Cyano-acrylate for therapeutic embolization: Preliminary experience. Amer J Roentgenol. 1979; 132: 799.
12. van Dongen RJAM. Therapie der angeborenen arteriovenösen Angiodysplasien unter besonderer Berücksichtigung der operativen Embolisation. Angio. 1993; 5 :169.
13. Gianturco G, Anderson JH, Wallace S. Mechanical devices for arterial occlusion. Amer J Roentgenol. 1975; 124: 428.
14. Grace DM, Pitt DF, Gold RE. Vascular embolization and occlusion by angiographic technique as an aid or alternative to operation. Surg Gynecol Obstet. 1976; 142: 469.
15. Greenfield AJ. Transcatheter vessel occlusion: Methods and Materials. In: Athanasoulis CA, Pfister RC, Greene RE, Roberson GH, eds. Interventional Radiology. Philadelphia: Saunders; 1982.
16. Hunter DW, Amplatz K. Sclerotherapy of peripheral AVMs and hemangiomas through a retrograde transvenous approach. In: Belov St, Loose DA, Weber J, eds. Vascular malformations. Periodica Angiologica XVI. Reinbek: Einhorn-Presse; 1989.
17. Kauffmann G, Wimmer B, Bischoff W, et al. Experimentelle Grundlagen für therapeutische Gefäßverschlüsse mit Angiographiekathetern. Radiologe. 1977; 17: 489.
18. Klippel M, Trénaunay P. Du naevus variqueux ostéohypertrophique. Arch gen Med. 1900; 3: 641.
19. Lea Thomas M, Andress MR. Angiography in venous dysplasias of the limb. Amer J Roentgenol. 1971; 113: 722.
20. Lea Thomas M, Macfie GB. Phlebography in the Klippel-Trénaunay-Syndrome. Acta Radiol. 1974; 15: 43.
21. Leu HJ. Pathoanatomy of congenital vascular malformations. In: Belov St, Loose DA, Weber J, eds. Vascular malfor-

mations. Periodica Angiologica XVI. Reinbek: Einhorn-Presse; 1989.
22. Loose DA. Surgical Strategy in congenital venous defects. In: Belov St, Loose DA, Weber J, eds. Vascular malformations. Periodica Angiologica XVI. Reinbek: Einhorn-Presse; 1989.
23. Loose DA. The combined surgical therapy in congenital av-shunting malformations. In: Belov St, Loose DA, Weber J, eds. Vascular malformations. Periodica Angiologica XVI. Reinbek: Einhorn-Presse; 1989.
24. Loose DA, Weber J. Indications and tactics for combined treatment of congenital vascular defects. Progress in Angiology 1991. Torino: Minerva Medica; 1991.
25. Malan E. Surgical problems in the treatment of congenital arteriovenous fistulae. J cardiovasc Surg. 1965; 6: 251.
26. Malan E, Puglionisi A. Congenital angiodysplasias of the extremities. J cardiovasc Surg. 1965; 6: 255.
27. Malan E. Vascular Malformations (Angiodysplasias). Milano: Garlo Erba Foundation; 1974.
28. May R, Nißl R. Beitrag zur Klassifizierung der „gemischten kongenitalen Angiodysplasien". Fortschr Röntgenstr. 1970; 113: 170.
29. Merland JJ, Chiras J, Riche MC. Embolization of lesions in the limbs. In: Veiga-Pires JA, Martins da Silva M, Oliva L, eds. Intervention Radiology. Amsterdam: Excerpta Medica Foundation; 1980.
30. Mulliken JB, Young AE. eds. Vascular birthmarks: Hemangiomas and Malformations. Philadelphia: Saunders; 1988.
31. Mulliken JB. Cutaneous vascular anomalies. Semin Vasc Surg. 1993; 6: 204.
32. Natali J, Merland JJ. Superselective arteriography and therapeutic embolization for vascular malformations (angiodysplasias). J Cardiovasc Surg. 1976; 17: 465.
33. Novak D, Weber J, Wieners H, Zabel G. New liquid and semi-liquid embolizing substances for tumour-embolization. Ann Radiol. 1984; 24: 4.
34. Novak D. Embolization materials. In: Dondelinger RF, Rossi P, Kurdziel JC, Wallace S, eds. Inverventional Radiology. New York: Thieme International; 1990.
35. Novak D. Complications of arterial embolization. In: Dondelinger RF, Rossi P, Kurdziel JC, Wallace S, eds. Inverventional Radiology. New York: Thieme International; 1990.
36. Partsch H. Non-invasive investigations, maesurement of shunt-volume and indirect lymphography in vascular malformations of the limbs. In: Belov St, Loose DA, Weber J, eds. Vascular malformations. Periodica Angiologica XVI. Reinbek: Einhorn-Presse; 1989.
37. Rankin RN, McKenzie FN, Ahmad D. Embolization of arteriovenous fistulas and aneurysmas with detachabie balloons. Canad J Surg. 1983; 26: 317.
38. Riche MC, Reizine D, Melni JP, Merland JJ. Les complications et les pièges de l'embolisation des membres. Ann Radiol. 1984; 27: 287.
39. Roche A. Peripheral Arteriovenous Malformations. In: Doldinger RF, Rossi P, Kurdziel JC, Wallace S, eds. Interventional Radiology. New York: Thieme International; 1990.
40. Rutherford RB. New approaches to the diagnosis of congenital vascular malformations. In: Belov St, Loose DA, Weber J, eds. Vascular malformations. Periodica Angiologica XVI. Reinbeck: Einhorn-Presse; 1989.
41. Rutherford RB. Congenital vascular malformations. Diagnostic evaluation. Semin Vasc Surg. 1993; 6: 225.
42. 42.Schilke PM. Special methods of anaesthesia for vascular surgery and interventional radiology. In: Belov St, Loose DA, Weber J, eds. Vascular malformations. Periodica Angiologica XVI. Reinbek: Einhorn-Presse; 1989.
43. Schobinger RA. Periphere Angiodysplasien. Bern: Huber; 1977.
44. Servelle M, Tringuecoste P. Des angiomes veneux. Arch Mal Coeur. 1948; 41: 436.
45. Sörensen R. Congenital arteriovenous malformations: Diagnostic approach. In: Belov St, Loose DA, Weber J, eds. Vascular malformations. Periodica Angiologica XVI. Reinbek: Einhorn-Presse; 1989.
46. Stanley RJ, Cubillo E. Nonsurgical treatment of arteriovenous malformations of the trunc and limbs by transcatheter embolization. Radiology. 1975; 115: 609.
47. Swan HJ, Ganz W, Forrester J, et al. Catheterization of the heart in men with use of a flow-directed balloon-tipped catheter. New England J Med. 1970; 283: 447.
48. Trout HH, Feinberg RL. Vascular anomalies and acquired arteriovenous fistulas. In: Dean RH, Yao JST, Brewster DC, eds. Current diagnosis and treatment in vascular surgery. Norwalk: Appleton & Lange; 1995.
49. Twomey BP, Wilkins RA, Mee AD. Skin necrosis: A complication of alcohol infarction of a hypernephroma. Cardiovasc Intervent Radiol. 1985; 8: 202.
50. Vollmar JF, Nobbe FP. Arteriovenöse Fisteln – Dilatierende Arteriopathien (Aneurysmen). Stuttgart: Thieme; 1976.
51. Vollmar JF. Zur Geschichte und Terminologie der Syndrome nach F. P. Weber und Klippel-Trénaunay. In: Vollmar JF, Nobbe FP, Hrsg. Arteriovenöse Fisteln – Dilatierende Arteriopathien (Aneurysmen). Stuttgart: Thieme; 1976.
52. Vollmar JF, Stalker CG. The surgical treatment of congenital arterio-venous fistulas in the extremities. J cardiovasc Surg. 1976; 17: 340.
53. Vollmar JF, Voss E. Vena marginalis lateralis persistens – die vergessene Vene der Angiologen. Vasa. 1979; 8: 192.
54. Weber FP. Angioma formation in connection with hypertrophy of limbs and hemihypertrophy. Brit J Dermatol. 1907; 19: 231.
55. Weber J. Der umschriebene Riesenwuchs, Typ F. P. Weber. Fortschr Röntgenstr. 1970; 113; 734.
56. Weber J. Entwicklungsstörung der Vena cava inferior und der Beckenvenen. Untersuchungen zur Hämodynamik im venösen Niederdrucksystem. Fortschr Röntgenstr. 1974; 121: 273.
57. Weber J. A complication with the Gianturco coil and its non-surgical management. Cardiovasc Intervent Radiol. 1980; 3: 156.
58. Weber J. Congenital abnormalcies of the inner pelvic veins and the iliocaval junction. In: May R, Weber J, eds. Pelvic and abdominal veins. Amsterdam: Excerpta Medica Foundation; 1981.
59. Weber J. Experimental renal embolization using contrast-labeled Ethibloc and follow-up observations by computed tomography. In: Oliva L, Veiga-Pires JA, eds. Intervention Radiology 2. Amsterdam: Excerpta Medica Foundation; 1982.
60. Weber J. Embolisationstherapie arteriovenöser Mißbildungen. Radiol Diagn. 1987; 28: 513.
61. Weber J. Embolizing Materials and catheter techniques for angiotherapeutic management of the AVM. In: Belov St, Loose DA, Weber J, eds. Vascular malformations. Periodica Angiologica XVI. Reinbek: Einhorn-Presse; 1989.
62. Weber J, Ritter H. Diagnostic management of the venous and lymphatic components of av-malformations (AVM). In: Belov St, Loose DA, Weber J, eds. Vascular malformations. Periodica Angiologica XVI. Reinbek: Einhorn-Presse, 1989.
63. Weber J, Ritter H. Strategies for the radiological angiotherapy of hyperdynamic av-malformations. In: Belov St, Loose DA, Weber J, eds. Vascular malformations. Periodica Angiologica XVI. Reinbek: Einhorn-Presse; 1989.
64. 64.Weber J. The post-infarction and pain syndrome following catheter embolization and its treatment. In: Belov St, Loose DA, Weber J. eds. Vascular malformations. Periodica Angiologica XVI. Reinbek: Einhorn-Presse; 1989.
65. Weber J. Kongenitale Angiodysplasien (Gefäßmalformationen). In: Weber J, May R, Hrsg. Funktionelle Phlebologie. Stuttgart: Thieme; 1990.
66. Weber J. Kongenitale Achsen- und Verlaufsanomalien. In: Weber J, May R, Hrsg. Funktionelle Phlebologie. Stuttgart: Thieme; 1990.

67. Weber J. Technique and results of therapeutic catheter embolization of congenital vascular defects. International Angiology. 1990; 9: 214.
68. Weber J. Kongenitale Angiodysplasien. In: Weber J, May R, Hrsg. Funktionelle Phlebologie. Stuttgart: Thieme; 1990.
69. Weber J. Invasive radiological diagnostic of congenital vascular malformations (CVM). International Angiology. 1990; 9: 168.
70. Weber J. Vaso-occlusive Angiotherapy in Congenital Vascular Malformations. In: Loose DA, ed. Seminars in Vasc Surg. 1993; 6: 279.
71. Weber J. Röntgenanatomie von trunkulären Gefäßfehlern und Achsenanomalien. In: Loose DA, Weber J, Hrsg. Angeborene Gefäßmißbildungen. Lüneburg: Nordlanddruck; 1997.
72. Weber J. Invasive Diagnostik angeborener Gefäßfehler. In: Loose DA, Weber J, Hrsg. Angeborene Gefäßmißbildungen. Lüneburg: Nordlanddruck; 1997.
73. Weber J. Embolisation von AV-Malformationen. In: Loose DA, Weber J, Hrsg. Angeborene Gefäßmißbildungen. Lüneburg: Nordlanddruck; 1997.
74. Wojtowycz M. Handbook of Interventional Radiology and Angiography. St. Louis: Mosby Year Book; 1995.
75. Yakes WF, Haas DK, Parker SH, et al. Symptomatic vascular malformations: Ethanol embolotherapy. Radiology. 1994; 170: 1059.
76. Yakes WF. Extremity venous malformations. Diagnosis and Management. Semin Intervent Radiol. 1994; 11: 332.

6 Begutachtung von Venenerkrankungen

M. Marshall

Leistungen der gesetzlichen und privaten Unfall-, Haftpflicht-, Renten- und entsprechender Versicherungen werden häufig von einem ärztlichen Gutachten abhängig gemacht. Aber gerade bei den Venenerkrankungen ergeben sich infolge der komplexen Ursachen-Wirkungs-Beziehungen, der erheblichen Variabilität des Krankheitsverlaufs und der mitunter außerordentlich großen Latenzzeit zwischen auslösendem Ereignis und Ausbildung schwerer Folgeschäden in Form der fortgeschrittenen chronischen Veneninsuffizienz große Probleme bezüglich einer objektiven Begutachtung (vgl. Kap. 5.4, S. 113) (2, 4, 7).

Auch die allgemeine Geringschätzung der Venenerkrankungen trägt nicht dazu bei, dass versicherungsrelevante Schäden angemessen berücksichtigt und bewertet werden.

Diagnostik

> Nichtinvasive Untersuchungen sind ggf. duldungspflichtig; invasive bzw. risikoreiche Diagnostik ist es dagegen nicht. Der Zubegutachtende muss über die Risiken der Untersuchungsmethoden aufgeklärt werden. Nachteile aus der Unterlassung nichtduldungspflichtiger Untersuchungen dürfen ihm nicht entstehen.

Mitunter werden Ansprüche von der Einhaltung bestimmter Behandlungsmaßnahmen abhängig gemacht, worauf dann hinzuweisen ist.

Wenn Röntgenbilder und magnetresonanz-tomographische Untersuchungen auch gute Dokumentationsunterlagen für Gutachten sind, die besonders Richter und Anwälte beeindrucken, muss doch ausdrücklich darauf hingewiesen werden, dass beispielsweise die Phlebographie zwar morphologische Veränderungen gut darstellt, aber nichts über die eigentliche Funktionsstörung des Venensystems aussagt. Sie muss ggf. durch Funktionsprüfungen ergänzt, meist kann sie durch diese ersetzt werden (s. auch unten). Hervorgehoben seien die dopplersonographische Untersuchung (6), die Venenverschlussplethysmographie und die Phlebodynamometrie (4, 7); besonders wertvoll ist die Kombination aus Dopplersonographie und Phlebodynamometrie, wobei letztere in der Mehrzahl der Fälle durch die völlig nichtinvasive Photoplethysmographie ersetzt werden kann (vgl. Diagnostik S. 38). Diese Untersuchungen müssen für das Gutachten zuverlässig durch Originalaufzeichnungen dokumentiert und z. B. durch Farbfotografien der Beine mit Umfangsmessungen ergänzt werden. Als bildgebendes Untersuchungsverfahren sollte bei Bedarf heute immer die Farb-Duplexsonographie eingesetzt werden (5, 7).

Die Zusammenhangsfrage muss mit dem Begriff der „Wahrscheinlichkeit" beantwortet werden („wahrscheinlich" bedeutet, dass mehr für als gegen den Zusammenhang spricht).

Wichtige Grundbegriffe (3, 7)

Gesetzliche Haftpflichtversicherung. Sie ersetzt den gesamten Schaden, der durch das versicherte Ereignis entstanden ist und/oder entsteht. Dabei spielen weder die Minderung der Erwerbsfähigkeit (MdE) bzw. der Grad der Behinderung (GdB) noch der Gesundheitszustand zurzeit des Unfalls eine Rolle. Beispiel: traumatische Venenschädigung; posttraumatische tiefe Venenthrombose mit ihren Folgeschäden.

Gesetzliche Unfallversicherung. Hier sind z. B. Venopathien versichert, die Folge eines entsprechenden beruflich bedingten Unfalls (Berufsunfall bzw. Berufskrankheit) sind. Der Gutachter muss den ursächlichen Zusammenhang zwischen der unfallbringenden Tätigkeit und dem Unfallereignis einerseits (haftungsbegründende Kausalität) und zwischen dem Unfallereignis und der Schädigung andererseits (haftungsausfüllende Kausalität) nachweisen. Eine Entschädigungspflicht besteht auch dann, wenn die unfallbedingte Gesundheitsschädigung eine krankhafte Veranlagung zur Entwicklung gebracht oder ein bereits bestehendes Leiden wesentlich verschlimmert hat. Dem Verunfallten werden ferner die Kosten der Behandlung und für eine evtl. notwendige Umschulung in festgelegtem Umfang gewährt. Beispiel: Berufsunfall – auch Wegeunfall – mit nachfolgender tiefer Venenthrombose mit ihren Folgeschäden.

Bundesversorgungsgesetz (BVG). Die Beachtung der rechtsverbindlichen Begriffe ist dabei besonders wichtig. Der Gutachter muss den ursächlichen Zusammenhang als „wahrscheinlich" begründen auf dem Boden der anerkannten medizinisch-wissenschaftlichen Lehrmeinung, d. h., er muss nachweisen, dass mehr für als gegen einen Zusammenhang spricht („Wahrscheinlichkeit des ursächlichen Zusammenhanges"). Ist dabei von mehreren Faktoren einer prävalent, so ist dieser „Alleinursache". Haben mehrere Umstände annähernd gleichwertig zur Krankheitsentwicklung beigetragen, so sind sie versorgungsrechtlich „nebeneinander stehende Mitursachen". Eine Anerkennung „im Sinne der Entstehung" ist nur möglich, wenn die Erkrankung vorher nie bestanden hat. „Im Sinne der Verschlimmerung" kann anerkannt werden, wenn die betreffende Krankheit bereits vor der Schädigung ausgebrochen war. Die Anerkennung ist dann als „vorübergehende", „anhaltende, aber begrenzte" bzw. als „richtungsgebende Verschlimmerung" möglich.

Rentenversicherung (Reichsversicherungsordnung [RVO] bzw. Sozialgesetzbuch [SGB]). Hier muss für die Rentenversicherungsträger, also die Bundesversicherungsanstalt für Angestellte (BfA) bzw. die Landesversicherungsanstalten (LVA), der Grad der Erwerbsfähigkeit auf dem allgemeinen Arbeitsmarkt beurteilt werden; der Nachweis eines Zusammenhanges spielt keine Rolle. Es ist dabei von Bedeutung, ob der Rentenbewerber noch mehr als halbtags oder nur noch weniger als halbtags (50%) arbeiten kann. Die Rentenversicherung übernimmt auch Heilverfahren, erforderliche Umschulungen und soziale Betreuung. Der Gutachter kann mit seinen Vorschlägen wirkungsvoll auf die Rehabilitation einwirken. Beispiele: ausgeprägte chronische Veneninsuffizienz mit erheblichen Stauungsbeschwerden bei Berufstätigkeiten mit starker orthostatischer Belastung („BMW-Klientel": Bäcker, Metzger, Wirte); therapieresistentes Ulcus cruris venosum; eingeschränkte Lungenfunktion infolge rezidivierender Lungenembolien; bedeutsames Lymphödem.

Besonderheiten der Begutachtung von Venenkrankheiten

Die Begutachtung von Venenkrankheiten ist oft weit schwieriger als die von arteriellen Durchblutungsstörungen, die sich in ihrer Funktionsstörung leicht beurteilen und zuordnen lassen. Vor allem kann ein gesteigertes Thromboserisiko und damit zum Beispiel die Gefahr einer Rezidivthrombose oder einer bedrohlichen Lungenembolie meist nur schwerlich objektiviert werden, sofern labormäßig oder anamnestisch keine thrombophile Diathese nachgewiesen werden kann (2, 7).

Venenfunktionsstörungen. Die Tests nach Trendelenburg und nach Perthes ermöglichen eine grobe qualitative Beurteilung der Venenfunktion, doch sind diese Untersuchungen durch die Möglichkeiten einer modernen Venenfunktionsdiagnostik im Rahmen einer Begutachtung überholt (s. o.). Von der seltenen Phlegmasia coerulea abgesehen, ist der venöse Rückstrom aus den Extremitäten global über zahlreiche oberflächliche und tiefe Kollateralbahnen immer gesichert, auch nach wiederholten Venenentzündungen und Thrombosen. Selbst die Verlegung oder Unterbindung der unteren Hohlvene muss nicht zwangsläufig zu schwerwiegenden Stauungen führen. Entscheidend ist die Funktionsstörung durch die Zerstörung und Insuffizienz des Klappenapparats und durch die narbig-degenerativen Veränderungen der Venenwand. Dies führt zur Druck- und Volumenüberlastung des peripheren Beinvenensystems („ambulatorische venöse Hypertonie"), die auch durch Muskelarbeit nicht mehr kompensiert werden kann, chronifiziert und schließlich die Endstrombahn besonders im Bereich der Haut und Unterhaut und von subkutanen Strukturen des Unterschenkels in Mitleidenschaft zieht („Dermato-lipo-fascio-arthro-Sklerose"). Bis diese hämodynamischen Veränderungen klinisch als postthrombotisches Syndrom bzw. chronische Veneninsuffizienz manifest werden, können 1–5 und mehr (!) Jahre vergehen (s. u.). Die Entwicklung des postthrombotischen Syndroms (PTS) hängt nicht nur von Lokalisation und Ausdehnung der auslösenden akuten Thrombose, sondern ebenso von den kompensatorischen Möglichkeiten des Kollateralkreislaufs und des Lymphgefäßsystems ab.

Gesteigerte venöse Komplikationsbereitschaft. Wesentlich ist auch, wie weit ggf. die tägliche orthostatische Belastung durch die Berufstätigkeit mit entsprechender Steigerung der Druck- und Volumenüberlastung durch das geschädigte Venen-/Lymphsystem spontan oder therapeutisch noch kompensiert werden kann (vgl. Kap. 5.4, S. 113). Eine geringfügige Schädigung, z. B. in Form eines Bagatelltraumas, kann diese labil kompensierte venöse Zirkulation nachhaltig schädigen und zur Ausbildung eines Ulcus cruris venosum bzw. postthromboticum führen, der schwersten Form der chronischen venösen Insuffizienz (CVI), oder zu einer Rezidivthrombose (s. u.).

> Die gesteigerte Komplikationsbereitschaft („veränderte Kondition"), das erheblich erhöhte Risiko einer Rezidivthrombose und die schwer abschätzbaren Auswirkungen der postthrombotisch gestörten venösen Hämodynamik bedingen die oft erheblichen Schwierigkeiten bei der Begutachtung der Venenerkrankungen.

Auch eine später erhobene Anamnese kann versagen, wenn kein aktueller Venenstatus nach dem Unfallereignis erhoben wurde und eindeutige Brückensymptome fehlen (s. u.). Bei der Begutachtung von Venenerkrankungen geht es meist um die Frage des ursächlichen Zusammenhanges mit einem Berufs- oder anderweitigen Unfall. Für die einzelnen Venopathien ergeben sich dabei die folgenden Gesichtspunkte:

■ Tiefe Venenthrombose (tiefe Thrombophlebitis)

Der Zusammenhang ist eindeutig bei enger zeitlicher und topographischer Übereinstimmung mit der unfallbedingten – auch stumpfen bzw. gedeckten – Einwirkung. Auch Frakturen, besonders Unterschenkelfrakturen (in über der Hälfte der Fälle), Distorsionen, Verbrennungen und

Wundinfektionen können Auslöser topographisch entsprechender Venenthrombosen sein.

Fernthrombosen. Eine allgemeine Steigerung des Gerinnungspotenzials (Gewebsthrombokinase, Thrombinaktivierung) durch Gewebezerstörung oder eine Hemmung antithrombotischer Faktoren kann Venenthrombosen auch entfernt der Unfalleinwirkung verursachen. Diese Fernthrombosen treten bevorzugt in den Beinvenen auf. Sie finden sich nach ausgedehnten Verletzungen, Operationen, Verbrennungen, Kälteschäden und bei schweren Allgemeinerkrankungen wie Hepato- und Nephropathien, Hungerödemen und Infektionskrankheiten. Kreislaufschock und jede längere Bettlägerigkeit nach einem Unfall erhöhen das Thromboserisiko. Thromboembolische Komplikationen während unfallbedingter Bettruhe sind daher als Unfallfolge anzuerkennen.

Lungenembolien. Lungenembolien treten meist innerhalb der ersten Tage der Thrombusbildung auf, sind aber auch noch nach 2 Monaten möglich. Aus diesem Grund sollte jeder unklare Todesfall bis zu einem Vierteljahr nach einem Unfall Anlass zur Obduktion sein, um eine unfallbedingte Lungenembolie ggf. nachweisen zu können.

Thromboserezidiv, Rezidivthrombose. Auch muss die Begutachtung das erheblich gesteigerte Risiko eines Thromboserezidivs nach unfallbedingter Venenthrombose anerkennen. Das Risiko einer Rezidivthrombose ist etwa um den Faktor 50 höher als das der Erstthrombose bei einer Person mit einschlägig negativer Anamnese (4, 7), und sie kann oft durch geringfügige Anlässe ausgelöst werden, wie Bettlägerigkeit, Fieber, warmes Bad, Überanstrengungen.

Latenzzeit und Brückensymptome. „Brückensymptome" zwischen der akuten Thrombose und den klinisch erfassbaren postthrombotischen Folgeschäden können geringfügig sein – in Form von Schwere, Müdigkeit der Beine und abendlichen Knöchelödemen – oder ganz fehlen. Eine solche stumme Latenzzeit ist nicht selten und kann je nach Ausmaß der Erkrankung und der täglichen orthostatischen Belastung, speziell am Arbeitsplatz, 1–15 Jahre (!) dauern. Eine derart lange Latenzzeit führt dazu, dass der Zusammenhang zwischen Unfall und Venenthrombose nicht erkannt wird oder nicht mehr mit Wahrscheinlichkeit nachgewiesen werden kann. Jedenfalls kann ein postthrombotisches Krankheitsbild bezüglich seines Zusammenhanges mit einem Unfallereignis oft erst sehr spät endgültig beurteilt und begutachtet werden, worauf der Gutachter hinzuweisen hat.

> Grundsätzlich sollte die Begutachtung einer unfallbedingten Venenthrombose frühestens nach 2-jähriger Beobachtung abgeschlossen werden und eine Klausel enthalten, die die Anerkennung noch später auftretender Folgeschäden, die mit dem Unfall wahrscheinlich in ursächlichem Zusammenhang stehen, erlaubt.

Häufig ist in der unmittelbaren Phase nach einem Unfall eine akute Venenthrombose infolge von Wundschmerzen, Hämatomen, traumatisch-entzündlich bedingten Ödemen, wegen geringfügiger Symptomatik infolge Bettlägerigkeit und wegen therapeutischer Eingriffe mit einfachen klinischen Mitteln überhaupt nicht zu erkennen. Auch können bewusstseinsgetrübte Patienten wegweisende subjektive Symptome nicht schildern.

■ Lungenembolie

Klinische Symptome. Bei der Begutachtung muss bedacht werden, dass die Symptome der Lungenembolie ein breites differenzialdiagnostisches Spektrum bieten und nicht selten als bloße Pleuritis, Pneumonie, als Neuralgie oder kardiale Symptomatik u. a. missgedeutet werden. Andererseits ist speziell bei Beckenvenenthrombosen die – eventuell tödliche – Lungenembolie nicht selten das „Erstsymptom". Mitunter erlaubt die Lungenszintigraphie noch nachträglich, die Diagnose einer Lungenembolie einzuengen; Diagnoseverfahren der ersten Wahl ist heute das Spiral-CT.

Auch muss bei der Begutachtung die seltene Möglichkeit einer paradoxen Embolie – bevorzugt in die Zerebralarterien – bedacht werden; das Auftreten einer Venenthrombose und eines Arterienverschlusses an einer Extremität in engem zeitlichen Zusammenhang lässt allerdings am ehesten an eine unmittelbare traumatische Schädigung von Vene plus Arterie denken.

Prognose. Eine nicht zu ausgedehnte, nicht wiederholt rezidivierende Lungenembolie hat üblicherweise eine gute Langzeitprognose. Ein Cor pulmonale chronicum infolge rezidivierender Lungenembolien bedeutet dagegen eine massiv eingeschränkte Prognose und einen hohen Grad an Behinderung.

■ Postthrombotisches Syndrom (PTS)

> Je länger die Latenzzeit bis zur Ausbildung des klinisch fassbaren PTS, umso schwieriger wird der Zusammenhangsnachweis. Zur exakten diagnostischen Abklärung und zur Beurteilung von Schweregrad und Ausdehnung sollten daher immer hochwertige Untersuchungsmethoden herangezogen werden.

Funktionelle Diagnostik. Die Phlebographie – als besonders zuverlässige „morphologische" Untersuchungsmethode – ist nicht duldungspflichtig; im Rahmen einer Begutachtung sollte heute stattdessen eine Farb-Duplexsonographie angefertigt werden (5, 7) (Abb. 6.**1**). Nach unseren Erfahrungen kann eine sorgfältige dopplersonographische Untersuchung ausreichend für eine qualifizierte Begutachtung sein; vor allem erlaubt sie auch eine subtile Beurteilung der hämodynamischen Funktionsstörung (4, 6, 7). Eine optimale funktionelle Beurteilung – auch in Hinblick auf Therapieempfehlungen – erbringt die Kom-

6 Begutachtung von Venenerkrankungen

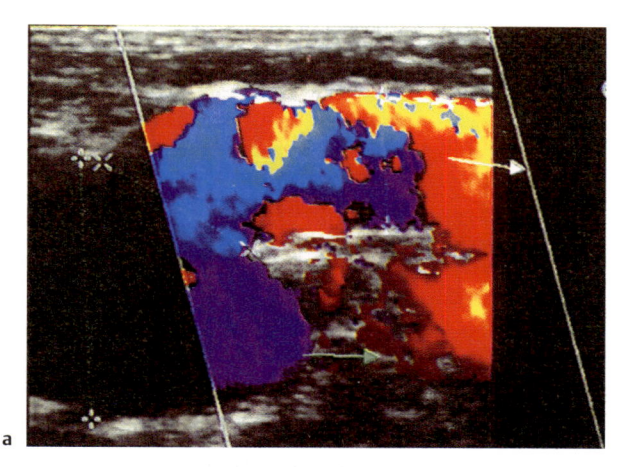

Abb. 6.1 a–d Duplexsonographische Untersuchungen.
a 43-jährige Patientin mit ausgedehnter Insuffizienz ver V. saphena magna vom Mündungstyp: Farbkodierte Darstellung der Magna-Mündungsinsuffizienz.
b Dieselbe Patientin wie a: Darstellung der gesamten V. saphena magna mit modernster Panorama-Dokumentationstechnik (extended field of view, SieScape). 5,53-MHz-Linearsonde.
c Ausgedehnte proximale Leitveneninsuffizienz (Refluxe rot kodiert) bei 43-jähriger Patientin nach Bein-Beckenvenenthrombose links (zusätzlich Magna-Insuffizienz vom Mündungstyp). Farbduplexsonographische Darstellung der V. femoralis superficialis und communis (7,2 MHz).
d 51-jähriger Patient mit Phlebitis der V. saphena magna, die auf die Boyd-Perforans-Vene übergegriffen (fehlende Kompressibilität, kein Flusssignal) und sich nach subfaszial ausgedeht hat. Farbduplexsonographische Darstellung der Boyd-Perforans ohne und mit Kompression (rechts unten) (7,2 MHz).

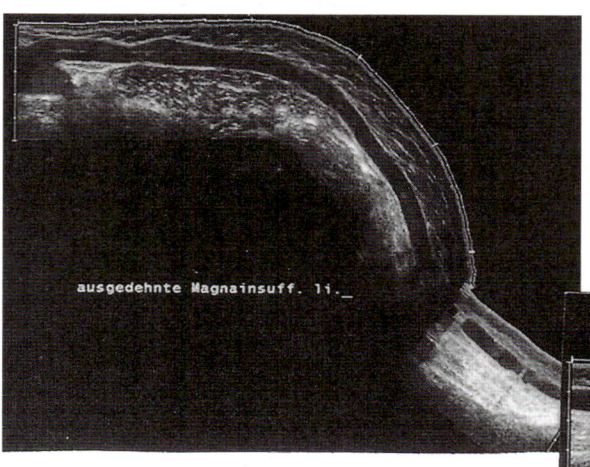

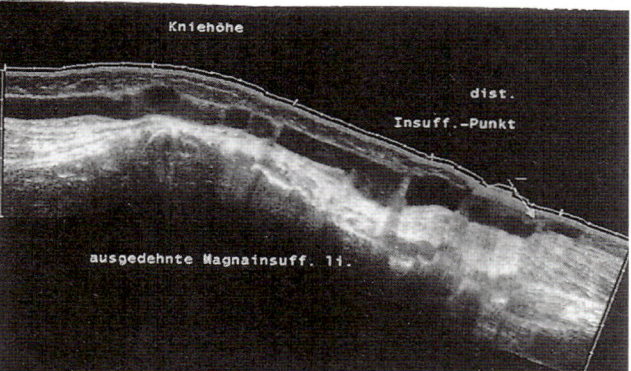

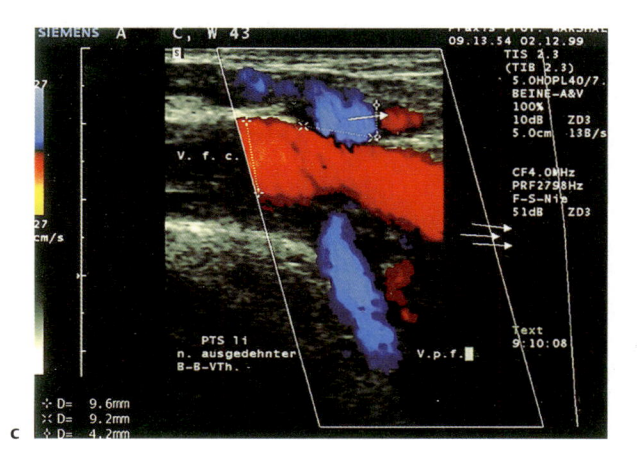

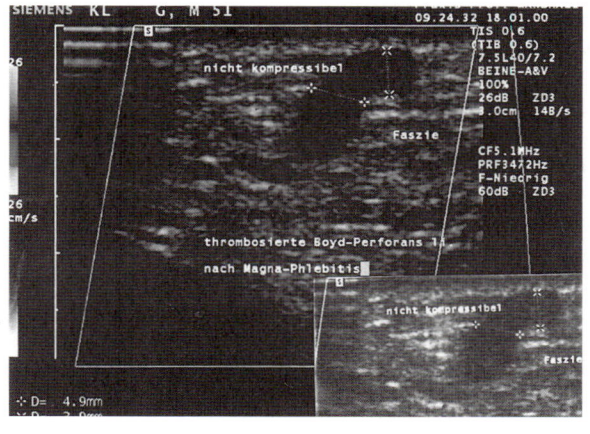

bination von dopplersonographischer Untersuchung mit der wenig invasiven Phlebodynamometrie; in vielen Fällen kann Letztere durch die nichtinvasive Photoplethysmographie ersetzt werden. Doch sollte heute, wie ausgeführt, im Rahmen einer Begutachtung immer eine Farb-Duplexsonographie durchgeführt werden.

Aus dem Gesagten geht bereits hervor, dass das PTS nicht anhand des phlebographischen Bildes, sondern ausschließlich nach der funktionellen Störung begutachtet werden muss. Die klinischen Symptome der pathologisch veränderten venösen Hämodynamik – subjektive Beschwerden, Sekundärvarizen, Ödem, gestörte Trophik bis zum Ulcus cruris, Rezidivthrombosen – können interindividuell sehr unterschiedlich betont sein und müssen immer in ihrer Summe bewertet werden.

Verschlimmerung. Betrifft ein versicherter Unfall eine Person mit vorbestehender Venopathie, speziell mit einer deutlichen chronischen Veneninsuffizienz (CVI), so ist die unfallbedingte Venenthrombose als „vorübergehende Verschlimmerung" anzuerkennen. Im Einzelfall ist dann noch zu unterscheiden, ob die Verschlimmerung „vorübergehend" oder „anhaltend" ist – wenn zum Beispiel die CVI zu einem höheren Stadium fortschreitet (vom Ödem zur Dermato-lipo-Sklerose) – oder gar „richtunggebend" – wenn zum Beispiel ein therapieresistentes Ulcus cruris auftritt oder eine bedeutsame Lungenfunktionsstörung infolge rezidivierender Lungenembolien. Eine zuverlässige Beurteilung ist dabei nur möglich, wenn vom erstbehandelnden Arzt die Phlebopathie zum Unfallzeitpunkt exakt dokumentiert wurde. Neben den subjektiven Beschwerden geht in die endgültige Beurteilung eines postthrombotischen Syndroms (PTS) auch dessen reale therapeutische Beeinflussbarkeit ein, wobei Einwirkungen seitens der Berufsarbeit wesentliche Bedeutung haben können. Die therapeutische Beeinflussbarkeit ist maßgeblich für die bleibende Minderung der Erwerbsfähigkeit.

■ Ulcus cruris

Latenzzeit und Brückensymptome. Das Ulcus cruris ist in der Mehrzahl der Fälle eine postthrombotische Erkrankung und kann mit einer erheblichen Latenzzeit von 10–15 Jahren und mehr auftreten. Ist die Thrombose als unfallbedingt anzuerkennen und bestanden Brückensymptome wie Beinödeme, Sekundärvarizen, Phlebitiden und typische trophische Störungen mit maximal 2 Jahren Abstand zu dem Unfallereignis, dann ist auch bei langer Latenzzeit das Ulkus als Unfallfolge anzuerkennen (2, 4, 7). Je nach der Pathogenese der unfallbedingten Thrombose muss das Ulkus nicht unbedingt am direkt geschädigten Bein auftreten; auch kann eine Beckenvenenthrombose und jede Thrombose der V. cava inferior (aufsteigend) beide Beine betreffen. Fehlen Brückensymptome, darf ein Zusammenhang nicht ohne weiteres abgelehnt werden; es ist vielmehr eine sorgfältige differenzialdiagnostische und pathogenetische Abklärung durch Spezialuntersuchungen (s. o.) zu veranlassen.

Ulcus cruris nach Bagatelltrauma. Das Ulcus cruris nach Bagatelltrauma ist oft Anlass zu Streitigkeiten. Führt das Bagatelltrauma zu einer Wunde oder einem Hämatom im Bereich einer ausgeprägten chronischen venösen Insuffizienz, so kann dies zur Entstehung eines Ulcus cruris und damit zu einer langwierigen Erkrankung führen. Die Begutachtung kann dabei den Zusammenhang nicht leugnen, muss aber die Disposition berücksichtigen; der Unfall wirkt im Sinne einer „vorübergehenden Verschlimmerung", kann aber in Einzelfällen auch zu anhaltender oder richtunggebender Verschlimmerung führen. Die ursächliche Wertigkeit des Traumas und der Disposition gegeneinander abzuschätzen, ist äußerst schwierig, ebenso wie die Relation von Ursache zur Wirkung. Liegen zusätzliche disponierende oder beeinflussende Erkrankungen wie Diabetes mellitus, arterielle Verschlusskrankheit, neurologische oder orthopädische Leiden (z. B. Sprunggelenkankylose) vor, ist der Gutachter überfordert.

■ Varizen

Von Laien werden Varizen gerne auf Unfälle zurückgeführt, doch muss bei der außerordentlichen Verbreitung der Varikose (4, 7, 8) eine entsprechende Anerkennung äußerst zurückhaltend gehandhabt werden.

Primäre Varizen. Primäre Varizen sind ganz vorwiegend dispositionell-genetisch bedingt (s. Varikose, S. 101). Lediglich für stehende Berufsausübung ließ sich eine statistische Korrelation im Sinne eines Risikofaktors, speziell für Männer, nachweisen (4, 7); eine derartige statistische Beziehung beinhaltet aber nicht zwangsläufig eine kausale. Auch begründet eine unkomplizierte primäre Varikose keine Minderung der Erwerbsfähigkeit; und wiederum besonders bei Männern führen selbst ausgeprägte Varizen meist zu keinen subjektiven Beschwerden.

Sekundäre Varizen. Sekundäre Varizen sind dagegen am häufigsten im Sinne von Umgehungskreisläufen durch eine tiefe Phlebothrombose bedingt.

> Sofern Varizen sekundär nach einer unfallbedingten Venenthrombose auftreten, ist ein ursächlicher Zusammenhang anzuerkennen. Auch hierbei sind Latenzzeiten von mehreren Jahren möglich.

Für die endgültige Begutachtung ist es entscheidend wichtig, dass ein detaillierter Venenstatus, am besten mit Fotodokumentation, vom erstuntersuchenden Arzt aufgenommen wurde. In vielen Fällen wird es nicht zweifelsfrei gelingen, sekundäre von primären Varizen abzugrenzen.

Thrombosedisposition. Das Vorliegen einer primären oberflächlichen Varikose vor einem Unfall, der eine tiefe

Venenthrombose verursachte, rechtfertigt nicht, eine Thrombosedisposition anzunehmen und den Unfall als überwiegende bzw. alleinige Ursache abzulehnen. Lag dagegen vor dem Unfall eine bedeutsame chronische Veneninsuffizienz vor, ist ein disponierender Faktor immer zu erwägen; ggf. ist das Unfallereignis als richtunggebende Verschlimmerung einzustufen. Führt ein versicherter Unfall zur direkten Verletzung einer großen Varize mit einer potenziell bedrohlichen Blutung, so ist die Zusammenhangsfrage offenkundig. Eine z. B. stumpfe traumatische Einwirkung kann auch zu einer oberflächlichen Thrombophlebitis oder zu einer Varikothrombose führen, die im ungünstigen Fall direkt per continuitatem oder indirekt über ein gesteigertes Gerinnungspotenzial (Thrombinaktivierung) eine tiefe Venenthrombose bedingen kann.

Arbeitsunfähigkeit, Berufsunfähigkeit und Erwerbsunfähigkeit infolge von Venenerkrankungen

■ Arbeitsunfähigkeit (AU)

Zur Beurteilung der Arbeits- oder auch der Berufsunfähigkeit muss neben dem gesundheitlichen Schaden auch die Art der Erwerbstätigkeit berücksichtigt werden.

Arbeitsunfähig krank im Sinne der RVO (Tab. 6.**1**) ist uneingeschränkt der Patient mit akuter proximaler Bein- oder Beckenvenenthrombose oder mit Lungenembolie. Alle anderen akuten, ausgedehnteren Venenerkrankungen – speziell eine oberflächliche Venenentzündung oder auch Zustand nach varizenausschaltenden Maßnahmen – bedingen nur bei stärkerer Beeinträchtigung des Allgemeinbefindens oder bei speziellen beruflichen Schädigungsmöglichkeiten Arbeitsunfähigkeit. In diesen Fällen wird die Arbeitsunfähigkeit selten länger als 1–2 Wochen dauern. Außer bei ausgedehnten Bein-/Beckenvenenthrombosen und bei Lungenembolien wird der Patient mit akuten Venopathien mit Kompressionsverband sofort mobilisiert, kann und soll gehen und leichte Arbeiten verrichten. (Die „Behandlung" einer oberflächlichen Thrombophlebitis mit Bettruhe ist ein schwerwiegender Fehler.) Der endgültige Zeitpunkt der Wiederaufnahme der Berufstätigkeit hängt von den spezifischen Belastungen des Betroffenen im Beruf ab (d. h. von den Gefahren, „den Gesundheitszustand zu verschlechtern").

■ Berufsunfähigkeit (BU)

Berufsunfähig nach dem Sozialgesetzbuch (SGB VI § 43 Abs. 2; früher Reichsversicherungs-Ordnung [RVO]) sind Versicherte, wenn die Erwerbsfähigkeit wegen Krankheit oder Behinderung auf weniger als die Hälfte derjenigen von körperlich, geistig und seelisch gesunden Versicherten mit ähnlicher Ausbildung und gleichwertigen Kenntnissen und Fähigkeiten gesunken ist. Der Kreis der Tätigkeiten, nach denen die Erwerbsfähigkeit von Versicherten zu beurteilen ist, umfasst alle Tätigkeiten, die ihren Kräften und Fähigkeiten entsprechen und ihnen unter Berücksichtigung der Dauer und des Umfangs ihrer Ausbildung sowie ihres Berufs und der besonderen Anforderungen ihrer bisherigen Berufstätigkeit zugemutet werden können. Zumutbar ist stets eine Tätigkeit für die die Versicherten durch Leistungen zur beruflichen Rehabilitation mit Erfolg ausgebildet oder umgeschult worden sind.

Vorrangig Tätigkeiten mit anhaltender orthostatischer Belastung (Verkaufspersonal, „BMW-Klientel": Bäcker, Metzger, Wirte/Bedienungen, Friseure/Friseusen, Zahnärzte, medizinisches Assistenzpersonal u. a.) und hoher mechanischer, physikalischer und chemischer Schädigungsgefahr der Beine (Arbeiten in anhaltend knieender Stellung, Schwerstarbeiten, Hitzearbeiten, ständige Erschütterungen, starke Einwirkungen von Nässe und Schmutz) können bei Personen mit ausgeprägten Venopathien BU bedingen.

> Ist ein Arbeitsplatz- oder Berufswechsel möglich, so sind überwiegend mit Bewegung verbundene Tätigkeiten oder entsprechende Pausenregelungen für Entstauungsübungen anzustreben. Tätigkeit im Sitzen ist grundsätzlich rein stehender Tätigkeit vorzuziehen (4, 7).

■ Erwerbsunfähigkeit (EU)

Nach der Rentenversicherung ist ein Versicherter erwerbsunfähig, der wegen Krankheit oder Behinderung auf nicht absehbare Zeit nicht in der Lage ist, eine Erwerbstätigkeit in gewisser Regelmäßigkeit auszuüben oder Arbeitseinkommen zu erzielen, das ein Siebtel der monatlichen Bezugsgröße übersteigt (im Versorgungsrecht: Minderung der Erwerbsfähigkeit über 90 von Hundert).

Tabelle 6.**1** Definition von Arbeitsunfähigkeit, Berufsunfähigkeit und Erwerbsunfähigkeit

Arbeitsunfähigkeit (AU)
Arbeitsunfähigkeit liegt vor, wenn ein Arbeitnehmer infolge einer Krankheit daran gehindert ist, die ihm nach seinem Arbeitsvertrag obliegende Tätigkeit zu verrichten, oder wenn er die Tätigkeit nur unter Gefahr, seinen Zustand in absehbar naher Zeit zu verschlimmern, fortsetzen kann und deshalb die Arbeit vorzeitig niederlegt. AU wird befristet bescheinigt.
Berufsunfähigkeit (BU)
Berufsunfähig sind Versicherte, wenn die Erwerbsfähigkeit wegen Krankheit oder Behinderung auf weniger als die Hälfte derjenigen von körperlich, geistig und seelisch gesunden Versicherten mit ähnlicher Ausbildung und gleichwertigen Kenntnissen und Fähigkeiten gesunken ist.
Erwerbsunfähigkeit (EU)
Erwerbsunfähig ist ein Versicherter, der wegen Krankheit oder Behinderung auf nicht absehbare Zeit nicht in der Lage ist, eine Erwerbstätigkeit in gewisser Regelmäßigkeit auszuüben oder Arbeitseinkommen zu erzielen, das ein Siebtel der monatlichen Bezugsgröße übersteigt.

Tabelle 6.2 Minderung der Erwerbsfähigkeit oder Grad der Behinderung infolge von Venenerkrankungen

Venenerkrankung	MdE oder GdB
Unkomplizierte Krampfadern ohne Ödem	0 v. H.
Krampfadern, postthrombotisches Syndrom	
Ohne wesentliche Stauungsbeschwerden	0–10 v.H.
Mit erheblichen Stauungsbeschwerden, häufig rezidivierenden Entzündungen, ein- oder beidseitig	20–30 v.H.
Mit chronischen (oder) rezidivierenden Geschwüren je nach Ausdehnung und Häufigkeit	20–50 v.H.

Eine EU kann gegeben sein, wenn als Folge von Venenthrombosen rezidivierende Lungenembolien auftreten, vor allem wenn es zu pulmonalem Hochdruck mit der Ausbildung eines Cor pulmonale chronicum gekommen ist. Auch die Folgen einer Phlegmasia coerulea dolens mit Beinamputation oder ein schwerwiegendes postthrombotisches Syndrom, besonders bei therapieresistenten Ulcera cruris, können Ursache einer massiven Beeinträchtigung der Erwerbsfähigkeit sein. Sonst bedingen ausgeprägte Venenerkrankungen im Allgemeinen „nur" eine Berufsunfähigkeit.

Minderung der Erwerbsfähigkeit (MdE) beziehungsweise Grad der Behinderung (GdB)

Die „Minderung der Erwerbsfähigkeit" und der „Grad der Behinderung" werden nach den gleichen Grundsätzen bemessen. Sie unterscheiden sich lediglich dadurch, dass die MdE *kausal* (nur auf Schädigungsfolgen) und der GdB *final* (auf alle Gesundheitsstörungen unabhängig von ihrer Ursache) bezogen sind (3).

MdE (§ 56 SGB VII): Die MdE richtet sich nach dem Umfang der sich aus der Beeinträchtigung des körperlichen und geistigen Leistungsvermögens ergebenden verminderten Arbeitsmöglichkeiten auf dem gesamten Gebiet des Erwerbslebens. MdE und Gdb sind ein Maß für die körperlichen, geistigen, seelischen und sozialen Auswirkungen einer Funktionsbeeinträchtigung auf Grund eines Gesundheitsschadens.

Die MdE-Bewertungen, die in den einschlägigen Anhaltspunkten zur ärztlichen Gutachtertätigkeit (z. B. „Anhaltspunkte für die ärztliche Gutachtertätigkeit" von 1996) (1) vorgeschlagen werden, sind in Tab. 6.2 zusammengestellt.

Beckenvenenthrombose. Bei postthrombotischem Syndrom nach Thrombose im Becken- oder Hohlvenenbereich kamen früher höhere MdE-Werte in Betracht. Dabei gilt es aber zu beachten, dass es nach isolierter Beckenvenenthrombose wegen der guten Kollateralisationsmöglichkeiten üblicherweise nicht zu einem Ulcus cruris kommt. Prognostisch ungünstiger sind dagegen die Zweietagenthrombosen im Oberschenkelbereich mit Einbeziehung der Magna- oder Parva-Mündung. Am häufigsten kommt es nach einer Vieretagenthrombose zu einem postthrombotischen Syndrom.

Lungenembolien. Bei Lungenembolien (in den o.g. „Anhaltspunkten" – auch in der neusten Auflage – nicht aufgeführt, aber umfangreichere Angaben zur Beurteilung der Lungenfunktion) ist die MdE je nach Einschränkung der Lungenfunktion mit 20–100 v. H. anzusetzen.

Selbstverständlich handelt es sich bei diesen Angaben nur um Richtzahlen, die wissenschaftlich begründet durchaus überschritten werden können. Die Begutachtung muss dem Einzelfall gerecht werden und hat die individuelle Leistungsbeeinträchtigung zu berücksichtigen.

Die Gutachtensakten bei Venenerkrankungen sind nach Umfang und Inhalt nicht selten ein trauriges Beispiel für die allgemeine Unkenntnis der Pathophysiologie, Klinik, modernen Diagnostik und der sozial- und arbeitsmedizinischen Bedeutung der Venenerkrankungen.

Literatur

1. Bundesministerium für Arbeit und Sozialordnung (Hrsg). Anhaltspunkte für die ärztliche Gutachtertätigkeit. Bonn: Köllen Druck u. Verlag; 1996.
2. Haid-Fischer F, Haid H. Venenerkrankungen. 5. Aufl. Stuttgart: Thieme; 1985.
3. Ludolf E, Lehmann R, Schürmann J. Kursbuch der ärztlichen Begutachtung. Landsberg: ecomed; 1998 (laufende Ergänzungslieferungen).
4. Marshall M. Praktische Phlebologie. Berlin: Springer; 1987.
5. Marshall M. Praktische Duplexsonographie. Berlin: Springer; 1993.
6. Marshall M. Praktische Doppler-Sonographie. 2. Aufl. Berlin: Springer; 1996.
7. Marshall M, Breu FX, Hrsg. Handbuch der Angiologie. Landsberg: ecomed; 1999 (laufende Ergänzungslieferungen).
8. Rabe E, Pannier-Fischer F, Bromen K, et al. Bonner Venenstudie der Deutschen Gesellschaft für Phlebologie. Phlebologie. 2003; 32: 1.

7 Häufige Fragen in der Sprechstunde

H. E. Gerlach, E. Rabe

Diagnostik und Therapie bei tiefer Beinvenenthrombose

Ist die Thrombophiliediagnostik für die Akutbehandlung oder Sekundärprophylaxe von Bedeutung?

Für die Akutbehandlung einer VTE hat die Thrombophiliediagnostik keine Bedeutung. Eine thrombophile Gerinnungsstörung kann bei bis zur Hälfte der Patienten mit einer VTE nachgewiesen werden. Andererseits beträgt die Prävalenz solcher Defekte in der Bevölkerung 5–10%. Ein Screening der Gesamtbevölkerung oder einzelner Gruppen (z. B. Frauen vor der Erstverordnung einer Hormontherapie) hat keine Bedeutung. Bei familiärer Belastung mit Thrombosen kann ein Screening indiziert sein (z. B. bei jungen Frauen). Thrombophile Gerinnungsstörungen stellen ein „life time risc" dar, das insgesamt aber gering ist. Mit Ausnahme von homozygoter F-V-Leiden-Mutation, Antithrombinmangel und Vorliegen eines Antikörpers im Gerinnungssytem (z. B. Lupus anticoagulans) stellen sie ein nur geringes Risiko für das wiederholte Auftreten einer tiefen Beinvenenthrombose dar.

Wie lange muss nach einer tiefen Beinvenenthrombose eine Therapie mit Antikoagulanzien durchgeführt werden?

Die Dauer der Antikoagulation nach einer ersten tiefen Beinvenenthrombose richtet sich nach deren Ursache. Bei bekannter Ursache (z. B. nach Knieoperation) und ohne erkennbare zusätzliche Risikofaktoren wird in der Regel eine Antikoagulation für 3–6 Monate mit oralen Antikoagulanzien (INR-Wert 2,0–3,0) angestrebt.

Bei idiopathischer VTE oder Nachweis eines Thrombophiliefaktors wird eine Antikoagulanzientherapie für 6–12 Monate empfohlen. Bei Kombination mehrerer thrombophiler Faktoren oder eines Antiphospholipid-Syndroms wird eine 12-monatige AK-Behandlung empfohlen. Bei rezidivierenden tiefen Beinvenenthrombosen oder aktivem Malignom wird man sich auch ohne das Vorliegen erkennbarer Thrombophilieparameter häufig für eine Langzeitantikoagulation entscheiden. Diese Empfehlungen basieren auf der Erfahrung, dass man mit der Langzeitantikoagulation etwa 4,8% der VTE-Episoden verhindert, aber etwa 2,4% größere Blutungskomplikationen riskiert.

Wie lange muss nach einer tiefen Beinvenenthrombose ein Kompressionsstrumpf getragen werden?

Der medizinische Kompressionsstrumpf ist, wenn er regelmäßig getragen wird, in der Lage, die Häufigkeit des postthrombotischen Syndroms nach tiefer Beinvenenthrombose zu halbieren.

Restitutio ad integrum. Nach unserer Erkenntnis zeichnet sich in den meisten Fällen innerhalb eines Jahres die Entwicklung eines postthrombotischen Syndroms ab. Ist zu diesem Zeitpunkt oder auch früher eine Restitutio ad integrum mit funktionsfähigem Klappenapparat und vollständiger Durchgängigkeit des tiefen Venensystems eingetreten und sind normale Funktionsparameter nachgewiesen, so ist das weitere Tragen des Kompressionsstrumpfes nicht obligat. Es stellt jedoch eine prophylaktische Maßnahme gegen eine erneute tiefe Beinvenenthrombosen dar, vor allem in Belastungs- bzw. Risikosituationen.

Defektheilung. Kommt es nach tiefer Beinvenenthrombose zur Defektheilung mit Klappeninsuffizienz und Reflux im tiefen Venensystem oder zu persistierenden Verschlüssen, so sollte der Kompressionsstrumpf dauerhaft getragen werden.

Darf eine Patientin nach tiefer Beinvenenthrombose schwanger werden?

Prinzipiell ist eine Schwangerschaft nach durchgemachter tiefer Beinvenenthrombose, selbst im Beckenbereich, nicht kontraindiziert. Während der Schwangerschaft und im Wochenbett muss in diesen Fällen jedoch eine Prophylaxe, in der Regel mit niedermolekularen Heparinen, durchgeführt werden.

Oberflächliche Venenentzündung

Wann sollte eine oberflächliche Venenentzündung weiter abgeklärt werden?

Bei der oberflächlichen Venenentzündung muss zwischen vorwiegend entzündlichen Formen in ansonsten gesunden Venenabschnitten und primär thrombotischen Formen wie bei der Varikophlebitis unterschieden werden.

Primär-entzündliche Varianten. Diese treten häufig als Begleiterscheinung bei bestimmten Grunderkrankungen, wie beispielsweise bei der Thrombangitis obliterans oder bei Kollagenosen auf. Hier sollte eine entsprechende Abklärung erfolgen.

Thrombotische Thrombophlebitiden. Vorwiegend thrombotische Thrombophlebitiden in gesunden Venenabschnitten können auch Ausdruck eines paraneoplastischen Geschehens sein, sodass auch bei dieser Form der Venenentzündung eine weitere Diagnostik empfohlen wird, wenn keine bekannten Ursachen wie eine Katheterphlebitis etc. vorliegen.

Varikophlebitis. Die häufigste Form der oberflächlichen Venenentzündung ist die Varikophlebitis. Bei Varikophlebitiden im Bereich der Stammvenen muss in ca. 20 % mit Beteiligung des tiefen Venensystems durch Einwachsen des Thrombus oder durch autochthone tiefe Beinvenenthrombosen, meist im Unterschenkelbereich, gerechnet werden. Außerdem ist die Ausdehnung des Thrombus in der V. saphena magna oder parva mit rein klinischen Untersuchungsmöglichkeiten oft nicht sicher zu bestimmen. Daher sollte in diesen Fällen eine sonographische Diagnostik erfolgen.

Therapie der Varikose

Wann sollte ein Varizenpatient operiert werden?

Aus medizinischer Sicht besteht immer dann eine Indikation zur ausschaltenden Varizentherapie, wenn die hämodynamischen Folgen der Varikose zu einer chronischen venösen Insuffizienz im Stadium I, II oder III geführt haben. Auch bei einer großkalibrigen Stammvarikose ohne Zeichen der CVI, bei der aber große Blutvolumina im Sinne des Rezirkulationskreises nach distal geleitet werden, ist eine Sanierung medizinisch gerechtfertigt. Dabei kommen neben der Operation auch endovenöse Verfahren (endovenöse Lasertherapie, Radiofrequenztherapie) und die Schaumsklerosierung in Frage.

Dürfen Varizen beim postthrombotischen Syndrom ausgeschaltet werden?

Oberflächliche Venenerweiterungen können beim postthrombotischen Syndrom Ausdruck eines Kollateralkreislaufs sein. Daher darf nicht jede Varikose beim Postthrombotiker ausgeschaltet werden. Andererseits kann die Varikose auch unabhängig vom postthrombotischen Syndrom vorliegen und wesentlich zur funktionellen Einschränkung beitragen. In diesen Fällen wäre eine operative Sanierung der Varikose indiziert.

Beim postthrombotischen Spätsyndrom kann auch der primär vorhandene Kollateralkreislauf dekompensieren. Auch dann wäre eine operative Ausschaltung evtl. gerechtfertigt. Vor der Planung eines solchen Eingriffs muss immer mit funktionellen Methoden überprüft werden, ob die Ausschaltung der Varikose zu einer Verbesserung der venösen Funktion führt. Kommt es beim Tourniquet-Test zu einer Verschlechterung der Funktionsparameter, so ist die Operation in der Regel kontraindiziert.

Wie lange muss ein Patient nach einer Varizenoperation Kompressionsstrümpfe tragen?

Je nach Art und Umfang des Eingriffs ist das Tragen von medizinischen Kompressionsstrümpfen in der postoperativen Phase für 3–6 Wochen sinnvoll. Bei saniertem Venensystem und normaler Venenfunktion besteht danach keine zwingende Indikation für das dauerhafte Tragen von Kompressionsstrümpfen. Patienten mit weiter bestehenden Symptomen einer chronischen venösen Insuffizienz sollten ohnehin weiter Kompressionsstrümpfe tragen.

Was ist die Therapie der Wahl bei Besenreiservarizen?

Die Indikation zur Besenreiserbehandlung ist in der Regel eine kosmetische. Es gibt allerdings Teleangiektasien, beispielsweise im Bereich persistierender Hautekzeme oder drohender Blutungskomplikationen, bei denen eine Therapie aus medizinischen Gründen indiziert sein kann. Die Therapie der Wahl ist zum gegenwärtigen Zeitpunkt nach wie vor die Verödungsbehandlung. Die derzeit verfügbaren Lasersysteme sind am sinnvollsten in Kombination mit der Verödungsbehandlung zur Ausschaltung kleinster Besenreiser und Teleangiektasien geeignet.

Therapie und Lebensführung bei CVI

Wann sollte der Patient mit einer CVI behandelt werden?

Jeder Patient mit einer chronischen venösen Insuffizienz ist ein behandlungsbedürftiger Patient. Auch im Stadium I der CVI nach Widmer weist das Ödem bereits auf die Dekompensation der venösen Funktion hin und ohne Therapie kommt es zur Progression des Krankheitsbildes und zu trophischen Veränderungen an der Haut bis zum Ulcus cruris. Im Stadium II der CVI nach Widmer mit Ernährungsstörungen der Haut sowie im Stadium III mit abgeheiltem oder floridem Ulcus cruris ist eine Therapie obligat.

Welche Sportarten sind bei der chronischen venösen Insuffizienz sinnvoll oder erlaubt?

Zunächst spielt die Ätiologie der CVI hinsichtlich sinnvoller Sportarten keine Rolle. Zwei Grundüberlegungen müssen angestellt werden:

1. Ausdauertraining. Wenn eine „echte sportliche Leistung" erbracht wird, kommt es dabei zu einem vermehrten arteriellen Einstrom. Bei einem Kraftausdauertraining sollte dabei bedacht werden, dass entweder durch natürliche Hochlagerung der Beine während des Trainings oder durch eine „natürliche Kompressionswirkung", z. B. durch Wasser, der venöse Abtransport unterstützt wird. Somit ist z. B. klar, dass ein Ausdauertraining mit dem Fahrrad im Sitzen (Hometrainer oder Straße) oder gar mit dem Stepper deutlich schlechter ist als ein Training in Rückenlage oder Schwimmen.

2. Sportarten in aufrechter Position. Für diese Sportarten gilt, dass alle, die mit „Springen" verbunden sind, sowie Sportarten mit abrupten Stopps (z. B. Tennis) sich nicht günstig auswirken. Konsequent betrachtet bedeutet dies, dass Joggen schlechter ist als Walking oder Power-Walking. Bei Empfehlungen an den Patienten sollte aber auch immer hinterfragt werden, wie oft und wie lange der Patient die jeweilige Sportart pro Woche betreiben möchte. Es wäre nicht sinnvoll, z. B. eine Stunde Tennis pro Woche zu verbieten, wenn dann alternativ kein Sport getrieben würde. Die Dosis macht also die Wirkung!

Dürfen Patienten mit einem Venenleiden in die Sauna?

Postthrombotisches Syndrom. Bei einem ausgeprägten postthrombotischen Syndrom ist grundsätzlich vom Saunabesuch abzuraten. Sowohl die Überwärmung als auch der Flüssigkeitsverlust durch das Schwitzen erhöhen die Thrombosegefahr.

Primäre Varikose. Anders ist dies für Patienten mit primärer Varikose nicht gerade extremen Ausmaßes zu beurteilen. Solange kein phlebitischer Reizzustand vorliegt, ist durch die Überwärmung nicht mit einer gesteigerten Entzündungsgefahr zu rechnen. Dies setzt allerdings voraus, dass der Patient in den Ruhephasen sowohl die Beine gezielt und verlängert abkühlt als auch für 10 Minuten hochlegt. Dies gilt ganz besonders nach dem letzten Saunagang.

Physikalische und medikamentöse Therapie von Venenleiden

Wie oft können Kompressionsstrümpfe verordnet werden?

Richtlinie. Medizinische Kompressionsstrümpfe sind ein medizinisches Therapeutikum und unterliegen in ihrer Wirksamkeit einem natürlichen Verschleiß bei regelmäßigem Tragen. Die durchschnittliche Haltbarkeit eines Kompressionsstrumpfes beträgt $1/2$ Jahr. Daher sollen und können medizinische Kompressionsstrümpfe nach den Richtlinien der kassenärztlichen Bundesvereinigung zweimal pro Jahr verordnet werden. Als Hilfsmittel fallen sie nicht unter das Arzneimittelbudget.

Doppelverordnung. Dabei ist für Dauerträger jeweils grundsätzlich eine Doppelverordnung mit dem Begründungshinweis „zum Wechseln aus hygienischen Gründen" möglich und sinnvoll. Allerdings empfiehlt es sich, bei einer Erstverordnung zunächst eine einfache Versorgung auszustellen, um sowohl die Compliance des Patienten als auch den ausreichenden Kompressionseffekt des verordneten Strumpfes und die Alltagstauglichkeit eventueller Haltemechanismen zu überprüfen.

Vorzeitige Neuverordnung. Darüber hinaus können medizinische Kompressionsstrümpfe auch bei vorzeitigem Verschleiß sowie bei Änderungen der Beinumfänge, beispielsweise durch Gewichtsveränderungen, vorzeitig neu verordnet werden. Der Grund muss allerdings auf dem Rezept vermerkt werden.

Haben orale Venentherapeutika eine Wirksamkeit?

Unter den Begriff orale Venenmedikamente fällt eine Vielzahl von unterschiedlichen Substanzen. Nur für einige hiervon ist in kontrollierten prospektiven und randomisierten Doppelblindstudien eine Wirksamkeit nachgewiesen. Beispielhaft seien hier das Rote Weinlaubextrakt und der Rosskastaniensamenextrakt genannt. Hauptparameter der Wirksamkeit sind das venöse Ödem und subjektive Beinbeschwerden.

In der Regel ist eine Therapie mit oralen Venenmedikamenten dann sinnvoll, wenn physikalische Maßnahmen nicht ausreichend wirksam sind oder wenn beispielsweise medizinische Kompressionsstrümpfe nicht angewendet werden können.

Sachverzeichnis

A

Ablaufphlebographie 27
Abrollen 50 f
Acetylsalicylsäure 66, 120
Acrylharz 134
Adipositas 51
Adventitia 3
Adventitiadegeneration 99
Aethoxysklerol 68
Allergische Reaktion 68
Anamnese 10, 48
Anatomie 3 ff
Aneurysma 109, 138
Angiodysplasie 109 f
– Diagnostik 48
– Hamburger Klassifikation 123
Angiographie 131
Ankylose 76
Anti-Faktor-Xa-Aktivität 63
Anti-Faktor-Xa-Einheit 97
Antikoagulanzien 60 ff
– Nebenwirkung 62 f
Antikoagulation
– Dauer 94, 149
– Kontraindikation 61 f, 95
– orale 92, 94
– Phlebitis 100 f
– Überwachung 95 f
Antiphlogistika 61, 120
Antiphospholipid-Syndrom 88, 149
Antiseptika 121
Antithrombin III 61, 87
Antithrombotika 93 f
APC-Resistenz 87
Arbeitsdruck 54
Arbeitsunfähigkeit 147
Arcus venosus dorsalis 4
Argonlaser 80
Arteria
– axillaris 13
– femoralis 13
– poplitea 13
– radialis 13
– subclavia 13
Arteriennetz, kutanes 6
Arteriographie 125 f
– Gefäßmissbildung 131 ff
Atrophie blanche 114 ff
Ausdauertraining 150 f
Ausstrom, venöser 42 ff
AV-Fistel
– Diagnostik 124, 126
– hyperdyname 131 ff, 136 ff
– hypodyname 132 f
– Katheterembolisation 133 ff, 137 f
AVK s. Verschlusskrankheit, arterielle

B

Bagatelltrauma 146
Ballon-Okklusionsarteriographie 132 f
Balneotherapie 49 f
Bassi-Perforante 6, 106
Bauchwandkompression 14
B-Bild 22, 24
Beckenpressphlebographie 27
Beckenvene, Duplexsonographie 19
Beckenvenenthrombose 148
Begutachtung 142 ff
Behinderungsscore 117
Beinbeschwerden 119, 122
Beinschmerz 119
Beinvene 3
Beinvenenthrombose, tiefe 87 ff
– – Arbeitsunfähigkeit 147
– – Begutachtung 143 f
– – Diagnostik 89 ff, 149
– – Differenzialdiagnose 89
– – Dopplersonographie 21 ff
– – Duplexsonographie 23 f
– – Fibrinolyse 63 f
– – Klinik 88
– – Kompressionstherapie 60, 94
– – Pathophysiologie 88
– – Rezidivprophylaxe 61, 94
– – Risikofaktor 87 f
– – Sondenkompressionstest 22 f
– – Therapie 60, 92 ff, 149
– – Venendurchmesser 23
Belastung, orthostatische 143, 147
Berufsanamnese 10
Berufsunfähigkeit 147
Berufsunfall 142
Besenreiser 67, 107
– großkalibrige 82
– Lasertherapie 80 f, 150
– Photothermolyse 79
– Sklerosierungsbehandlung 69 f, 150
Bewegung 110
Bewegungstherapie 50 f
Bindenmaterial 54 f
Blutströmungsstopp 14, 17 f
Blutung 62
Blutvolumen 7
Bogenvene
– hintere 5
– vordere 5
– – Varikose 104, 106
Boyd-Perforante 4, 6, 145
Brückensymptom 144, 146
Buerger, Morbus 99
Bundesversorgungsgesetz 142 f

C

CEAP-Klassifizierung 117
Cockett-Perforante 4, 6
Computertomographie 90
Corona phlebectatica paraplantaris 107, 113, 115
Cumarinderivat 61, 63
– Kontraindikation 62
Cumarinnekrose 63
CVI s. Venöse Insuffizienz, chronische

D

Dauerstrichlaser 78
D-Dimer-Test 90, 100
Dehnungsmessstreifenfühler 44
Dehydroergotamin 64
Dekompressionstest, manueller 14 f
Dermato-lipo-fascio-arthro-Sklerose 143
Dermatoliposklerose 114 f
– Antiphlogistika 61
– Shave-Therapie 120
Deutsche Gesellschaft für Phlebologie (DPG) 67 ff
Diagnostik 10 ff, 142
Diaphanoskopie 75
Diodenlaser 79, 83, 85
Diuretika 65 f
Dodd-Perforante 4, 6
– insuffiziente 104 f
Dopplergerät, bidirektionales 12 f
Dopplersignal
– biphasisches 18, 20
– – farbkodiertes 21
– kontinuierliches 21 f
– monophasisches 17, 20
– venöses, atemmoduliertes 17 f
Dopplersonographie 12 ff
– Aussagefähigkeit 48
– Befund, pathologischer 18 f
– Begutachtung 142
– Beinvenenthrombose, tiefe 89 f
– Normalbefund 17 f
– Varikose 108
– Venöse Insuffizienz, chronische 118
cw-Dopplersonographie 12
cw-Dopplerstiftsonde 12 ff, 21 f
Dorsalextension 8
Druck, hydrostatischer 9
Druckabfall 8, 45 ff
Druckausgleichszeit 45 f
Drucknekrose 53 f
DSS-Technik 69
Ductus thoracicus 6

Duplexsonographie 12, 19 f
– Aussagefähigkeit 48
– Begutachtung 145
– Phlebitis 100
– Sendefrequenz 19
– Thrombusnachweis 23 f, 91

E

Ecchymose 85
Embolisationsmaterial 134
Embryonalvene 128 f
Endothelzelle 3, 114
Entstauungstherapie 73
Entzündungssymptom 98 f
Erwerbsunfähigkeit 147 f
Ethanol 134
Ethibloc 134 f, 137
Exhairese 75
Exspiration 17 f
Extremitätenlängendifferenz 124 f, 131
Extremitätenphlebographie 26 ff
Extremitätenvene
– obere 15, 18, 20
– untere 3 ff

F

Fahrradergometrie 50
Faktor-V-Defekt 87
Faktor-Xa-Hemmer 93
Farbduplexsonographie 12, 20 f
– Begutachtung 142
– Beinvenenthrombose, tiefe 24
– Thrombophlebitis 25 f
Farbstofflaser 79, 82
Fascia cruris, Strukturstörung 75 f
Fasziektomie 75 f, 120
Faszienhernie 11
Faszienkompressionssyndrom 114 f, 118
Faszienlücke 5, 11
Faszipathie, venöse 76
Femoralveneninsuffizienz 113
Fibrinmanschette, perikapilläre 114
Fibrinolyse 3
Fibrinolytika 63 f
Fibrose, interstielle 76
Filtration 9, 41 f
Flavonoide 65
Flüssigkeitsaustausch, kapillärer 9
Fußpuls, tastbarer 11
Fußrand, Venektasie, intrakutane 107
Fußrückenödem, teigiges 119
Fußsohle, Druckschmerzhaftigkeit 88
Fußsohlenmuskelpumpe 7
Fußsohlenpolster, venöses 3

G

GdB (Grad der Behinderung) 142, 148
Gefäßmissbildung, angeborene 123 ff
– – Arteriographie 131 ff
– – Phlebographie 129 ff
– – Stufendiagnostik 124 f
– – Therapie 126, 133 ff
Gefäß-Photothermolyse, selektive 82
Gefäßspasmus 134
Gefäßsystem 3 ff

Gehen 51
Gehübung 94, 119
Gelenkpumpe 8 f, 114
– Aktivierung 119
Gerinnungsstörung, thrombophile 149
Gewebeplasminogenaktivator, rekombinanter 63
Gewebsinduration 44, 115
Giacomini-Anastomose 5, 104 f
Gigantismus 132
Grad der Behinderung 142, 148
Granulozyten, neutrophile 114
Guss, kalter 49, 110

H

Hach-Stadium 16, 18, 31
Haftpflichtversicherung, gesetzliche 142
Hämangiom 126
Hamburger Klassifikation 123
Hämoglobin 80
Haut, Gefäßversorgung 6
Hautatrophie 113
Hautnekrose 54, 63, 68
– Katheterembolisation 135
Heparin
– Blutungskomplikation 62, 93
– Infusion, intravenöse 92
– niedermolekulares 61, 63, 93
– – Thromboseprophylaxe 97
– subkutanes 93
– unfraktioniertes 61, 63, 93
Heparintherapie 92 ff
– Dauer 94
– Fehlermöglichkeit 95
– Thrombozytenkontrolle 62, 93
Hilfsmittelrezept 58
Homans-Zeichen 88
Hot spots 91
Hunter-Perforante 6
Hydrotherapie 49 f
Hyperpigmentierung 12, 68, 114 f
– Lasertherapie 78 ff, 82
Hypertonie, venöse, ambulatorische 8 f, 113, 143
Hypoxie 102, 114

I

Impedanzplethysmographie 41
Induration 44, 115
Infusionsphlebitis 98
INR-Wert 62 f, 94
Inspiration 17 f
Insuffizienzpunkt, distaler 18
Intima 3
Ischämiesyndrom, lokales 134
Isotopenphlebograhie 90 f

J

Joggen 51

K

Kapazität, venöse 41 ff
Kapillardruck 9

Kapillare 6
– Verschluss 115
Kapillarfiltration 41 f
Kapillarpermeabilität 9
Kapillarwand, Schädigung 114
Katheterangiographie 132
Katheterembolisation 126, 132 ff
– Komplikation 135
– Vorgehen, interdisziplinäres 139
Kathetermaterial 135
Kavaschirm 95
Klappenagenesie 113
Klippel-Trénaunay-Syndrom 109 f
Kneipp-Wassertreten 50
Kniekehle 3, 109
Kniekehlenperforante 6
Koagulation 3
Kollateralkreislauf, suprapubischer 108
Kollateralvene 37, 88
Kombinationsbehandlung 79, 139
Kompartmentdruckmessung 118
Komplikationsbereitschaft, venöse, gesteigerte 143
Kompressibilität, fehlende 25, 145
Kompression
– exzentrische, lokale 70
– intermittierende, apparative (AiK) 52 ff, 58, 60
– Kompressions-/Dekompressionstest, manueller 14 f
Kompressionssonographie 12, 22 f, 90 f
Kompressionsstrumpf, medizinischer (MKS) 52 ff, 56 ff, 121 f
– – Passform 58 f
– – Tragedauer 149 f
– – Verordnung 58 f, 151
Kompressionstherapie 49, 52 ff
– Arbeitsdruck 54
– Beinvenenthrombose, tiefe 94
– Ergebnis 60
– Fehlermöglichkeit 95
– Kontraindikation 53
– Krafttraining 50
– Phlebitis 100
– postoperative 76, 85
– Überwachung 95 f
– Varikose 110
– Venöse Insuffizienz, chronische 119 f
Kompressionsverband, phlebologischer (PKV) 52 ff
Kontrastmittel, jodhaltiges 26
Kontrastmittelunverträglichkeit 27
Korbhenkel-Anastomose 104
Krafttraining 50
Krankheitsbild, phlebologisches 87 ff
Krankheitskosten 1 f
Krosse 4 f
– Refluxnachweis 108
Krossektomie 74, 101, 111
Krossenklappeninsuffizienz 15
Krossenrezidiv 85
KTP-Laser 79, 82

L

Längendifferenz 124, 131
Laplace-Gesetz 54
Laser
– gepulster 78, 82, 85
– photokoagulierender 79 f, 82

Laserkoagulation 79 ff
Laserstrahlung
– monochromatische 77 f
– Parameter 77
Lasertherapie 77 ff
– endovenöse 83 ff, 111
– Indikation 79 f, 111
– Leistungsfähigkeit 78
– Risiko 80
Leistenband 3
Leitveneninsuffizienz 145
Leitvenensystem, subfasziales 129
Lichtreflexionsrheographie 38 f
Liegen 11
Lipödem 12
Lipodystrophie 11
Lowenberg-Test 11, 88
Luminiszenzradiographie 28
Lungenembolie 1
– asymptomatische 99
– Begutachtung 144
– Fibrinolyse 63
– Heparintherapie 92
– Minderung der Erwerbsfähigkeit 148
– Prognose 144
Lungenszintigraphie 91
Lymphabflussstörung 54
Lymphdrainage, manuelle 49, 119
Lymphfistel 76
Lymphgefäßschädigung 9
Lymphgefäßsystem 6
Lymphmenge 6
Lymphödem 12, 119
– Kompressionstherapie 57 f, 60
Lymphographie 125 ff
Lymphzyste 127 f

M

Magnetresonanztomographie 90, 125 f
Malformation, venöse 34, 129
– – Therapie 126
Malignomsuche 92
Marcumar 94
Marginalvene 129 ff
Matting 68
May-Perforante 6
MdE (Minderung der Erwerbsfähigkeit) 142, 148
Mediadysplasie 102
Medizin, evidenzbasierte 76
Mikrozirkulationsstörung 72, 113 f
Minderung der Erwerbsfähigkeit 142, 148
Mondor, Morbus 99
Morbus s. Eigenname
Muskelansatz, Druckempfindlichkeit 12
Muskelfaszie, Umbau 114 f
Muskelpumpe 7 f, 114
– Aktivierung 50, 119
Muskelpumpentest 42
Muskelvene 6

N

Naevus flammeus 82, 126
– – et verrucosus 124
Narbe, atrophische 80 f
Nekrose 135

Neodym-YAG-Laser 80, 82
Niederdrucksystem 7
Notfall 73

O

Oberschenkelmuskelpumpe 7
Oberschenkelkompressionsstrumpf 58
Oberschenkelkompressionsverband 55
Oberschenkelvene 3 ff
Ödem 9, 12, 113
– prätibiales 1
– subfasziales 88
– Ursache 122
– Varikose 103
Ödemausschwemmung 52 f, 65
Ödemfiltration 43
Ödemprotektiva 65, 120
Operation
– elektive 73
– endoskopische 75
– minimal-invasive 75
– notfallmäßige 73
Ossifikation 116
Osteopathia phlebopathica 116
Osteoporose 63
Over-Shoot-Phänomen 17
Oxyhämoglobin 82

P

Paraneoplasie 99, 150
Payr-Zeichen 88
Pedalergometer 50
Pelvic-congestion-Syndrom 107
Pentoxifyllin 66, 120
Perforansdissektion, endoskopische 75
Perforansinsuffizienz 13
– Dopplersonographie 18
– Duplexsonographie 20 f
– Faszienlücke 11
– Innendurchmesser 20, 26
– Ligatur 111
– Nachweis 15
– Varikographie 34
– Varizensklerosierung 67
Perforante 5 f, 13, 20
– Darstellung, endoskopische 76
– direkte 6
– Dopplersonographie 15, 17 f
– dorsale 6
– indirekte 6
– ventrale 6
Perforantenvarikose 73, 106
Perfusionsszintigramm 90 f
Phlebektasie s. Venektasie
Phlebextraktion, perkutane 111
Phlebitis
– Ätiologie 98 f
– Diagnostik 99 f, 149 f
– Differenzialdiagnose 100
– granulomatöse 99
– infektiöse 99
– Kompressibilität, fehlende 145
– Pathophysiologie 99
– saltans/migrans 98 f
– Stichinzision 100
– Therapie 100 f
– Variante 150

Phlebodynamometrie 45 ff
– Aussagefähigkeit 48
– Begutachtung 142
– Varikose 109
Phlebographie 26 ff
– aszendierende 27 ff, 109, 130 f
– Aussagefähigkeit 29 f, 48
– Beinvenethrombose, tiefe 90
– Beurteilungsparameter 28 f
– Dokumentation 28
– Fehler 28 f
– Gefäßmissbildung 125 f, 129 ff
– Komplikation 28
Phlebolith 132
Phlebothrombose
– Phlebographie 27
– transfasziale, fortgeleitete 73
Phlegmasia coerulea dolens 88
Photoplethysmographie 38 ff, 118
– Aussagefähigkeit 48
– Screening 40
– Varikose 108 f
Photothermolyse, selektive 78 f, 80, 82
Pigmentlaser 78
Plantarflexion 8
Plasmin 63
Plättchenaggregation 3
Plättchenaggregationshemmer 66
Plexus ovaricus 107
Polidocanol 68 f
Poplitealveneninsuffizienz 113
Postembolisationssyndrom 135
Postthrombotisches Syndrom
– – Begutachtung 144 ff
– – Epidemiologie 87
– – Lasertherapie, endovenöse 83
– – Latenzzeit 143 f
– – Lebensführung 151
– – Minderung der Erwerbsfähigkeit 148
– – Phlebographie 37
– – Prophylaxe 60, 94 f
– – Therapie, physikalische 49
– – Varizenoperation 150
– – Venektasie, kompensatorische 109
– – Venenverschlussplethysmographie 43
– – venöse Insuffizienz, chronische 121
Pratt-Warnvene 88
Pressphlebographie, aszendierende 27 ff, 109, 130 f
Profunda-Perforante 6, 106
Prostaglandin E1 66
Protein-C-Mangel 63
Pseudo-Bartter-Syndrom 66
Pumpfunktion 41 f, 47
Purpura jaune d'ocre 115

Q

Quecksilberdehnungsrmessstreifen 41
Quick-Wert 63

R

Radiowellentherapie, endovenöse 85, 111
Rentenversicherung 143
Resektionsverfahren 74 f

Rezidivthrombose 144
Rezidivvarikose 111
Rezirkulationskreis, dekompensierter 103, 113
Rheologika 66
Riesenwuchs 124
Röntgennativaufnahme 131
Rosskastaniensamenextrakt 65, 151
Rückfluss, venöser 7
Ruhedruck 54
Ruscusglykosid 64 f

S

Salbe, heparinoidhaltige 100
Sammelvenensystem, subkutanes 129
Saphenektomie nach Babcock 74
Sauna 151
Schallsonde 13
Schaumsklerosierung 70
Schwangerschaft 101, 149
Schwarz-Weiß-Duplexsonographie 19 f, 23 ff
Schwemmkathetertechnik 133
Schweregefühl 103, 119
Schwimmen 50
Seitenastvarikose 104, 106, 111
Sensibilitätsstörung 53
Shave-Therapie 120
Sherman-Perforante 4, 6
Sicherheitsventilinsuffizienz 9
Sklerosierungsbehandlung 67 ff, 110 f
– duplexsonographisch kontrollierte 69
– Gefäßmissbildung 139
– Komplikation 68
– Kompression 70
Sklerosierungsmittel, aufgeschäumtes 69 f, 110
Sondenkompressionstest 22 f
Sozialgesetzbuch 143
Sport 51, 150 f
Sprechstunde, häufige Fragen 149 ff
Sprunggelenk, oberes 50
– – Bewegungseinschränkung 114
Sprunggelenkpumpe 8
Stammvarikose
– Definition 103
– inkomplette 104 ff, 111
– komplette 103 f, 108, 111
– Krossektomie 74
– Lasertherapie, endovenöse 83 ff
– Operation 73, 109, 111
– Phlebographie 31
– Refluxlänge 108
– Sklerosierungstherapie 67, 69
– Stadieneinteilung nach Hach 18
– Varikographie 109
Stammvene 4
Starling-Gleichung 9
Stase, venöse 102, 114
Stauungssyndrom, arthrogenes 114 ff
Stehen 11
Streptokinase 63
Strippingoperation 19
Strömung, venöse 8
Strömungsinsuffizienz
– antegrade 102 f
– retrograde 102 f
Strömungsstopp 14, 17 f

Substraktionsangiographie, digitale 28, 131
Synkope, vasovagale 28

T

Taschendopplergerät 12
Taschenklappe 3
Teleangiektasie 68, 111
Test
– nach Perthes 143
– nach Trendelenburg 143
Therapie 49 ff
– lokale 61
– medikamentöse 60 ff, 120
– operative 72 ff
– – Komplikation 76
– – Management, perioperatives 76
– physikalische 49 ff
Thermalwasser 50
Thrombektomie 95
Thrombin 61
Thromboembolieprophylaxe 96 f
– Kompression 60
– postoperative 76
Thrombolyse 95
Thrombophilie 88, 92, 149
Thrombophlebitis
– oberflächliche
– – Diagnostik 48
– – Dopplersonographie 12, 24 f
– – Farbduplexsonographie 25 f
– – Kompressionstherapie 60
– thrombotische 150
Thromboplastinzeit 63
– partielle (PTT) 63
– – aktivierte (APTT) 92 f
Thrombose 88, 122
– Ablauf 88
– Brückensymptom 144
– Duplexsonographie 35
– Inzidenz 1
– Kapazitätsverminderung 43
– Kompressionstherapie 94
– nach Lasertherapie 85
– oberflächliche 98 ff
– par l'effort 88
– Phlebographie 26, 35 ff
– Screening 89
– Sekundärprophylaxe 94
– Therapie, medikamentöse 66
– unfallbedingte 144, 146
Thromboseauslöser 87
Thrombosediagnostik 11
Thrombosedisposition 87, 146 f, 149
Throboseprophylaxe 60, 76, 96 f
Thromboserezidiv 144
Thromboserisikokategorie 96
Thrombozytopenie, heparininduzierte 62, 93
Tibiakante, Druckschmerzhaftigkeit 116
Tourniquet-Test
– Fehlermöglichkeit 40
– Phlebodynamometrie 46 f
Transportmechanismus, diaphragmaler 7
Trophische Störung 120
Tunica
– externa 3
– interna 3
– media 3

U

Übergewicht 101
Überwärmung 88
Ulcus cruris 12, 116
– – Begutachtung 146
– – Einteilung 118
– – Faszienkompressionssyndrom 115
– – Häufigkeit 87, 113
– – Kompressionstherapie 60
– – Lasertherapie, endovenöse 84
– – Lokaltherapie 120 f
– – postthrombotisches 87
– – Rezidiv 122
– – Therapie 66, 73, 120
Ulkuskompressionsstrumpf 57, 120
Ulkusreinigung 121
Ultraschallverfahren, zweidimensionales 12, 22 ff
Unfall, Fernthrombose 144
Unfallversicherung, gesetzliche 142
Unterschenkelgeschwür 1
Unterschenkelkompressionsstrumpf 58
Unterschenkelkompressionsverband 55 f
Unterschenkelödem 115
Unterschenkelvene 3 f
– Dopplersonographie 14, 18
– Duplexsonographie 19
– Kompressionssonographie 22
Unterschenkelvenenthrombose 37, 90
Untersuchung, klinische 11 f, 48
Untersuchungsmethode, Aussagefähigkeit 48
Unverträglichkeitsreaktion 120
Urokinase 63

V

Valsalva-Manöver 13 f, 23 ff
– Reflux, initialer 18
Varikographie 27 f, 34, 109
– Marginalvene 130 f
Varikophlebitis 73, 150
Varikose 101 ff
– Anamnese 103
– asymptomatische 73
– Begutachtung 146 f
– Diagnostik 48, 108 f
– Epidemiologie 1, 101
– Kompressionstherapie 110
– Lebensführung 151
– Operation 73 f, 101, 120
– Phlebographie 26
– primäre 101, 146
– Prognose 112
– pudendale 107, 109
– retikuläre 67, 107
– Rezirkulationskreislauf 102 f
– sekundäre 83, 101, 108, 146
– Sklerosierungstherapie 67 ff, 70, 110 f
– Therapie 109 ff, 150
– Venenverschlussplethysmographie 43, 45
Varikoseform 103
Varikothrombose 98 ff
Varize
– intrakutane 107, 111
– subkutane 106, 108

Varizenblutung 73
Vasookklusion 134 f
Vena
– arcuata cruris
– – – anterior 4 f
– – – posterior 4 ff
– axillaris 13
– – Dopplersonographie 15, 17 f
– – Duplexsonographie 19 f
– brachialis 17
– cava 22
– cephalica 17
– circumflexa ilium superficialis 4 f
– communicans 5
– epigastrica superficialis 4 f
– femoralis 13
– – communis
– – – Doppleruntersuchung 13 f, 17
– – – Innendurchmesser 20
– – – Komprimierbarkeit 22
– – Dilatation 19
– – Duplexsonographie 19, 91
– – superficialis 3 ff
– – Thrombusnachweis 21, 91
– femoropoplitea 4 f
– – variköse 105
– fibularis 15
– iliaca 3 f
– – Duplexsonographie 19
– – Thrombosediagnostik 22
– ovarica 107
– perforans s. Perforante
– peronea 3 f
– poplitea 3 f, 13
– – Aplasie 128
– – Doppelläufigkeit 109
– – Doppleruntersuchung 14, 18
– – Duplexsonographie 19
– – Innendurchmesser 20
– – Kollaterale, epifasziale 37
– – Kompressionssonographie 22
– – Thrombose 21, 35 f
– – Verwechslung 15
– profunda femoris 3 ff
– pudenda externa 4 f
– radialis 13, 17
– saphena
– – accessoria
– – – lateralis 4, 83, 104 f, 109
– – – medialis 4 f, 104 f
– – magna 4 ff, 13
– – – Aneurysma 99
– – – Dopplersonographie 15 f
– – – Duplexsonographie 19, 145
– – – Innendurchmesser 20
– – – Insuffizienz 30 ff, 145
– – – Insuffizienzpunkt, distaler 16, 18
– – – Komprimierbarkeit 22

– – – Krosseninsuffizienz 102
– – – Resektat 73
– – – Stumpf 74
– – – Thrombose 25, 35
– – – Varikose 31, 83 f, 103 ff
– – parva 4 f, 13, 15
– – – Duplexsonographie 20
– – – Insuffizienzpunkt, distaler 18
– – – komprimierbare 36
– – – Thrombose 36
– – – Varikose 103 f, 109, 116
– subclavia 13, 15, 17 ff
– tibialis
– – anterior 3 f, 14
– – posterior 3 f, 6, 14 f
– – Thrombose 36
– ulnaris 13, 17
Vena-saphena-magna-Einmündung 19
Vena-saphena-parva-Einmündung 20
Vene
– Aufgabe 7
– Dysplasiezeichen 126
– extrafasziale 57
– intrafasziale 57
– Komprimierbarkeit, inkomplette 25
– Strömungsstopp 17
– transfasziale 3
– Verschluss 103
– Wanddegeneration 101, 104
Venektasie 101, 108 f
– AV-Fistel 133
– Magnetresonanztomographie 126
Venendilatation 50
Venendruck 45 ff
Venendruckkurve 47
Venenentzündung (s. auch Phlebitis), fi-
  liforme 99
Venenerkrankung 1 f, 52 ff
– Begutachtung 142 ff
– Minderung der Erwerbsfähigkeit 148
– Therapie, medikamentöse 61
– Verschlimmerung 143, 146 f
Venenfunktionsstörung 143
Venenklappe 5, 7
– Darstellung, phlebographische 30
– Dopplerdiagnostik 13, 15
Venenklappeninsuffizienz 102, 113
– Dopplersonographie 12 ff, 18
– Druckabfall 47
– pW-Dopplersignal 21
– Refluxbestimmung 12
Venenklappenschluss 18
Venenlumenveränderung, atemabhän-
  gige 25
Venenplexus
– kutaner 6
– subkutaner, Volumenschwankung 38
– subpapillärer 6

Venenstern 5
Venensystem 29, 72
– oberflächliches 4 ff
– tiefes 3 f
Venentherapeutika 151
Venenthrombose, tiefe 48, 143 f
Venentonisierung 49, 64 f
Venentonus 13
Venenverschlussplethysmographie 41 ff,
  142
– Aussagefähigkeit 44 f, 48
Venöse Insuffizienz, chronische (CVI) 9,
  113 ff
– – Diagnostik 48, 118 f
– – Fehlermöglichkeit, therapeuti-
    sche 122
– – Häufigkeit 1
– – Klassifikation 116 ff
– – Klinik 115 f
– – Kompressionstherapie 49, 57,
    119 f
– – Prognose 122
– – Sportart 150 f
– – Therapie 66, 119 ff, 150
– – Ursache 121 f
Verbandstoff 121
Verbindung
– saphenofemorale 72, 74
– saphenopopliteale 72, 74
– transfasziale, insuffiziente 72 f, 111
Verödungsphlebitis 98
Verschlusskrankheit, arterielle 54, 122
Vitamin-K-Antagonist 61
Vulvavarikose 107 f

W

Wade, Druckschmerzhaftigkeit 88
Wadenmuskelpumpe 7
Wadenmuskulatur, Kräftigung 50
Wadenschmerz 88
Wadenvene, Darstellung, mangelnde 29
Walking 51
Wasseranwendung 49 f
Wasserguss, kalter 49, 110
Weinlaubextrakt, rotes 151
Wiederauffüllungszeit 39, 47
Wundinfektion 121
Wundverband 120 f

Z

Zehenstandsübung 50